佑幼新书

王雪峰

小儿病学术思想及经验辑要

主编　王雪峰

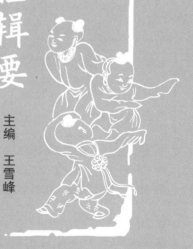

全国百佳图书出版单位
中国中医药出版社
·北京·

图书在版编目（CIP）数据

王雪峰小儿病学术思想及经验辑要 / 王雪峰主编 . —
北京：中国中医药出版社，2022.9
（佑幼新书）
ISBN 978-7-5132-7380-0

Ⅰ . ①王… Ⅱ . ①王… Ⅲ . ①中医儿科学—临床药学
Ⅳ . ① R272

中国版本图书馆 CIP 数据核字（2022）第 013756 号

中国中医药出版社出版

北京经济技术开发区科创十三街 31 号院二区 8 号楼
邮政编码 100176
传真 010-64405721
河北省武强县画业有限责任公司印刷
各地新华书店经销

开本 710×1000 1/16 印张 18.5 字数 269 千字
2022 年 9 月第 1 版 2022 年 9 月第 1 次印刷
书号 ISBN 978 - 7 - 5132 - 7380 - 0

定价 88.00 元
网址 www.cptcm.com

服 务 热 线 010-64405510
购 书 热 线 010-89535836
维 权 打 假 010-64405753

微信服务号 zgzyycbs
微商城网址 https://kdt.im/LIdUGr
官 方 微 博 http://e.weibo.com/cptcm
天猫旗舰店网址 https://zgzyycbs.tmall.com

如有印装质量问题请与本社出版部联系（010-64405510）

《王雪峰小儿病学术思想及经验辑要》编委会

主　编　王雪峰

副主编　张秀英　常一川

编　委　刘　芳　吴振起　黄　伟

　　　　董　丹　谢　彬　潘曌曌

　　　　王文丽　胡晓丽　郝欧美

　　　　赵　月　沈红岩　赵　雪

　　　　张　程　贾广良　王　子

编写说明

　　本书以"尊经典，重临床，崇循证"为宗旨，以弘扬中医儿科学术经验及遵循临床科研方法为主线，系统介绍了儿科临床常见病及疑难杂症的临证感悟，以期为临证遣方用药提供指引。

　　本书共分为三篇。上篇为临证精华，主要为中医基础理论与临床实践、中医古籍经典与现代病机的融合体会。既有儿科临证学术思想及疑难杂症的领悟，也有治未病理念的体现。中篇为验案集萃，以系统为纲，病种为目，主要包含肺系、脾系、心肝系、肾系病证，以及瘫痪性疾病和其他儿科疾病的临证验案总结，每验案后均附详尽的按语分析，系统展现了本病证的临证辨治思路及选方用药技巧。下篇为方药心得，主要对儿科膏方组方用药进行分析，同时也对儿科临床常用的经方验方及常用药对进行了系统整理。

　　本书可供中医临床医师参考，亦可供医学生及中医爱好者学习。由于水平有限，难免有偏颇与疏漏之处，敬请同道指正。

王雪峰

2022 年 5 月

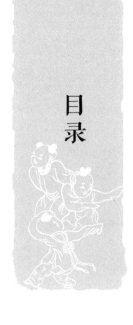

目录

王雪峰小儿病学术思想及经验辑要

目

录

上篇

临证精华

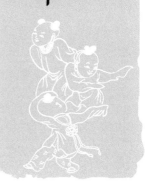

第一章　学术思想

从肺毒热论治小儿肺炎本脏重症

肺炎是儿科常见呼吸系统疾病，属于外感热病范畴。不同病原感染预后差别很大，特别是近年来新发病原及病原的混合感染产生的不良预后，影响患儿生存质量。我们经过长期的临床实践和研究，对小儿肺炎肺实热证阶段的病因病机提出新的认识。从肺毒热论治小儿肺炎，认为肺毒热在肺炎实热证阶段发病中贯穿始终，是导致肺实热证阶段肺本脏重症的根本原因。肺毒热致病的基本病机为毒热郁闭于肺，肺失宣肃，肺津受灼，肺脏功能严重损伤。临床上应运用肺毒热这一病机理念引导辨证论治、立法处方。

一、肺毒热的科学基础

1. 毒热的内涵和外延

毒在我国古代就有文字记载。东汉许慎《说文解字》云："毒，厚也，害人之草（艸），往往而生。"初期，人们把毒当作一种特殊的致病物质。后来，随着对毒认识的逐步深入，人们把毒的含义延伸为有害于机体的、引起机体功能破坏、丧失和（或）败坏形质、导致病情突然加重或呈沉疴状态，并难以干预的、隶属于病因和病机学范畴的一类特殊的致病因素。毒往往不能独立存在，常依附于热而致病，故称为"毒热",最早见于隋代巢元方《诸病源候论》"初受病时,毒热气盛"。清代医家何秀山认为"火盛者必有毒"。毒热是一类致病猛烈、具有火热性质、能引起机体功能严重失调、气机蕴结而产生剧烈阳热反应和火热症状的致病因素。毒热在各个脏腑疾病中广泛存在,其外延包括肺毒热、脑毒热、胃毒热、肝毒热、皮肤毒热、经络毒热等。

2. 肺毒热的产生及其含义

肺毒热作为毒热的一种外延,其产生和发展是由小儿生理特点决定的。明代万全指出,小儿为"肺常不足""阳常有余"之体。小儿肺常不足,脏腑娇嫩,形气未充,卫外功能较弱,机体易被六淫邪气所伤,产生各种肺系疾病。又因其为阳余之体,不论外感、内伤之邪,皆易从热化、从火化,而至邪闭于肺,蕴久生毒,毒与热依附,而为肺毒热。正如《周慎斋遗书·外科杂证》所说"凡毒,血气不足而成",以及《金匮要略心典》所云"毒,邪气蕴结不解之谓也"。

肺毒热的内在含义有两方面。一是病因说,肺毒热既可外感,又可内生。"温邪上受,首先犯肺。"(《温热论》)"六气皆从火化"为肺毒热的产生提供前提条件。肺脏感邪严重或邪气蕴结不解,肺毒热之邪由内而生。肺毒热是小儿肺炎本脏重症的主要病理因素。二是病机说,在小儿肺炎实热证阶段病证演变过程中,"热瘀相虐,毒瘀互结"。肺脏功能紊乱,气血阴阳失调,导致了小儿肺炎、肺组织的病理改变加重,甚或产生肺损伤。

3. 肺毒热的致病特点

《素问·五常政大论》王冰注:"夫毒者,皆五行标盛暴烈之气所为也。"肺毒热的主要致病特点有三:其一,发病急、热势盛:是指肺毒热引发肺系疾病多发病急骤,传变迅速或直中脏腑,病情呈进行性加重,且毒与热相合,表现为毒热炽盛之象。其二,病情重、趋向肺:毒热侵犯肺脏,致病力强,严重影响肺脏的生理功能,易见本脏重症。其三,迁延难愈:肺毒热所致疾病多缠绵难愈,易于迁延或反复。

二、肺毒热促使小儿肺炎向本脏重症的方向发展

根据中医"审证求因"原则，在疾病病情转变的过程中，原有症状的变化或新症状的出现，必定存在着新病因和病理机制。肺毒热贯穿于小儿肺炎实热证阶段始终，导致了病位由表向里、病势由缓向急、病情由轻向重的转化，也是促使病情向肺本脏重症方向发展的关键致病因素。

1. 肺毒热导致小儿肺炎实热证阶段证候演变

临床证候的加重依赖于肺毒热的致病作用。在小儿肺炎的实热证发病期，风热闭肺证与痰热闭肺证是最主要的两个证型。在小儿肺炎中医证候演变规律的研究中，风热闭肺证在前 3 天有 6% 向痰热闭肺证转化。风热闭肺证和痰热闭肺证四大主症发生频率依次为咳、痰、热、喘，且痰热闭肺证四大主症的发生率高于风热闭肺证 4% ~ 25% 不等。这种差异从一定程度上说明病邪由表入里、证型由轻向重转化时，肺气郁闭，化热生痰，肺宣肃和主气功能损害也随之加重。如我们在"基于数据挖掘技术建立的儿童肺炎中医辨证规范量表的信度和效度研究"中，根据各个证型不同的症状贡献率，比较风热闭肺证、痰热闭肺证、毒热闭肺证的证候变化。在小儿肺炎病情加重过程中，发热、咳嗽、喘促症状的加重，鼻扇、痰壅、胸闷、精神差、寐不安等症状的出现或加重，是肺毒热产生的新的病理变化所导致的病情变化结果。它们的出现预示着病情由轻向重的发展，在小儿肺炎肺本脏重症形成中具有一定的作用。

2. 肺毒热促使肺炎实热证阶段证型的转化

如果说证候的加重是肺毒热量变的过程，那么证型的演变是肺毒热从量变到质变积累转化的过程。在小儿肺炎实热证的发病中，毒热为因，痰瘀为果，肺毒热的存在是导致痰、瘀等病理产物产生的重要原因，引起肺炎病情加重或迁延。

在小儿肺炎发病初期，多为风热闭肺轻证，风热之邪逾时未解，肺毒热之势增强，使风热闭肺轻证向重证转化，导致肺失宣肃，通调水道

失职，痰由内而生。或者毒热之邪炽盛，炼液成痰，痰与毒热交结，壅于气道，肺肃降无权，而发痰热闭肺证。甚或肺毒热势盛，直闭肺脏，而发毒热闭肺证。小儿肺炎毒热之邪炽盛，内闭肺气，侵入血分，气血运行失畅而为瘀，或毒热之邪耗伤阴血，终致病情加重。

3. 小儿肺炎实热证阶段肺本脏重症的病机特点

小儿肺炎发病初期多见风热闭肺轻证，病机为风热之邪犯表、肺气郁闭，若感邪较重，邪气迅速入里化热变生毒热之邪。肺毒热可促使风热闭肺轻证迅速转变为风热闭肺重证。进入小儿肺炎中期，多见痰热闭肺证，此期病邪已入里化热，痰壅于气道，肺宣肃功能失衡为主要病机。如医者祛痰之法不当，或妄用重镇止咳之品，导致痰邪闭塞于气道，痰邪与肺热搏结，从而蕴生毒热郁闭于肺，肺气不得宣肃，又可导致血瘀，此时病邪由痰热发展为毒热且化生瘀血。肺毒热促使疾病迅速向肺毒热本脏重症发展。小儿肺炎实热证的极期即毒热闭肺证，是以肺毒热为致病因素所形成的错综复杂的临床证型。毒热闭肺证是由于肺本脏炎症性病理改变及肺损伤严重，而导致全身感染中毒症状重。毒热致瘀、瘀阻肺络，促使病情加重，病程延长，以及造成患儿的不良预后。

三、清肺解毒法在肺炎实热证内外合治中的应用

肺毒热贯穿小儿肺炎实热证阶段的特点决定治法。我们提倡在小儿肺炎实热证阶段各证型中，不管是风热闭肺、痰热闭肺还是毒热闭肺证，均应重视清肺开闭，尽早使用入肺经的清热解毒药，并且在顾护脾胃的前提下重用清肺解毒法。在毒热闭肺证时，更应结合凉血化瘀法。

1. 清肺解毒内治法贯穿肺炎实热证阶段始终

小儿肺炎实热证阶段，初期风热闭肺证辨证施治以疏风清热、开肺解毒为法，常用银翘散合麻杏石甘汤加减治疗。当风热闭肺轻证向风热闭肺重证发生转变时，应在疏风清肺开闭的治疗基础上加用具有清解肺毒热功效之品。"疹初无汗作喘急，宣发麻杏石甘宜，毒热内攻金受克，保肺清气化毒医"，出自《痘疹心法要诀》，是最早提出毒热所致儿童肺炎的治法。银翘散源于清代吴鞠通《温病条辨》，功效为清热解毒、疏

散风热，方中重用金银花、连翘辛凉透表，外以疏散卫分之风热，内以清解肺系之毒热。病情加重时，可重用黄芩、鱼腥草等药物，增强清肺解毒的功效。

小儿肺炎中期的痰热闭肺证，则以清肺化痰、开肺解毒为法，采用五虎汤加减治疗。《麻疹阐注·衄血》曰："水入于肺，为喘，为嗽，宜用桑皮、葶苈子，以泄肺中之水。"故治疗此期痰邪，应加用桑白皮、葶苈子及鱼腥草，以增强祛痰热之功效；加黄芩、连翘，以清解肺毒热。痰热闭肺证病势发展较为迅猛，在此期肺毒热促使了痰邪的生成、血瘀的发生及证型的迅速传变。因此，重视此期清热解毒法的应用，可以减轻病情、改变病势发展趋向。

小儿肺炎病情发展至极期，由于"热深毒亦深"病机所致，临床易表现为毒热闭肺证。肺毒热炽盛，故重用清肺解毒，配以活血化瘀法，常用黄连解毒汤配以莪术、牡丹皮、红花、桃仁、丹参等活血化瘀药加减治疗。莪术功善破血散瘀，宜重用。现代药理学研究证明，莪术具有较好的抗炎、抗病毒、抗菌、抗纤维组织增生等多种药理作用。临床实验也证明，其对重症肺炎特别是病毒性肺炎具有十分显著的疗效。解毒必须化瘀，通络才能行气。黄连解毒汤出自《外台秘要》，是清热解毒类的代表方剂。"三黄"常被联合应用于治疗毒热内蕴所衍生的诸多脏腑疾患，使热毒渐清，阴津得复，瘀滞消散，既可改善临床症状、促进肺部微循环，改善换气功能，还可调节细胞因子的失控性释放，使机体致炎和抗炎平衡的破坏得以纠正，阻抑肺组织纤维化的发生，从而有助于缩短病程，减少不良预后。毒热炽盛肺炎患儿出现高热不退、烦躁不安、神昏谵语，甚或高热惊厥等症状时，应服用安宫牛黄丸以清热解毒、凉血镇惊、芳香化浊、清心开窍。

2. 外治辅佐增强清肺解毒之效

在小儿肺炎实热证阶段，重视内治与外治并用，以提高协同功效。外治法以"肺与大肠相表里"理论为指导，取"通大肠以清肺解毒"之意，将清热解毒、逐瘀通经药物配伍后，外用于背部肺俞、膏肓等穴位。主要药物大黄性苦寒，有解毒通便、推陈出新之功；芒硝性咸寒，泻下，软坚，润燥。大黄、芒硝配伍使用，使大肠的肃降功能正常，肺脏的宣发肃降功能即得以顺畅，达到清肺解毒之效。中药外治使药物经皮透入，经腧穴由表入里，循经络内达脏腑，以调节气血阴阳。

小儿肺炎中医辨证分为常证期和变证期。常证期包括肺本脏实热证阶段和虚热证阶段。变证表现为小儿肺炎的他脏重证，包括心阳虚衰、邪陷厥阴，相当于现代医学小儿肺炎心功能衰竭及中毒性脑病。我们认为，小儿肺炎的常证期就存在着肺本脏重症，即毒热闭肺证，与之有别的将变证界定为他脏重证。近年来，随着病原学的变迁和疾病谱的改变，肺炎支原体及病毒病原混合感染导致的小儿肺炎病情较重且复杂，很多患儿临床表现为肺本脏重症，而肺毒热是小儿肺炎本脏重症的主要病机。

肺毒热这一创新理论的提出，对临床部分儿童重症肺炎、难治性肺炎、反复肺炎，以及由重症肺炎预后不良造成的儿童闭塞性支气管炎及机化性肺炎等做出了合理解释。首先，由于肺毒热的致病特点具有强烈的危害性，损伤正气，耗伤阴液，内伤脏腑，影响祛邪功能。其次，肺毒热作为致病因素，导致了痰、瘀的产生，诸邪交结，阻滞气道，形成了毒热—痰瘀的恶性循环，使病情严重化及病理机制复杂化。儿童反复性肺炎与肺毒热的关系为伏毒内蕴，伺机待发，具有肺毒热表现较重的小儿肺炎病史，则肺脏功能受损较重，气道上皮细胞未能及时修复，娇嫩之脏又遇外邪侵犯，每易使病情反复加重。如小儿肺炎本脏重症治疗不彻底，使肺毒热之邪伏藏于肺，如遇机体抵抗力下降，邪气复起，迅速发病。

重视清热解毒之法，但具体运用应酌情加减剂量。因小儿"脾常不足"，过用苦寒或寒凉之品，恐损伤脾胃。具体运用时要把握时机，尽早祛邪，中病即止。应用解毒药时，要顾护患儿体质，防止正气的再次耗伤。需要通过小儿肺炎轻重症的证候转化特征和演变规律来探讨肺毒热的致病作用，并通过分析研究，得出肺毒热的特征性证候群及有效方剂的方证研究，以期对小儿肺炎减轻病势、缩短病程、减少不良转归具有一定的临床指导意义。

基于肺常不足理论论呼吸道病毒易感性

在儿科临床，肺系疾病发病率最高，其中尤以呼吸道病毒感染为病因者占有很大的比例。在同种病原作用下，儿童较成人更易感染，一旦感染，常反复难愈，并易引发多种严重并发症。有研究发现，在流感病毒新亚型引起大流行时，5～14 岁小儿发病率接近 50%。现代医学认为，呼吸道病毒感染的易感机制，不外病原因素和宿主因素两端。儿童之所以较成人易感，是其对病毒感染的天然屏障和有关解剖结构等尚未完善。这与中医对小儿体质特点，特别是小儿"肺常不足"生理特点的认识有相通之处。本文将以此为契合点，从中医学角度探讨儿童时期呼吸道病毒易感的内在规律，以指导临床，为中医药治疗小儿呼吸道病毒性疾病提供理论依据。

一、现代医学对小儿呼吸道病毒易感机制的认识

现代医学认为，呼吸道病毒的易感与病原因素和宿主因素有关。在同种病原作用下儿童较成人易感，是由于小儿正处于生长发育时期，免疫生理状况与成人明显不同所导致的。小儿时期，特别是新生儿和未成熟儿处于不成熟阶段，某些免疫防御能力亦显低下。与成人相同，儿童时期的抗病毒免疫分为非特异性抗病毒免疫和特异性抗病毒免疫。儿童特别是婴幼儿对病毒感染的天然屏障和有关解剖结构等不够完善，如其黏膜和皮肤的发育都不够成熟，容易成为病毒侵入的门户。婴幼儿吞噬细胞（主要是中性粒细胞）的功能均较成人差，因此在儿童时期易患病毒感染。特异性抗病毒免疫分为体液免疫和细胞免疫，主要是 T 淋巴细胞和 B 淋巴细胞的作用。小儿 T 淋巴细胞和 B 淋巴细胞均未成熟，因此清除病毒的能力较差。

二、中医学对小儿呼吸道病毒易感机制的认识

1. 小儿体质特点与易感性

体质因素在疾病的发生、发展中起着极其重要的作用，也就是说，体质状况不同，决定着机体是否感受病邪而发病，也决定着病邪作用于机体的病理变化之不同。

历代医家十分重视对小儿体质特点的研究。对小儿体质的认识最早始于《黄帝内经》。《灵枢·逆顺肥瘦》指出"婴儿者，其肉脆，血少气弱"，阐明了导致小儿诸病的原因与本身脏腑肌肉、气血津液不成熟、不完善的体质特点密切相关。第一部中医儿科专著《颅囟经》提出："凡孩子三岁以下，呼为纯阳。""孩子气脉未调，脏腑脆薄，腠理开疏。"指出小儿无论在形态结构方面，还是在生理功能方面，都是在不断地、迅速地向着成熟完善的方面发展。宋代儿科名医钱乙在《小儿药证直诀》中指出："五脏六腑成而未全……全而未壮，脏腑柔弱，易虚易实，易寒易热。"明代万全结合小儿脏腑功能，总结出"五脏之中肝有余，脾常不足，肾常虚，心热为火同肝论，娇肺遭伤不易愈"的生理特点。到了清代，吴鞠通在《温病条辨·解儿难》中指出"小儿稚阳未充，稚阴未长者也"，创立了"稚阴稚阳"这一学说。还指出"其脏腑薄，藩篱疏，易于传变，肌肤嫩，神气怯，易于感触"，从而形成了小儿发病容易，传变迅速的体质特点。这对后世医家认识小儿时期发病规律，特别是对呼吸系统感染性疾病易感性的认识都有重要的指导意义。

虽然小儿生机蓬勃、发育迅速，各脏器组织和功能日臻完善，但因其脏腑娇嫩、全而未壮，气血不足、腠理疏松，每遇时邪，均易于感触，易于传变。这与现代医学对小儿免疫特点的认识异曲同工，为小儿呼吸道病毒易感、易传变的规律提供了充分的理论依据。

2. 先天禀赋与易感性

体质是决定疾病病理变化的内在基础，是正常小儿生长发育过程中的普遍规律，具有一般性。但由于不同个体的小儿受先天禀赋的影

响，其体质表现又具特殊性，对疾病的易感性亦不相同。《幼科概论》中记载："然婴儿若禀赋甚苗壮，即具有天赋的抵抗病毒之能力。"指出先天禀赋的状况能够决定小儿御邪能力的强弱。元代曾世荣所著《活幼心书》中云："禀赋元虚髓不充，六淫之气易来攻。"明代医家王肯堂在《幼科证治准绳》中说："或禀赋怯弱，易于感冷。"指出禀赋体虚气弱的小儿容易感受病邪而发病，进一步阐明了先天禀赋对小儿呼吸道病毒易感性的影响。

三、"肺常不足"对小儿呼吸道病毒易感的意义

1. "肺常不足"在小儿体质学说中的重要地位

明代名医万全提出的五脏有余不足学说之"肺常不足"，在小儿体质学说中占有重要的地位。不仅促进了后世医家对小儿呼吸系统特点的认识，提高了中医治疗小儿肺系疾病的疗效，甚至对儿科其他系统疾病的防治、儿童护理和保健等都起到了很好的指导作用。"肺常不足"成为小儿重要生理特点之一。

小儿"肺常不足"生理特点的重要性取决于"肺主一身之气"功能的重要性。中医"肺"的概念不仅是指呼吸器官肺脏，而是泛指呼吸系统的功能，甚至是对全身各系统功能活动的调节作用。明代张景岳在《类经》中指出："肺主气，气调则营卫脏腑无所不治。"阐明了肺通过主持一身之气而发挥治理调节全身的作用。首先，肺主气、司呼吸的功能，通过吸清呼浊、吐故纳新，完成机体的新陈代谢。其次，肺主宣发肃降的功能可以朝百脉、运行气血津液，以供人体一切生理活动的需要。最后，肺在体合皮毛，主腠理、司毛孔开合，从而统属一身之表。可见，肺主一身之气，主治节，有调畅气机、调节脏腑经络气血阴阳的作用，从而维持相对稳定的内环境，以防御外邪的侵袭。

2. "肺常不足"是小儿呼吸道病毒易感的内在原因

小儿"肺常不足"有两方面含义。其一，小儿鼻腔短窄，缺少鼻毛，鼻黏膜柔嫩，气管和支气管较成人狭窄，气管黏膜纤毛运动差，不能很好地将微生物和黏液清除，容易引起感染。小儿肺弹力组织发育较

差，肺泡数量较少，胸廓亦较成人短小，呼吸时不能充分进行气体交换。另外，小儿肌肤嫩弱，藩篱疏薄，邪气易从肌表而入，使娇肺易感邪而发病。这些小儿呼吸系统解剖生理特点成为小儿"肺常不足"生理特点的组织学基础。其二，《诸病源候论》谓"小儿脏腑之气软弱"，小儿肺系功能尚未完善，其主一身之气、主宣发肃降、主通调水道的功能均处于不稳定、不成熟状态，抵抗外邪能力较弱，一旦受邪，则易发病。

小儿由于生机旺盛，发育迅速，所需自然界之清气相对较多。而其肺叶脆弱，宣肃无力，功能不足，因此存在着需求与供给之间的矛盾。娇弱肺嫩，最不耐邪气之侵袭，一有邪气犯肺，即影响呼吸清气之功能，致宣发肃降失常，而发为咳喘等。

呼吸道感染是儿科临床常见病和多发病，近年来随着抗生素的广泛应用，呼吸道细菌感染有所降低，而呼吸道病毒感染呈上升趋势，已成为全球性疾患。国内有关研究明确提出，严重危害人类健康的主要呼吸道病毒是流感 A、B，副流感 1、2、3 型，合胞病毒，腺病毒 3、7 型，4 类 8 种病毒。它们传播快，流行广，导致多重感染，严重的可引起死亡，而儿童正是呼吸道病毒感染的主要受害人群。

综上所述，"易感性"是由小儿体质特点决定的，"肺常不足"的生理特点是小儿体质特点的高度概括，也是小儿呼吸道病毒易感的内在原因，这也为我们解决防治小儿呼吸道病毒感染这一难题提供了很好的理论依据。自宋代钱乙创立小儿肺疾泻肺与补肺并用之法以来，历经近千年的实践积累，治法极为丰富。结合小儿体质特点，灵活应用治肺之法，以解决治本为前提，在泻肺的同时不忘补肺和温肺，有利于提高小儿肺系疾病防治能力，确保儿童健康成长。

从火嗽立论辨治小儿咳嗽

咳嗽是小儿肺系的常见病证。火嗽是由火热之邪侵犯肺脏所引发的咳嗽，又称火热嗽，或火咳。如《医学入门》曰："火咳，声多痰少。"

《杂病源流犀烛》曰："咳嗽之因，共十有六……十四曰火嗽，火热嗽也。"本文从"火嗽"立论，对小儿咳嗽病因病机，尤其对火嗽的中西医互鉴提出了新的认识，现介绍如下。

一、火嗽源流

火嗽的病名及证候群的记载，最早见于《幼科折衷》，曰："火嗽者有声，痰少面赤。"火嗽病因病机早在元代就有记载，《脉因证治》曰"火之嗽，病因火盛生痰，铄肺金也"，指出火嗽的病因为痰火。《疡医大全》曰"咳嗽属火者，杂证也，病有虚实二火"，指出火嗽之火可以有虚实之分，进一步丰富了对火嗽病因的认识。

古代对火嗽的辨证施治也有详细的描述。如《幼科指南》曰："火嗽一证……频频咳嗽，面赤，咽喉干燥，痰黄气秽，多带稠黏也。便软者，加味泻白散主之。便硬，加味凉膈散煎服，则热退气清，而嗽自止矣。"《类证治裁》曰："火热嗽，喉哑痰稠，加减凉膈散。火嗽，火逆上气，咽喉不利。金匮麦门冬去半夏，加沙参、瓜蒌、桔梗。"

此外，火嗽的方药及用药禁忌，古代医家也有记载，如"贝母散"（《名医指掌》），"黄芩知母汤"（《万氏家抄方》），"黄芩泻白散"（《症因脉治》），"海金沙草"（《四川中药志》），"旋鸡尾"（《贵阳民间药草》），皆为治疗火嗽的方药。《医学入门》则指出："凡火嗽忌用人参、半夏等燥药。"

二、实火火嗽

1. 外感火嗽

外感火嗽为外感六淫，郁遏化火所致。《重庆堂随笔》曰："风、寒、暑、湿悉能化火。"外火来源有三：一，感受暑邪或温热火毒；二，感受燥邪，燥从火化；三，感受风寒湿，入里化热化火。《素问·痿论》曰："肺主身之皮毛。"《灵枢·脉度》指出："肺气通于鼻。"肺外合皮毛，开窍于鼻，外邪侵袭首先犯肺。暑热之火、燥火、风寒湿入里化热之火，皆可内伏于肺，致肺之宣发、肃降功能失司，肺气上逆则咳嗽。

外感火嗽由温热火毒之邪致病者，症见壮热、咳嗽、无痰、口渴、喜冷饮、脉洪大，治以清热泻火止咳，药用石膏、知母、桑白皮、黄芩、甘草等。由感受燥邪化火所致者，症见干咳无痰、身不甚热、咽干口渴、舌红苔薄白而干，治以清燥润肺止咳，药用桑叶、杏仁、沙参、川贝母、芦根、知母、甘草等。由感受风寒湿入里化热所致者，症见高热不退、干咳、舌红苔黄而干，治以清肺泻火止咳，药用黄芩、桑白皮、知母、芦根、前胡、桔梗、甘草等。

2. 食火火嗽

食火火嗽为膏粱积热，日久化火所致。《育婴家秘》曰："脾不用事，其气尚弱，乳食易伤，故曰脾常不足。"小儿脾常不足，乳食不知自节，如嗜食膏粱肥甘厚味之品，易损伤脾胃。脾胃运化腐熟功能失调，食积郁久化热化火，形成"食火"。火热之气熏蒸，影响肺之宣发肃降功能，肺气上逆则咳嗽。如《症因脉治·咳嗽总论》曰："膏粱积热……热气聚于中焦，阳明受热，肺被火刑，则积热咳嗽。"

食火火嗽者，症见咳嗽，伴见腹胀腹热，手足心热，夜卧不宁，睡中头额汗出，口热口臭，大便秘结，舌质红赤、苔厚腻，脉滑数。治以消食泻火止咳。药用大黄、枳壳、焦山楂、焦神曲、焦麦芽、鸡内金、莱菔子、川贝母、桑叶、薄荷、杏仁。

3. 痰火火嗽

痰火火嗽为痰热内蕴，积久化火所致。《证治汇补·痰症》曰："人之气道，贵乎清顺，则津液流通，何痰之有。若外为风暑燥湿之侵，内为惊怒忧思之扰，饮食劳倦……荣卫不清，气血浊败，熏蒸津液，痰乃生焉。"患儿素有食积内热，或心肝火盛，或外感邪热稽留，炼液成痰，痰热互结，上贮于肺，即"脾为生痰之源，肺为贮痰之器"。痰热郁于肺中，日久不化则生火，形成"痰火"。痰火停于肺中，影响肺正常的宣肃功能，肺气不降而反升，引发咳嗽。

痰火火嗽者，症见咳嗽，痰黄黏稠，难以咳出，鼻痒鼻塞，口渴，烦躁不安，大便干结，舌红、苔黄腻，脉滑数。治以化痰泻火止咳。药用黄芩、桑白皮、瓜蒌、鱼腥草、川贝母、前胡、竹茹、茯苓、胆南

王雪峰小儿病学术思想及经验辑要

星、芦根、甘草。

4. 肺火火嗽

肺火火嗽为火滞肺窍，阻遏气机所致。《灵枢·五阅五使》云："鼻者，肺之官也。"《素问·阴阳应象大论》曰："肺主鼻……在窍为鼻。"肺开窍于鼻，肺鼻协调，共同完成肺之"宣降"功能。若风邪伏于肺窍致鼻窍不通，邪郁化火，火煎津成痰，痰火阻窍，气机不畅，肺宣肃失职则咳嗽。如《医学三字经·咳嗽》曰："肺为脏腑之华盖，呼之则虚，吸之则满，只受得本脏之正气，受不得外来之客气，客气干之则呛而咳矣。"

肺火火嗽者，症见咳嗽咳痰，迁延不愈，鼻塞，流黄涕，清嗓，舌红、苔黄。治以疏风清热，宣肺通窍。药物常选用辛夷、薄荷、黄芩、荆芥、苍耳子、金银花、连翘、桑叶等。

5. 胃火火嗽

胃火火嗽为胃火循经，上逆犯肺所致。《临证指南医案·脾胃》曰："胃喜柔润也。"胃为阳土，性喜清凉，过食辛辣炙热之品，热积胃中，形成"胃火"。肺胃经络相通，如《灵枢·经脉》曰："肺手太阴之脉，起于中焦，下络大肠，还循胃口，上膈属肺。"《素问·平人气象论》曰："胃之大络，名曰虚里，贯膈络肺，出于左乳下，其动应衣，脉宗气也。"胃中积热，胃火可循经上逆犯肺，肺失清肃，发为咳嗽。如《素问·咳论》曰："聚于胃，关于肺。"

胃火火嗽者，症见反复咳嗽，伴呕吐，吐物酸臭，口渴多饮，面赤唇红，舌质红、苔黄，脉数。治以清热和胃，止咳。药用黄连、黄芩、竹茹、旋覆花、枳壳、茯苓、前胡、莱菔子、炙甘草等。

6. 肝火火嗽

肝火火嗽为气郁化火，木火刑金所致。《丹溪心法》曰："气有余，便是火。"儿童情志失和，如环境不适，所欲不遂，均可致情志怫郁，致肝气不疏，气郁日久化火形成"郁火"。肝属木，肺属金，肺金能克肝木，而木能生火，火又能克金，如此相克互制，则木火不燃，木气升发，繁茂自荣；而金亦不亢不衰，清肃自润，宣降如常。肝肺经络相连，如《灵枢·经脉》曰："肝足厥阴之脉，循喉咙之后……其支者，复从肝别贯膈，上注肺。"肺属金，为清虚之体，性喜清润，最畏火。肝郁气滞，日久化火，循经犯肺，木火刑金，肺失清肃而咳，甚则迫血妄行而咳血。如清代邹澍《本经疏证》曰："肺为娇脏，既恶痰涎之里，尤畏火炎之烁。"

肝火火嗽者，症见咳嗽日久不愈，晨起、夜间明显，情志变化则咳甚，胸胁胀痛，伴有鼻痒、喷嚏、流涕，舌苔腻，脉滑。治以清肝泻肺止咳。药用南柴胡、青黛、郁金、黄芩、牡丹皮、栀子、炒杏仁、前胡、紫苏子等。

三、虚火火嗽

虚火火嗽即阴虚火嗽，为肺阴亏虚，虚火灼络所致。患儿素体阴虚，阴虚内热，虚火灼伤肺络，肺失宣肃，可致阴虚火嗽。

阴虚火嗽，临证多见干咳无痰、痰少难咳，伴见口干、盗汗、手足心热、便干、舌红少苔或苔剥脱。治以养阴清肺润燥。药用沙参、麦冬、百合、川贝母、知母等。

四、虚实夹杂火嗽

虚实夹杂火嗽，即特禀体质，气虚夹痰火所致。脾肺相生，脾虚则肺气亦弱，如《冯氏锦囊秘录》曰："大抵脾不足，则不能生肺家气。"若小儿脾胃虚弱，失于健运，酿湿生痰，痰郁久化热化火，形成"痰火"，上贮于肺，肺失肃降则咳嗽。

气虚夹痰火嗽，临证多见特禀质儿童，咳嗽无力，伴见神疲、自汗、少食，平素易反复感冒，痰色黄，无力咳出，舌淡、苔黄厚腻。先治以清热化痰健脾，后治以补益肺脾，清火化痰。药用黄芪、茯苓、焦白术、瓜蒌、竹茹、黄芩、川贝母、款冬花、紫菀。

咳嗽为小儿常见的肺系疾病，而咳嗽中以火嗽最为常见。火邪为引发火嗽的根本病因，但"火"的来源不同，证候特点、治法、用药亦不同。《医门法律》曰："凡治病者，在必求于本，或本于阴，或本于

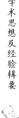
王雪峰小儿病学术思想及经验辑要

阳，知病之所由生而直取之，乃为善治。若不知求本，则茫如望洋，无可问津矣。"诊治火嗽时，首先应辨明"火"之来源，辨证施治，随症加减。《医学心悟·咳嗽》曰："肺体属金，譬若钟然，钟非叩不鸣。风寒暑湿燥火，六淫之邪，自外击之则鸣，劳欲情志饮食炙爆之火，自内攻之则亦鸣。"无论是病理之火，还是脏腑之火，皆可影响肺之宣发肃降功能，肺之宣肃失职，肺气上逆引发火嗽，临证时需详辨。其次，火嗽的病程长短不一，病程较长者，可以与西医的慢性咳嗽互参，将西医辨病与中医辨证相结合。《杂病源流犀烛》云："久咳者，属虚属郁……郁嗽，即火嗽也。"慢性咳嗽，指咳嗽症状持续4周以上，属于中医的"久嗽""久咳"范畴。火嗽之"火"为病邪郁久所化，病程均较长，可以与慢性咳嗽相应。

儿童慢性咳嗽的病因复杂，常见病因有感染后咳嗽、上气道综合征（鼻后滴漏综合征）、胃食管反流性咳嗽等。其病机证候及治法可反映中医特色和优势，举例有：上气道综合征所致的慢性咳嗽，中医多从通鼻窍、清痰热以泻肺火论治。临床上也可见部分慢性咳嗽患儿，表现为咳嗽无力，伴见自汗、面白少华，少食，舌淡、苔黄厚腻，可称为"气虚火嗽"，即肺脾气虚，痰火内扰所致火嗽。还有，部分慢性咳嗽患儿舌质暗淡、有瘀点瘀斑，此时临证多称之为"瘀火火嗽"，即瘀血日久化火扰肺，肺失清肃所致。如《重庆堂随笔》曰："血气郁蒸，无不生火。"治疗上常采用活血化瘀之法，药物常选用桃仁、丹参、牡丹皮等。

小儿为"纯阳"之体，感邪后易入里化热，易从火化。《临证指南医案·幼科要略》曰："小儿热病最多者，以其体质属阳，六气着人，气血皆化为热也，饮食不化，蕴蒸于里，亦从热化矣。"《丹溪心法·小儿论》曰："乳下小儿，常多湿热，食积、痰热、伤乳为病。"因此，临证中在辨治小儿火咳嗽时，注意首辨虚实，次辨脏腑，中西互鉴，病证结合。平时要重视指导家长做好调护，小儿的衣食住行要有规律，要常态化，避免社会、环境、家庭等诸多因素对儿童身心的影响。

基于肺脾相关理论论治小儿反复肺炎

　　小儿肺炎，归属中医学"肺炎喘嗽"范畴，是小儿时期常见的肺系疾病之一，多发于冬春两季，临床以发热、咳嗽、痰壅、鼻扇为主要症状。若治疗及时，本病一般预后较好。但近年来，小儿反复肺炎的发病率呈上升的趋势。据辽宁中医药大学附属医院对参加"伏九贴敷外治法治疗呼吸系统疾病"的患儿进行采访，结果显示，小儿肺炎的复发率约在 70% 以上，且患儿西医治疗以长期反复应用抗生素为主，易导致菌群失调、免疫功能低下等不良反应，严重影响其身心健康和生长发育，同时也进一步增加了其患各种慢性疾病的概率。小儿反复肺炎的预防及治疗，目前已成为家长及临床儿科医生极为重视的课题。笔者在中医培土生金理论的指导下，试从肺脾相关论治进行相关理论探讨。

一、肺脾相关理论

　　肺脾相关理论，是中医藏象学说中的重要内容之一，对肺系相关疾病的诊断及治疗有重要的指导意义。肺、脾的生理功能和特性决定了它们在气血津液的生成、气机调畅及水液代谢上相互依赖、相互协调的关系。

　　生理上，肺属金，脾属土，土生金，脾乃肺之母。肺主气，司呼吸，通调一身之气；脾为后天之本，气血生化之源，气机升降之枢纽。经络上，肺脾两经同属"太阴"，有"同气相求，同声相应"之意。《素问》曰："天气通于肺，地气通于脾。""饮入于胃，游溢精气，上输于脾，脾气散精，上归于肺，通调水道，下输膀胱。水精四布，五经并行，合于四时五脏阴阳，揆度以为常也。"

　　病理上，肺脾功能失调主要表现为气的生成不足、升降失常和水液代谢失常。肺气的正常与否全赖脾气的滋养。《医方集解·补养之剂》云："脾者，万物之母也。肺者，气之母也。脾胃一虚，肺气先绝。"所

谓"土不生金"，即会出现久咳不已、气短等。反之，肺气虚久，子盗母气，亦可致脾气虚损，出现少气、倦怠、嗜睡、厌食、乏力等。肺应秋象，气以肃降为顺；脾为中土，主运化水湿，为气机升降之枢纽。枢纽运转失常，气机失常，肺气不得肃降，肺气上逆，水湿不运，聚而成痰，痰随气升，阻塞肺道，气为痰阻；脾之清阳不升，肺气不充，胃之浊阴不降，腑气不通，亦致肺气郁闭，发为热、咳、痰、哮、喘等一系列症状。

小儿脏腑娇嫩，形气未充，为稚阴稚阳之体。吴鞠通在《温病条辨·解儿难》中说："小儿稚阳未充，稚阴未长者也。"小儿年幼无知，无忧无虑，极少发生情志疾病，疾病相对单一，主要集中在肺、脾两脏。在小儿肺脏反复受邪的过程中，脾常不足是其内在因素。本病其标在肺，其本在于脾。江育仁教授"不在邪多，而在正虚"的学术观点也阐述了肺脏疾病的主要病因，大多是脾常不足引起的。化繁为简，治病求本，本即脾胃。由于当今物质生活水平的提高、独生子女家长的溺爱娇惯，以及小儿神志 未萌不知自制，一遇美食即暴饮暴食，日久脾胃为食积所伤。李杲云："脾胃即伤，百病尤生。"脾气受损，生化不足，土不生金，致使肺气不足；肺气不足，卫外不固，则易导致小儿肺炎的反复发生。脾虚水谷运化失常，湿聚成痰，痰随气逆，阻塞肺道，加重小儿肺炎。若食积日久，脾阳受困，脾阴亦不足，脾阴不足无以生金水，金水即肺阴不足，致使小儿肺炎反复不愈。

二、肺脾相关理论治疗小儿反复肺炎

既然食积乃肺炎病因之根本，根据中医理论"治病必求于本"的原则，对于小儿反复肺炎的治疗，重点应该落在消除食积上。

1. 下法在小儿反复肺炎治疗中的应用

下法是中医治疗八法之一，源于《黄帝内经》的"去菀陈莝"，成熟于《伤寒杂病论》。不仅可用于有形之腑实结热，也可用于无形之邪热，亦可应用于久病伤阴之急下存阴。小儿反复肺炎之本在于食积伤脾。张子和《儒门事亲·汗下吐三法该尽治病诠》中指出"病之一物，非人身素有之也，或自外而入，或由内而生，皆邪气也"，治病先要攻邪，邪去则元气自复。张氏主张"上郁夺其下"，给邪以出路。腑实证，或肺炎急性发作期，或高热之状，大承气之品皆可用之，邪去正安，诸症悉解。腑实不明显，但见小儿五心烦热、口干不欲饮、嘴唇干裂、弄舌、大便便头干便尾稀等症，皆是肺脾阴虚之状。当辨证选用小承气或调胃承气之品急下以存阴。邪去阴液得复，肺脾乃安，取效速捷。所以，在临证之时适当加入消食泻下之品，往往可取得意想不到的效果。然由于当今社会的医生"小心谨慎"，临床上过于死守小儿脾胃薄弱切忌攻伐之教导，往往不能果断地使用下法。周学海《读医随笔》记道："人谓小儿脏腑弱，不堪峻药之攻刷；吾亦谓小儿脏腑弱，不堪久病之蹂躏也。"万全也认为："脾胃之病多伤饮食……伤之轻者，损谷则愈；伤之重者，则消导之。"而且曾批语当时的儿科医生："今之调脾胃者，不知中和之道，偏之为害，喜补而恶攻。害于攻者大，害于补者岂小小哉！"但在应用下法的同时一定要谨记，当下即下，且得"下"即止，不可妄下，下之过剂，伤伐正气，变证蜂起，无疑本末倒置。

2. 补法在小儿反复肺炎治疗中的应用

食积已去，郁热得清，脾脏得以恢复，数日疾病自当痊愈。然一部分患儿为病所困，脾胃亦受困日久，脾气不运，脾气未健，金水不足，易成复发之后患。因此，运脾健脾乃治本防后患之法。健运即运行、运转义，属八法中的和法，其补中有消，消中有补。脾健贵在运而不在补，在运脾药中，常用谷麦二芽。因麦芽入脾主升，谷芽入胃主降，两者合用，开发胃气，运化自如，符合阴阳升降之机，"脾宜升则健，胃宜降则和"。配合茯苓、山药甘淡平补，大枣、甘草和中，诸药相伍，共奏健脾之功。同时，对于小儿脾胃的调理，切忌一味壅补。壅补之品，甘厚重滞，反易使小儿嫩弱的脾胃负担加重，而影响脾胃的健运。调理脾胃应注重调气即可助运，疏通脾胃气机。调整其升降功能，凡芳香理气，升清降浊之品，皆有运脾之功，如藿香、紫苏梗、厚朴、枳壳、陈皮、木香之类。调理脾胃要注意燥润相济，脾为湿土之脏，易为湿土所困而病湿；胃为燥土之腑，易为燥热所伤而病燥。故健脾燥湿与润燥和胃，使脾胃燥润相济是调理脾胃的又一重要原则。

三、肺脾相关理论预防小儿反复肺炎

中医学强调防病于未然，所谓"不治已病治未病"。即食积乃小儿肺炎病因之本，预防上也应抓住预防食积及"脾常不足"这个根本原则。平时应注意调理小儿饮食，使之饮食有节，寒温适宜，忌偏嗜五味。保持小儿脾胃正常的纳食功能，应顺应小儿脾胃发育规律，循序渐进，科学喂养。古代医家十分强调"乳贵有时，食贵有节"。《素问》曰："饮食自倍，脾胃乃伤，不可不慎也。"脾胃健壮，气血生化充足。"营行脉中，卫行脉外"，护卫机体、抵御外邪，小儿百病不生。若脾胃虚弱，则"百病丛生"。古人通过长期的临床观察，认识到"乳勿过量"，"宁饥勿饱"，确保小儿脾胃不伤乃小儿预防保健的不二法则。元代曾世荣在《活幼心书·小儿常安》中引用民间歌赋，形象地说明了节饮食在小儿预防保健中的重要作用："四时欲得小儿安，常要一分饥与寒。但愿人皆依此法，自然诸疾不相干。"这在人们普遍娇生惯养小儿的今天，意义格外重大。

治疗及预防小儿肺炎的复发，最关键的应是父母。由于现今人们的观念，以及对正确合理的喂养知识缺乏，往往导致患儿脾气刚复，又被食积所伤，医者前期所作所有努力毁于一旦。所以，儿科医务工作者在临证同时，应向父母传授一些正确的喂养常识，利用媒体扩大宣传正确的喂养知识。当家长们都能掌握正确的喂养方法，小儿的脾气强壮充足，不再为食积所伤，四季脾旺不受邪时，才是真正意义上的"不治已病治未病"。

从燥论治儿童感染后咳嗽

咳嗽是儿童时期呼吸系统最常见的症状，属中医"咳嗽"范畴。引起儿童咳嗽的原因，包括咳嗽变异型哮喘（CVA）、鼻后滴流综合征（PNDS）、嗜酸粒细胞性支气管炎（EB）和胃－食管返流性咳嗽

（GERC）等。秋燥咳嗽以感受燥邪为主，病位在肺，病机为肺失宣肃，肺气上逆。燥乃六淫之一，秋季燥气流行，外感燥邪，伤人肺卫则发生燥咳。秋燥咳嗽可分为风燥咳嗽、凉燥咳嗽和温燥咳嗽。治疗当从燥论治，予以宣肺止咳、滋阴润燥。

咳嗽之病名最早见于《黄帝内经》。《素问·阴阳应象大论》云："肺主鼻，其在天为燥，在地为金，在体为皮毛，在脏为肺。"《景岳全书》将咳嗽分为外感咳嗽和内伤咳嗽两类。清代喻嘉言《秋燥论》对秋燥十分重视，并对秋燥的病因病机及辨证论治进行了详尽阐述。喻氏明确指出"燥气先伤上焦华盖"，"诸气膹郁，诸痿喘呕皆属于肺"。秋燥咳嗽皆因燥邪伤肺，肺失治节所致，乃"燥证之极也"。

秋燥咳嗽病因病机认识，应结合小儿自身生理病理与气候变化的特点。小儿时期肺系功能尚未完善，故小儿肺之主气、司呼吸、宣发肃降、主治节、通调水道等功能，均处于不完善和不稳定状态，抗邪力弱，一旦受邪，则肺气上逆发为咳嗽。燥咳，以每年秋季多见，秋季气温逐渐下降，空气湿度较低，且北方气候干燥，更易感受燥邪，燥邪犯肺引起燥咳。风为百病之长，风邪犯肺，肺失宣降，肺气上逆而发风燥咳嗽。小儿体属纯阳，且喜食肥甘厚味及膨化食品，日久形成阴虚体质。患病以燥热为多，初秋时节夹温邪伤肺而发温燥咳嗽，晚秋时节夹寒邪而发凉燥咳嗽。燥邪犯肺，可见干咳痰少不易咳出，鼻燥咽干；燥邪伤肺，灼伤肺阴，津液亏少，肃降功能减弱，大肠传导无力，从而出现大便干燥症状。

小儿秋燥咳嗽，需辨证施治。风燥咳嗽，症见干咳痰少不易咳出，或痰中带有血丝，鼻燥咽干，咳甚则胸痛，或有恶寒，发热，舌尖红，苔薄黄欠润，脉浮数。治以疏风解表、润肺化痰，方用止嗽散加减。温燥咳嗽，多症见发热，微恶风寒，头痛少汗，咳嗽少痰，或痰黏少不易咳出，鼻燥热，咽干口渴，舌红干而少津苔薄黄，脉数大。治以清肺润燥、降气止咳，方用桑杏汤加减。凉燥咳嗽，多初起恶寒，头痛无汗，干咳无痰或少痰，鼻塞流涕，咽干或痒，口唇干燥，舌红而干苔白，脉数。治以温肺润燥、宣肺止咳，方用杏苏散加减。临床可选用炙款冬花、炙紫菀以润肺止咳；前胡、桔梗以宣肺；麦冬、玄参、芦根以润肺；金银花、连翘、鱼腥草以解表；胖大海、牛蒡子以利咽。对咳嗽后期，痰湿较盛者，需兼顾小儿"脾常不足""肺常不足"。脾胃功能虚损，运化无力，易聚湿生痰，即"脾为生痰之源，肺为贮痰之器"。临床应巧用茯苓、山药等以健脾利湿，以寓"培土生金"之意。

从少阳枢机不利论治小儿病毒性心肌炎

小儿病毒性心肌炎，是一种常见的病毒感染性疾病，多由呼吸道、消化道病毒感染所致。先出现该系统感染的症状，经过病毒血症，数日后才侵犯心脏，以心肌炎性病变为主要表现的疾病。其以神疲乏力、面色苍白、惊悸、气短、肢冷、多汗为特征，常继发于感冒、麻疹、痄腮、泄泻等病之后。根据其发病特点，属中医学温病范畴。从其临床特点来看，则可将其归属心悸、怔忡、胸痹、虚劳等范畴。传统观点认为，其发病机理主要是患者素体气阴两虚，外感邪毒，内侵于心所致。中医学认为，邪毒侵心是致病之因，气阴虚损是发病的主要病理基础。主张从调和气血、扶正祛邪论治。治法上，历代医家多偏重清热解毒、扶正祛邪、化痰活血、温振心阳、养心固本。

近年来，临床上以六经辨证论治小儿病毒性心肌炎，提出了少阳枢机不利的病机新论，主张以和解少阳枢机为治疗原则。在临床与实验中发现，小儿病毒性心肌炎的发生、发展及其部分并发症的产生，与少阳枢机不利有着密切的关系。从少阳经辨证着手，以和解少阳枢机为基本法则，对小儿病毒性心肌炎进行治疗，收到了良好的治疗效果。现对从和解少阳之枢论治小儿病毒性心肌炎机理，分述如下。

一、少阳纯阳与稚阴稚阳

少阳经本自阳气不足，正气不旺。正如《素问·阴阳类论》中述："一阳者，少阳也。"《素问·阴阳别论》又曰："以少阳为一阳，阳明为二阳，太阳为三阳。"《黄帝内经太素·阴阳合》中描述少阳经："正月三阳生，三阳已生，能令万物生起，故曰生阳。生物阳气，正月未大，故曰少阳。"相对三阳来说，少阳经阳气相对不足，犹如日之初生，故又称嫩阳、少火。少阳经实际包括了足少阳胆经和手少阳三焦经。肝与胆相表里，为中精之府，走人身之侧，属木，同主相火。三焦与心包相表里，总司人体的气化功能，主决渎而通调水道，经脉布膻中，散络心包。所以，伤寒论中少阳经病变，常反映出肝、胆、三焦、心包等四方面相关的生理病理状态。

小儿脏腑娇嫩、形气未充，历代医家对此认识颇多。《儿科醒·里论》中论述小儿生理特点，"夫小儿元气无多，脏腑脆嫩"。《儿科醒·总论》："夫所谓芽儿者，如草木之萌芽，其一点方生之气甚微。"《儿科萃精·自序》："婴儿肌肤薄，营卫疏……脏腑柔，骨筋脆。"《婴童百问·序三》："况婴童为人之始，气犹未定，疾为易感，保而育之者，顾可不知所慎哉。"清代吴鞠通在前人论述的基础上，将这种生理现象归纳为"稚阳未充，稚阴未长"。小儿的这种生理特点与《黄帝内经》中论述的少阳经"一阳""阳气未大""一盛"的生理特点相似。

小儿另外一个重要的生理特点为生机蓬勃，发育迅速，即"纯阳之体"。"纯阳"，最初用来说明宇宙现象。晋书《郭璞传》记载"时在岁首，纯阳之月"，是以"纯阳"来比喻四季更换的时令之首。《颅囟经·脉法》中用以引申说明小儿的生理特点，提出"凡孩子三岁以下，呼为纯阳，元气未散"。叶天士《幼科要略》中提出"按襁褓小儿，体属纯阳"。小儿的这种生理特点与少阳经"主春""阳气正月未大"的论述相类。

二、少阳枢机不利与小儿病毒性心肌炎

仲景《伤寒论》以六经为纲，为治病应变之法，主要是以开、阖、枢体现三阴三阳，以及阳经与阴经之间的病理机转。以开、阖、枢理论说明三阴、三阳经络的生理、病理现象，源于《素问·阴阳离合论》"太阳为开，阳明为阖，少阳为枢"，以及《素问·热论》所谓"伤寒一日，巨阳受之……二日，阳明受之……三日，少阳受之"之说。在《伤

寒论》中并没有明确提及，但其理论却贯穿始终，后人也多以此理论阐释《伤寒论》。

太阳为表，为开；两阳合明为阳明，属于阖，开阖关键在于枢。少阳位于太阳、阳明之间，为阳中之半表半里，转太阳则开，转阳明则阖，故为阳中之枢。开、阖、枢作用的失调，就必然导致六经疾病的发生。少阳位于半表半里，具有宣通、升发、疏调的作用，故称之为"枢"。少阳作为"阳枢"的作用，在于少阳邪气多来自太阳"开"，又最易入里转属阳明"阖"。少阳者枢纽之机，其"受邪"处，既非太阳之表，亦非阳明之里。故成无己《伤寒明理论》强调："其于不外不内，半表半里，既非发汗之所宜，又非吐下之所对，是当和解则可矣。"少阳病多为枢机不利，升发条达不及而为病。例如，正邪分争于半表半里，风热壅盛，故有往来寒热、胸胁苦满、心烦喜呕的症状。少阳病，既可外兼太阳，也可内兼阳明，因而在三阳中有着重要的枢转作用。

小儿病毒性心肌炎的发病，大多有明显的前驱感染史。如发病同时或1～3周前有上呼吸道感染、腹泻等病毒感染史，经过病毒血症，数日之后出现心脏的症状。对于小儿病毒性心肌炎的感邪途径，叶天士曰："温邪上受，首先犯肺，逆传心包。"这种"逆传"，虽未见神昏谵语之候，但可出现热伤心肌、心气心阴耗损之证，说明邪毒内侵，由卫入营、太阳而传少阳，由肺及心，是本病的重要发病环节。以《伤寒论》六经理论解释，可以理解为外感疫毒之邪首先侵犯太阳之表，影响太阳经"开"的功能，人体出现表证。如果人体正气不足，不足以抗邪外达，则邪气进一步内传。小儿为稚阴稚阳之体，正气卫外能力本自较弱，易受邪侵。一旦感受外邪，正气益虚，则邪气由表进一步深入，即由太阳之表内传于少阳之枢。

小儿病毒性心肌炎，在早期如果治疗及时、得当，不对心肌造成不可逆的损伤，往往可以完全康复。这正体现出了少阳的枢机作用。病在开时，多为病轻易治；病在阖时，则稍重稍深不易治；"枢"在六经病预后中，它既可外出转至开，又可内入转至阖。与少阳为疾病之枢，治疗得当则邪从外解，疾病痊愈。失治误治则内传阳明，与里实之证的疾病传变规律相符。因此，治疗小儿病毒性心肌炎，关键在于调节少阳经气，和解少阳之枢，使病邪通过枢机的作用外达于表而解。如失治、误治或治疗不及时，则少阳之邪内转阳明之阖，成里实重证，预后不良。

三、少阳经证与小儿病毒性心肌炎临床表现

少阳病情复杂，变化多端，这是与少阳经生理特征密切相关的。因少阳为游部，即水火阴阳游移出入之所，故其发病，表里阴阳，寒热水火之证皆可相兼出现，治疗也就根据病机变化而灵活变通。少阳经实际包括了足少阳胆经和手少阳三焦经。三焦与心包相表里，总司人体的气化功能，主决渎而通调水道，经脉布膻中，散络心包。所以，《伤寒论》中少阳经病变常反映出肝、胆、三焦、心包等四方面相关的生理病理状态。少阳有络脉与心相通，胆火上炎，内犯心神，最易出现神志症状。《灵枢·邪气脏腑病形》云："胆病者，善太息，口苦，呕宿汁，心下憺憺，恐人将捕之。"云明胆有主决断的功能，发病时会出现"心下憺憺，恐人将捕之"的精神病理反应。故《伤寒论·辨少阳病脉证并治》指出神情默默、心烦、烦惊、谵语等轻重不同的神志症状作为辨证耳目。

《伤寒论》98条，"胸胁苦满"为邪入少阳经之典型证候。以往多数注家皆将心烦喜呕、默默不欲食等神志表现，与脾胃之"呕""不欲食"混合讨论。湖北中医药大学曹远礼教授精研伤寒，提出心烦与喜呕、嘿嘿不欲食不属脾胃症状，与胸胁苦满、郁郁微烦皆为胆邪内犯心神而出现的不同证候表现，进一步阐释了少阳经气不利，内犯心神的病机。

少阳经的这些证候表现，在小儿病毒性心肌炎的发病过程中都不同程度的有所体现。《温病条辨·解儿难》说："古称难治者，莫如小儿……惟较之成人，无七情六欲之伤。"实际上小儿除外感六淫、饮食所伤所致病证外，也可见情志内伤之证，临床也常出现类似成人情志异常的表现。心肌炎的患儿往往会出现胸闷、胁下硬满、心烦、喜太息等，此即为心虚胆怯，胆邪内犯心神，少阳经气不利所致，治宜和解少阳。如单纯以脾胃壅滞论治，对患儿施以峻下攻伐之剂，进一步损伤小儿正气，半表半里之少阳邪气内陷阳明，甚至传于阴经，则病

王雪峰小儿病学术思想及经验辑要

情愈加深重难治。

四、小柴胡汤和解少阳治疗小儿病毒性心肌炎

三阳病是开、阖、枢的功能失调，其关键在于恢复开、阖、枢的功能。太阳病，以麻黄汤开腠发汗祛邪，桂枝汤调和营卫，都是针对太阳"开"的功能而立方。阳明病是向内下达的"阖"的功能失常，故治以攻下祛邪，恢复阳明受纳传导之职。少阳病枢机不利，邪在半表半里，既不可汗，又不可下，则用小柴胡汤以和解表里，恢复其枢机的作用，疾病既可痊愈。吴谦《医宗金鉴》称："在半表者，是客邪为病也；在半里者，是主气受病也；邪正在两界之间，各无进退而相持，故立和解一法。"

"和法"在中医里是一种适应证较为广泛，而且又比较特殊的治法。从临床实践来看，"和法"施用于机体，不会出现明显的发汗、催吐、泻下等作用，也不表现出对机体有明显的补益作用，也不祛痰、化瘀、逐水、除湿。和法是利用药物的疏通调和作用，以达到解除病邪的目的，属于调整人体机能的一种方法。和法应包含和解、调和、缓和等三种意思。仲景《伤寒论》和解少阳的代表方剂为小柴胡汤，柯韵伯喻之为"少阳机枢之剂，和解表里之总方"。其作用特点可概括为扶正祛邪，鼓邪外出；和解表里；调和脾胃，疏利肝胆；调节人体气机；既增强透邪外出之力，又预防邪陷太阴之变。

小柴胡汤，由柴胡、黄芩、半夏、党参、甘草、生姜、大枣7味药组成。根据药物配伍具有苦降、辛开、甘补三个方面作用。柴胡、黄芩合用，苦寒清热，解半表半里之邪，疏解少阳气机；生姜、半夏合用，调理胃气，降逆止呕；人参、甘草、大枣合用，甘补中气，助少阳之枢，助正抗邪，使本方具有疏利少阳机枢，调达气机升降功用。

现代药学研究表明，柴胡具有较强的抗炎、抗病毒作用，柴胡多糖可促进机体免疫功能，增强细胞吞噬功能，提高病毒抗体滴度，对特异性和非特异性免疫都有增强作用。黄芩提取物黄芩素、汉黄芩苷等具有广泛的抗菌、抗病毒、抗炎及抗过敏作用。甘草具有皮质激素样抗炎作

用，其含有的甘草酸可促进对人免疫性缺陷病毒（HIV、AIDS 病毒）、肝炎病毒及水痘、带状疱疹病毒等的增殖有抑制作用。其机理除对病毒的直接作用外，还与诱生干扰素、增强 NK 细胞活性等有关。半夏、生姜降逆止呕，调整食欲作用外，半夏煎剂对离体蛙心、兔心脏有明显的抑制作用，半夏提取物对静脉注射氯化钡造成人实验性室性早搏或心动过速模型，有明显抗心律失常作用，对氯化钡所致心律失常有拮抗作用。党参可调节机体的免疫功能，提高机体对有害刺激的抵抗能力，增加心肌缩力，增加心排血量，抗心肌缺血，调节血压，保护垂体后叶素引起的家兔心肌缺血，对晚期失血性休克的家兔可使其动脉压回升，中心静脉压下降，其升压作用系增加心排血量所致。综上所述，小柴胡汤具有抗菌、抗病毒、抑制病毒增殖、强心抗心律失常、促进抗体产生、诱发干扰素、增加肝细胞再生、抗炎症反应等特点。

总之，小儿稚阴稚阳、纯阳之体的体质与少阳经阳气不足的生理特点相类似。小儿病毒性心肌炎的发病与主证，符合少阳经证的传变规律及证候特点。小柴胡汤既是少阳经证的经典方剂，又被现代药理学研究所证实具有抗病毒，保护心肌细胞的多重功效。笔者以多年的临床经验为基础，以传统中医六经辨证理论为指导，以现代科学研究方法为手段，创造性地提出了以和解少阳论治病毒性心肌炎理论，并在临床和科研实践中不断检验和丰富这一理论，为治疗小儿病毒性心肌炎开辟出一条新路。

基于"少火生气，壮火食气"理论论治儿童难治性肾病综合征

难治性肾病综合征（RNS），主要是原发性肾病综合征中频复发型肾病、激素依赖型肾病和激素耐药型肾病的总称。临床研究发现76% ～ 93% 的 RNS 患儿在治疗过程中出现复发，而其中 45% ～ 50% 为频复发型肾病或激素依赖型肾病。我国儿童 RNS 的调查数据显示，77.6% ～ 91.0% 的患儿初始激素治疗敏感，但有 80% ～ 90% 的患儿复

发，其中 25%～43% 为频复发或激素依赖。儿童 RNS 疗效差、复发率高，患儿长期大量蛋白尿不能得到有效控制，会加速肾小球硬化和肾间质纤维化，最终很快进入终末期肾病。因此，加强对儿童 RNS 的治疗是目前临床亟待解决的问题。中医学认为，肾气受损，肾精耗伤，阴阳俱损的病理状态贯穿 RNS 的始终，成为该病难治、反复的根本因素。本文基于"壮火食气，少火生气"理论，探讨儿童 RNS 的中医病因病机，以及激素应用不同阶段的中医证治规律和调护要点，以期为今后临床治疗提供思路及方法。

一、壮火与少火的理论内涵

1. 药食气味之厚薄

《素问·阴阳应象大论》云："壮火之气衰，少火之气壮。壮火食气，气食少火。壮火散气，少火生气。"对于这段经文的解释，历代医家各抒己见。如明代马莳《黄帝内经素问注证发微》曰："气味太厚者，火之壮也。用壮火之品，则吾人之气不能当之而反衰矣。气味之温者，火之少也。用少火之品，则吾人之气渐尔生旺，血益壮矣。"其依据药食气味之厚薄区分少火与壮火，认为药食气味纯阳的壮火之品，久服或多服则耗气；气味温和的少火之品，食之则壮气。

2. 正气与邪气之别

古代医家也将少火、壮火，引申为正气与邪气。如明代张介宾在《类经》中说："顾人生身之气，有正气，亦有邪气；人生身之火，有少火，亦有壮火。少火生人之元气，是火即为气，此气为正气。壮火食人之元气，是气即为火，此气是邪气。""万物之生，皆由阳气。但阳和之火则生物，亢烈之火反害物，故火太过则气反衰，火和平则气乃壮。"张介宾指出，少火为正气，生元气养万物，立命之本也。朱丹溪亦言"天非此火不能生物，人非此火不能有生"，认为壮火为邪气，耗元气伤万物。

3. 生理与病理之异

朱丹溪进一步发挥了《黄帝内经》壮火、少火理论，进一步将少火分为君火和相火。君火是心之阳气，相火为肝、肾、胆、膀胱、心包、三焦之阳气。其中肝之阳气也称"雷火"，肾之阳气也称"命门火"或"龙火"。君火与相火，一上一下，一君一相，皆为生理之常。君火过旺则见"心火亢盛"，相火过旺见"相火妄动"。"心火亢盛"和"相火妄动"都属于影响人体健康的"壮火"。

综上述医家之见，认为少火为生理之火，能生元气，而久服气味厚重之药食可助火滋长。本是生元气之少火转变为食人之气的壮火，生理之火成为病理之壮火，继而伤阴耗命门之元气，而相继出现耗气津伤、阴病及阳的临床特征。

二、糖皮质激素与少火、壮火的相关性

1. 内源性糖皮质激素与"少火生气"

内源性糖皮质激素对于维持机体的稳态非常重要，为维持生命所必需，其主要生理功能有：参与碳水化合物、蛋白质、脂肪、核酸等物质代谢；影响各器官系统发育，促进细胞的分裂与分化，确保正常的生长发育；调节免疫；促进胚胎发育，以及生殖器官的发育成熟；调节中枢神经功能，对记忆、情绪等高级中枢活动起重要作用等。

"少火"指正常且具有生气之火，是维持生命活动的阳气。张介宾《景岳全书》中曰："命门为元气之根，为水火之宅，五脏之阴气，非此不能滋，五脏之阳气，非此不能发。"张介宾认为，命门之火是温暖机体，充实肌肤腠理，推动脏腑功能活动，保持生命活动的原动力。"少火生气"是指命门之火对脏腑气化功能的激发和推动作用。可见，内源性糖皮质激素对人体的作用，与维持人体正常生命活动的"少火"发挥的作用相应，即"少火生气""少火之气壮"的功用。

2. 外源性超生理剂量的糖皮质激素与"壮火食气"

外源性糖皮质激素在临床中主要用于抑制免疫和炎症，超生理剂量的糖皮质激素具有抗炎、抗过敏和抑制免疫反应等多种药理作用，常被运用于治疗各类应激反应、免疫性疾病和炎症状态。RNS 患儿目前治疗主要以长期激素序贯治疗为主，其治疗剂量大大超生理量，在获得疗

效的同时，也带来很多副作用。如抑制下丘脑–垂体–肾上腺（HPA）轴导致内分泌系统及代谢紊乱、免疫抑制及感染等。

《素问·阴阳应象大论》言："阴味出下窍，阳气出上窍。味厚者为阴，薄为阴之阳。气厚者为阳，薄为阳之阴。味厚则泄，薄则通。气薄则发泄，厚则发热。壮火之气衰，少火之气壮。壮火食气，气食少火。壮火散气，少火生气。气味辛甘发散为阳，酸苦涌泄为阴。"指出药食气味对人体之气的作用，其中"壮火"指的是药物饮食中气厚、气味纯阳者，"壮火食气"指药物饮食中气厚、气味纯阳之品，久服或多服容易耗伤人体正气。可见，外源性超生理剂量的糖皮质激素副作用，与耗损人体正气的"壮火"相应，发挥"壮火食气""壮火散气"致"壮火之气衰"的作用。

三、壮火在儿童 RNS 病情发展中的作用

1. 大量激素冲击致火壮气衰

外源性超生理剂量的糖皮质激素副作用是发越、耗损人体正气的"壮火"。"壮火食气""壮火散气"致"壮火之气衰"，即阳亢火壮，导致患儿脾气虚衰。脾气虚，可见乏力、纳差、便溏等脾虚不运的表现。肺气虚，可见自汗。气虚卫外不固，则易出现感染及舌淡、苔白、脉细等肺脾气虚的症状。同时，脾气不足则运化水湿失职，湿与热结而成湿热，临证见口苦口黏、大便黏、小便色黄、舌红、苔黄厚腻、脉滑数。气虚血行不畅皆成血瘀，常见面色晦暗、腹痛，舌暗红或有瘀点、瘀斑，脉弦涩。

2. 小量激素维持致火旺阴伤

长期外源性超生理剂量的糖皮质激素，是具有"壮火"之性的"邪火"，"阳盛则阴病"，火易耗气伤阴。临证可见烦躁易怒、盗汗、手足心热、面红，口干口渴、大便干、小便色黄、舌红、苔黄、脉弦数或细数等阴虚火旺的表现。或见气短乏力、自汗、易感冒、手足心热、纳呆腹胀、大便溏、腰膝酸软、舌质淡有齿痕、脉沉细或细数等气阴两虚的症候群。

3. 激素减停可致肾阳亏虚

外源性超生理剂量的糖皮质激素发越肾气、肾精致火旺阴伤，日久累及肾阳，症见畏寒肢冷、便溏、面色无华、纳差、腰酸腿软、舌淡胖边有齿痕、苔白、脉沉等，最终形成阴阳两亏之证。

四、分阶段论治以培元气

1. 大剂量激素诱导阶段，滋阴泻火以安元气

儿童 RNS 的初期，需要大剂量糖皮质激素冲击治疗，以控制尿蛋白。大剂量糖皮质激素作为"阳刚之品"，可出现"壮火之气壮"。而肾为水脏，喜润而恶燥，壮火妄动，首先灼伤肾阴，而肝肾同源，子病及母则会出现肝肾阴虚的临床表现。治疗上选用六味地黄丸加减以滋阴补肾。现代药理学研究显示，六味地黄丸能够通过提高足细胞相关蛋白表达水平，促进足突修复继而减少蛋白尿的发生。同时六味地黄丸能降低促肾上腺激素的释放，对抗 HPA 轴功能亢进，继而调节 HPA 轴的平衡。如继续口服大剂量糖皮质激素，会出现阴不制阳，则水枯火炎的阴虚火旺证。该阶段的治疗应坚持"扬汤止沸，不若釜底抽薪"的原则，以滋阴泻火而安元气为主，选用知柏地黄丸加减，以滋肾阴平肝火。有临床研究证明，知柏地黄丸能降低肾病继发感染率。药理学研究发现，知柏地黄丸能有效拮抗外源性糖皮质激素对 HPA 轴的抑制作用，调节肾上腺功能。

2. 激素减量阶段，益气养阴以固元气为主

儿童 RNS 治疗过程中，随病情好转而激素逐渐减量，阳刚燥热之品的应用虽已减少，但是龙雷之火灼阴耗气的临床特征开始显现，即"壮火之气衰，壮火散气"。如马莳在《黄帝内经素问注证发微》中说："气味太厚者，火之壮也。用壮火之品，则吾人之气不能当之而反衰矣。"气因火盛而衰，而出现火壮于内，则食气伤阴于外的气阴两虚证，故治疗上以参芪地黄汤加减益气养阴，以固元气为主。参芪地黄汤加味联合激素序贯疗法治疗，可以增强抗炎作用，减少肾病的复发率，且可降低不良反应发生。

王雪峰小儿病学术思想及经验辑要

3.激素减停阶段，温补少火以生元气为主

经过规范有效的治疗，多数 RNS 患儿病情基本稳定，激素应用剂量已接近人体的生理水平。阴病及阳，而阳气不足，症状显露。无火则无以鼓动阳气，而出现脾肾阳虚的表现。治疗上应以补少火以生元气为主，微微生少火以生肾阳。治宜金匮肾气丸加减，以益气温阳。金匮肾气丸可以通过提高 HPA 轴中垂体分泌的促肾上腺皮质激素（ACTH）含量和肾上腺分泌的皮质醇含量，而改善 HPA 轴功能紊乱。此期为肾上腺皮质功能不全的表现，发生机制为外源性激素长期应用对 HPA 轴形成负反馈作用，继而导致肾上腺皮质处于萎缩状态，生理激素水平分泌减少，一旦外源性激素应用减少极易引起肾病复发。

RNS 多发于幼儿期及学龄前期儿童，且该病的发生、复发与感染关系比较密切，故对小儿的日常看护尤为重要。首先，本病易反复，欲使病情稳定，应间断服用中药汤剂、中成药或应用三九膏方、伏九贴敷等治疗进步调护。其次，应注意饮食调养，饮食均衡，食盐、植物油及水的摄入要合理，多食用优质蛋白，忌油腻之品以免助邪碍湿，可服用鲫鱼汤或者鲤鱼汤，以食补肾之阴阳。有研究显示，鲫鱼汤可以降低尿蛋白、减轻炎症反应，而保护肾脏。最后，注意劳逸结合，要适度运动，才能畅达经络，疏通气血，和调脏腑，而提高机体的抗病能力，减少疾病的复发。此外，RNS 患儿也应注意定期监测尿常规、肾功能及双肾超声等，尤其感染、过劳或发现尿液异常时，应及时来院就诊，以掌握病情变化。

变蒸学说与枢纽龄

中医学早在魏晋时期即提出了"变蒸学说"，它是古代医家用来解释小儿生长发育规律的一种学说。现代研究发现，3 岁前小儿的体格生长和智能发育具有一定的规律性，并由此提出了"枢纽龄学说"，其与中医"变蒸学说"的某些观点有着密切的关联。

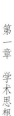

一、小儿"变蒸学说"

变蒸学说是传统医学诠释小儿生长发育规律的一种学说。变蒸之名，最早见于西晋王叔和的《脉经》，在宋代以后逐渐被融入脏腑学说。在不同时期，不同的医家对于"变蒸"均有专门论述。明代以前多数医家认为，变蒸是小儿逐渐发育成熟的一种正常生理现象，小儿五脏的发育、成熟需要通过变蒸来实现。所谓变者，易也；蒸者，发热。变者，变其情智，发其聪明；蒸者，蒸其血脉，长其百骸。明代以后，一些医家对变蒸学说提出了不同观点，认为变蒸属于病理现象。张景岳认为："每经一变一蒸，情态即异。轻则发热微汗，其状似惊；重则壮热，脉乱而数，或汗或吐，或烦啼躁渴。轻者五天可痊愈，重则七八天可痊愈。其表现与伤寒相似。其治法，轻者，微表之；实热者，微利之。"万全认为，变蒸过程中所表现的症状显著与否，是由小儿禀赋强弱所决定的。可见，古医籍中所论"变蒸"包括了生理和病理两种状态。现代医家研究发现，变蒸与感冒发热、佝偻病、牙齿的发育等有密切关系，并发现变蒸学说中许多观点与美国专家盖泽尔的"枢纽龄"学说十分相似。

二、"枢纽龄学说"的基本内容

枢纽龄学说是现代医学关于小儿生长发育规律的学说。运用"枢纽龄学说"来筛选和治疗小儿发育系统疾病，已有广泛的社会价值。

美国儿科专家盖泽尔观察研究发现，正常儿童各种行为范型的出现与年龄有关，有其一定的规律性。他将婴幼儿划分为 22 个组龄，不同的组龄标志着不同的发展阶段。其中 56 周以下每 4 周为一个组龄，15 ～ 24 个月每 3 个月为一个组龄，25 ～ 42 个月每 6 个月为一个组龄。盖泽尔的研究表明，4 周、16 周、28 周、40 周、52 周、18 个月、24 个月、36 个月时，儿童在行为上显示出特殊的飞跃发展。这些年龄时期称之为"枢纽龄"。对于小儿这种特殊的变化，中医称为变蒸，西方现代医学称为枢纽龄。

三、中医"变蒸学说"与现代医学"枢纽龄学说"的关系

1. 变蒸周期与"枢纽龄学说"的生长阶段相符合

小儿的生长发育是有时间规律的，并存在着阶段性突变。"变蒸学说"认为，从初生起，32 日一变，64 日变且蒸，10 变 5 蒸，历 320 日，小蒸完毕；小蒸以后是大蒸，大蒸共 3 次，第 1、2 次各 64 日，第 3 次为 128 日，合计 576 日，变蒸完毕。每一次变蒸的时间点与美国儿科专家盖泽尔提出的"枢纽龄"（每 4 周为一个生长阶段）十分相似。关于变蒸周期，古医籍中亦存在着争议，认为小儿的生长发育每日不停地进行，不会等到 32 日才发生变化。对于不同观点，应正确对待。"变蒸"是一个从量变到质变的过程，小儿的生长发育时刻都在进行，而所述的"变蒸周期"是生长发育发生质变的时间段。并且，小儿生长发育过程中依照固定周期发生"变蒸"的是少数，多数并不依期而作，而是提前或延后。也就是说"变蒸"虽有周期规律，但各人的周期长短并不同，每个人自己的"变蒸"周期亦不固定。总之，变蒸周期是古代医家对小儿生长发育过程中标志性阶段的总结，因个体差异而有所不同，所以应辩证地对待变蒸周期与枢纽龄之间的关系，不可机械化。

2. "变蒸"与"枢纽龄学说"中小儿心身发育规律密切相关

变蒸是小儿形体、情志发育的过程。历代医家提出变蒸时均认为小儿有明显的行为、精神变化。如《幼科发挥》云："儿之初生，只是一块血肉耳，虽有形而无所用，虽有五脏，而无其神，犹空脏也。至于变蒸之后，皮肉筋骨，以渐而坚，声色臭味，以渐而加，志意智能，以渐而发，知觉运动，而始成童。此天地生物之心，至诚不息也。"孙思邈《备急千金要方·少小婴孺方上》曰："小儿所以变蒸者，是荣其血脉，改其五脏，故一变，竟辄觉情态有异。"钱乙认为，变蒸是小儿身心由"成而未全"到"全而未壮"直至"全壮"的自然现象。《备急千金要方·少小婴孺方上》谓："（小儿出生）六十日瞳子成，能认人；一百日任脉成，能翻身。一百八十日能独坐，二百一十日能匍匐，三百日

能独立，三百六十日能行走。"每经一次变蒸，小儿的知觉运动都有长进，如能视物、能笑，手能握、足能站，能行、能言、生齿，知喜怒、更聪明、性情改变等。可见，小儿身心的发育、成熟需要通过变蒸来实现。与此相应，"枢纽龄学说"中盖泽尔发现，4周、16周、28周、40周、52周、18个月、24个月、36个月时，儿童在体格生长、运动、语言、智能及社会适应能力等方面显示出特殊的飞跃发展。可见，"枢纽龄学说"中的小儿身心发育规律，是对古代变蒸学说中形神发育的同步性、突变性基本精神的科学诠释。

如上所述，中医学"变蒸学说"与现代医学"枢纽龄学说"研究方法相似，所得结论相似，反映了婴幼儿时期的生长发育规律，证实了传统医学与现代医学的一致性。在古代医家对"变蒸学说"经验总结的基础上，结合现代研究，更好地了解和掌握小儿生长发育不同阶段的生理病理特点，可以为临床预防和治疗小儿发育系统疾病提供可靠的理论依据。

王雪峰小儿病学术思想及经验辑要

第二章　临证感悟

从肺风论治儿童过敏性咳嗽

　　过敏性咳嗽又称变应性咳嗽，是儿童慢性咳嗽的常见病因之一。1992 年由日本学者首次提出，其临床特点为持续性干咳，可有个人过敏史或特异性 IgE 水平的增高。国外研究显示，过敏性咳嗽的发病率约占慢性孤立性咳嗽的 58.3%，因其有病程长、反复发作、迁延难愈的特点，严重影响了患儿的生活质量，给患儿及家属带来了极大的精神和经济负担，逐渐受到当前医学界的广泛关注。现代医学对本病治疗多采用吸入糖皮质激素、支气管扩张剂、抗组胺及白三烯受体拮抗剂等药物，可取得一定疗效，但疗程均较长，停药后咳嗽往往又出现，远期疗效欠理想，而且有一定副作用。在过敏性咳嗽诊治过程中基于《素问·风论》的"肺风之状……时咳短气，昼日则差，暮则甚"的肺风病证表现，提出邪引伏风，肺失宣降及伏风耗津，肺失滋养的新病机特点。并确立了宣肃肺气祛风以止咳，濡养肺津御风以防咳的治疗法则，临床疗效显著，现介绍如下。

一、肺风的科学基础

1. 风的内涵及外延

风是正常的自然界气候，对人体无致病性。《素问·风论》曰"风者，百病之长也"，为六气（风、寒、暑、湿、燥、火）之一。若六气发生太过或不及，或非其时有其气，超过了一定限度，机体不能与之相适应，将会导致疾病的发生。这种情况下六气，则被称为"六淫"，即风、寒、暑、湿、燥、火六种外感病邪的统称。风则由自然界的正常气候转变为致病邪气——风邪，风邪对人体具有致病性。此外，现代医家又将风邪的含义进一步扩展，即从呼吸道吸入的致敏原，均属外感风邪致病的范畴。

风邪有广义和狭义之分。广义风邪是外感致病因素的总称，狭义风邪则指单独侵袭人体使人发病的致病因素，为六淫之一。风邪亦有外风、内风及伏风之别。外风为六淫之首，经口鼻或肌表而入，常侵袭肺系或经络而致病。如《素问·风论》云："风气藏在皮肤之间……腠理开，则洒然寒，闭则热而闷。"《金匮要略·肺痿肺痈咳嗽上气病脉证并治》中说："风舍于肺，其人则咳，口干喘满。"且常兼夹其他外邪致病，如《临证指南医案》曰："盖六气之中，惟风能全兼五气。"内风多由内而生，因脏腑功能失调所致，与心肝脾肾有关，尤与肝关系密切。如《素问·至真要大论》载"诸风掉眩，皆属于肝"。伏风则为特禀体质患儿屡感外风留着不去，伏与体内肺系而成。

2. 肺风的产生途径

肺风实为隐伏于肺络的风邪，即伏风。其产生主要有四条途径：外感风邪后，不立即发病，过后发作；或感受风邪后治不得法导致病情隐伏；或治不得法，致机体正气耗伤，风邪内陷，风邪暂退，过后复发；或感受风邪后虽已给予正确的治疗，但未彻底祛除，风邪遗留体内遇诱因而发作的。正如刘吉人《伏邪新书》曰："感六淫而不即病，过后方发者，总谓之曰伏邪，已发者而治不得法，病情隐伏，亦谓之曰伏邪；有初感治不得法，正气内伤，邪气内陷，暂时假愈，后仍复作者，亦谓之曰伏邪；有已发治愈，而未能尽除病根，遗邪内伏，后又复发，亦谓之曰伏邪。"

3. 伏风犯肺致病的临床特点

肺主气，司呼吸，主宣发肃降，肺之伏风遇外感（风寒、风热、风燥），或肝火，或痰湿等邪气引发，均可致肺的宣发肃降功能失职，肺

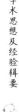

气上逆则咳嗽。如《素问·玉机真脏论》曰："是故风者，百病之长也……病入舍于肺……发咳上气。"肺开窍于鼻，在液为涕，肺系上达咽喉，风邪夹寒、热、燥、痰、火等阻塞肺窍，肺窍不利，则鼻塞、流涕、咽痒。如明代李梴《医学入门》中谓："风乘肺咳，则鼻塞声重，口干喉痒，语未竟而咳。"清代程钟龄《医学心悟·鼻》曰："鼻流清涕者，肺风也。"肺外合皮毛，风邪流于肌腠，风盛则痒，则见皮肤瘙痒等症状。《灵枢·刺节真邪》曰："搏于皮肤之间，其气外发，腠理开，毫毛摇，气往来行，则为痒。"同时，体内有伏风的患儿，山根及颧际处常发青，部分患儿也可出现"目窠黑"（过敏眼影）等。此外，风性善行而数变，风邪致病有发病急，变化多的特点，故肺风致病多骤然起病。如《六因条辨》曰："风疾尤速，贻害无穷。"

二、肺内伏风为过敏性咳嗽的顽疾病素

1. 邪引伏风，宣肃失司

小儿肺常不足，腠理疏松，卫阳不固，易为外邪所袭，或为风寒，或为风热，或为风燥，由口鼻或皮毛而入，首先犯肺，引动伏风。如清代王旭高《西溪书屋夜话录》说："凡人必先有内风而后外风，亦有外风引动内风者。"伏风夹邪窜走肺络，影响肺之宣发肃降，则发为咳嗽。如《医学三字经·咳嗽》云："肺为脏腑之华盖……受不得外来之客气，客气干之则呛而咳矣。"

《灵枢·经脉》曰："肝足厥阴之脉，循喉咙之后……其支者，复从肝，别贯膈，上注肺。"足厥阴肝经与手太阴肺经首尾相连，且循于咽喉。小儿肝常有余，情志不遂，忧思郁怒，易致肝失疏泄，肝气郁结，气郁化火，火气循经上逆犯肺，引动肺络之伏风，风火相扇，肺之宣肃失司，而发咳嗽。正如尤在泾所云："干咳无痰，久久不愈，非肺本病，乃肝木撞肺也。"

《医宗必读·痰饮》曰："脾为生痰之源，肺为贮痰之器。"脾主运化水湿，小儿脾常不足，嗜食肥甘厚味易损伤脾胃，脾失健运，运化水湿的功能失职，湿聚成痰，上贮于肺，引动伏风，伏风夹痰，流

窜肺络，肺失宣肃，则咳嗽。如《丁甘仁医案》说："肺有伏风，痰气壅塞。"

《丹溪心法心要·咳嗽》曰："五更嗽多者，此胃中有食积，至寅时流入肺经。"小儿脾常不足，乳食不知自节，若家长调护失职，暴饮暴食损伤脾胃，运化失职，乳、食停滞于中焦，久则生热，致使气机升降失常，上逆犯肺，引动肺内伏风则咳。

2. 伏风伤津，肺失濡养

小儿阳常有余，阴常不足。风邪伏于肺络，日久则耗伤津液，肺失滋养，宣肃失职，肺气上逆则呛咳，无痰。《伏邪新书》曰："风伏肺络……耗伤津液，发为呛咳。"

三、祛风以止咳，御风以防咳为基本治疗原则

1. 外风袭肺证，宜疏风宣肺止咳

风寒袭肺证，症见呛咳、咽痒，伴鼻塞、流清涕、无汗、舌苔薄白、脉浮。治以疏风散寒，宣肺止咳。方药选用三拗汤，常用药有炙麻黄、炒杏仁、甘草、辛夷等。

风热袭肺证，症见干咳、咽痛，伴鼻痒，流黄涕，舌苔薄黄，脉浮数。治以疏风清热，宣肺止咳。方药选用桑菊饮，常用药有炒杏仁、连翘、薄荷、炙桑叶、菊花、苦梗、甘草、苇根等。

风燥袭肺证，症见干咳，或连声呛咳，咽干而痒，伴口鼻干燥，舌红苔少津，脉略数。治以疏风润燥，止咳。偏于凉燥，方选杏苏散加减，常用药有苏叶、半夏、茯苓、前胡、苦桔梗、橘皮、炒杏仁等；偏于温燥，方选桑杏汤加减，常用药有炙桑叶、炒杏仁、川贝母、梨皮等。

风痰蕴肺证，症见咳嗽，痰少难咳，流清涕，伴眼痒、咽痒，或咳吐痰涎、恶心，舌淡，舌苔薄或腻，脉滑。治以消风化痰，止咳。方选用二陈汤和钩藤饮加减，常用药有半夏、橘皮、竹茹、炙甘草、钩藤等。若风痰日久化热者，则见咳嗽，痰黄难咳，流浊涕，舌红，苔黄腻，脉滑数。治以清热化痰，消风止咳。方选用清金化痰汤和钩藤饮加减，常用药有黄芩、钩藤、瓜蒌、川贝母、炒杏仁等。

王雪峰小儿病学术思想及经验辑要

2. 肝火犯肺证，宜清肝息风止咳

肝火犯肺证，症见干咳，气逆，面红目赤，烦躁易怒，或见口苦，舌红，苔黄，脉弦数。治以清肝息风，止咳。方选羚羊清肺饮和龙胆泻肝汤加减，常用药有柴胡、黄芩、炒杏仁、炙枇杷叶、炒栀子、郁金、合欢、钩藤等。

3. 阴虚燥热证，宜祛风濡润止咳

阴虚燥热证，症见干咳无痰，或痰少而黏，不易咳出，口渴咽干，喉痒，声音嘶哑，皮肤瘙痒，手足心热，舌红，少苔或花剥或无苔，脉细数。治以祛风濡润，止咳。方选养阴清肺汤加减，常用药有百合、麦冬、甘草、川贝母、牡丹皮、薄荷、炒白芍、钩藤、白鲜皮等。

4. 食积犯肺证，宜散风化积止咳

食积犯肺证，症见咳嗽剧烈，干呕，或呕吐，或腹胀，偶有大便干燥，舌红，苔厚腻，脉滑。治以消食化积，散风止咳。方选保和丸和旋覆代赭汤加减，常用药有焦神曲、焦山楂、炒麦芽、防风、旋覆花、焦白术、茯苓等。

5. 肺脾气虚证，宜御风固表防咳

肺脾气虚证，症见干咳无力，气短懒言，活动后加重，神疲乏力，纳呆便溏，舌淡苔白，脉细弱。治以益肺健脾，固表御风。方选玉屏风散加减，常用药有炙黄芪、山药、焦白术、防风等。

四、适寒温，畅情志，节饮食为调护法则

《医学心悟》言："肺体属金，譬若钟然，钟非叩不鸣，风寒暑湿燥火六淫之邪，自外击之则鸣，劳欲情志，饮食炙煿之火自内攻之则亦鸣。"临证时，应重视过敏性咳嗽患儿的调护，教导家长，据天气、四时的变化适当增减衣服，管理好患儿生活的空间，避免吸入各种过敏原，远离吸烟环境，保证患儿心情舒畅，勿暴饮暴食，慎食冰冻冷饮、煎炸油腻之品及过敏食物。如《丹溪心法·不治已病治未病》曰："与其救疗于有疾之后，不若摄养于无疾之先。盖疾成而后药者，徒劳而已。是故已病而不治，所以为医家之法；未病而先治，所以明摄生之

理。夫如是则思患而预防之者，何患之有哉？"

过敏性咳嗽是现代医学名称，属于慢性咳嗽范畴，其临床表现与中医"肺风"致病特点密切相关。如突然发作，干咳，或有时呛咳，或咽痒则咳，遇风或刺激则加剧，皮肤瘙痒等，均符合"风邪善行数变""风性轻扬，易袭阳位""风胜则痒"等"风"的特征。临证时应重在治风，据感邪性质、发病诱因、病变脏腑及患儿的体质的不同，分别施以疏风、消风、息风、祛风、散风、御风之法。《叶氏医案存真》曰："久发、频发之恙，必伤及络，络乃聚血之所，久病必瘀闭。"《血证论·咳嗽》曰："盖人身气道，不可有塞滞。内有瘀血，则阻碍气道，不得升降，是以壅而为咳。"过敏性咳嗽病程较长，在治风的同时亦应兼顾治血。若患儿见舌暗红、少苔、脉涩等血瘀征象时，应活血以祛风，常加用红花、丹参、桃仁等活血之品，亦有较好疗效。

从风温伏肺论治儿童肺炎支原体肺炎

肺炎支原体（mycoplasma pneumonia，MP）是儿童社区获得性肺炎（community acquired pneumonia，CAP）的重要病原体，占儿童CAP的10%～40%，每3～7年暴发流行一次，持续时间可达1年，暴发流行期间发病率约为非流行年份的数倍。近几年肺炎支原体肺炎（mycoplasma pneumoniae pneumonia，MPP）发生率在全球处于上升趋势，MPP发病机制复杂，迄今不明。

关于肺炎支原体肺炎的治疗，中华医学会儿科学分会呼吸学组2015年发布了儿童肺炎支原体肺炎诊治专家共识，提出了大环内酯类抗生素为肺炎支原体肺炎的一线用药，其中阿奇霉素为首选药物。伴随大环内酯类药物在临床上大量使用导致了其在MP治疗上出现耐药，国内外已相继报道分离出MP耐药株，难治性和重症MPP病例逐渐增多。此外，肺炎支原体肺炎后还可发生慢性肺间质纤维化、闭塞性细支气管炎、慢性咳嗽、支气管哮喘等，严重影响患儿的身体健康及生活质量。因此，寻找有效的治疗方案为临床上迫切需要解决的问题。

肺炎支原体肺炎，属于中医"肺炎喘嗽"范畴。早在 20 世纪 70 年代就有中医药治疗肺炎支原体肺炎的报道，特别是在近期大环内酯类抗生素对 MP 耐药率不断升高的今天，中医药在防治肺炎支原体肺炎的优势凸显。我们在临床上基于风温伏肺理论辨治 MPP，疗效显著，可明显改善临床症状，减少重症、难治性肺炎支原体肺炎及不良预后的发生。

一、风温理论的科学内涵

1. 风温理论溯源

风温的病名，首见于东汉张仲景的《伤寒论·辨太阳病脉证并治上》："太阳病，发热而渴，不恶寒者，为温病。若发汗已，身灼热者，为曰风温。风温为病，脉阴阳俱浮，自汗出，身重，多眠睡，鼻息必鼾，语言难出。"此风温为温病误治之后出现的变证。《备急千金要方·伤寒方》记载："宜精察节气，其新故二气相搏，喜成此疾。"风温被认为是一种时令疾病。风温作为新感引动伏邪而发生的温病，清代《时病论》曰："风温者，亦由冬受微寒，至春感风而触发。"风温被确立为春月新感温病，清代医家叶天士在《三时伏气外感篇》云："风温者，春月受风，其气已温。"

2. 风温的致病过程

风温是因冬季气候异常，应寒反暖，或春季气候晴燥，温风过暖，形成风热之邪而发生温病，多发生于冬、春两季。风热病邪从口、鼻、皮毛而入，侵犯肺卫，则见肺卫病证。若肺卫邪热不解，病邪入里，则见邪热壅肺、热结胃肠及气分热盛证。"温邪上受，首先犯肺，逆传心包"，肺卫之邪亦可逆传心包，入营入血或损伤肝肾之阴。

二、风温伏肺的发病特点及病机证候特征

1. 风温伏肺的发病特点

《温病条辨》曰："温病者，有风温、有温热、有温疫、有温毒、有暑温。"风温属于温病范畴，具有温病的特点，即传染性、流行性及季

节性。

风温之邪在人与人之间可互相染易，如《伤寒总病论》曰："天行之病，大则流毒天下，次则一方，次则一乡，次则偏着一家。"同时又有暴发流行的特点，如《温疫论》曰："其年疫气盛行，所患皆重，最能传染……其年疫气衰少，闾里所患者不过几人，且不能传染……疫气不行之年，微疫转有。"风温四季皆可发病，但以冬春为主，有明显的季节性。

2.风温伏肺的病机及证候特点

风温伏肺的病因为风温（风热）之邪，基本病机特点为风热之邪闭阻，肺失宣肃，肺络受损，痰瘀为病理产物。

风温之邪由口鼻而入，若邪气轻，侵犯肺卫，则见发热、咳嗽、舌尖红、苔薄白、脉浮数等肺卫表证。若邪气重，内伏于肺，蕴结不解，肺气闭塞，肺失宣肃，肺气上逆则咳。邪气炽盛，肺受邪迫则发热。温邪亦可灼津损络，津伤液少，气道干涩，故痰少而黏，涩而难出。肺络受损，故咳嗽剧烈，呈类百日咳样咳嗽。若邪热炽盛，充斥内外，则见高热持续、喘憋等毒热闭肺的肺本脏重症表现。"风邪善行而数变"，风温之邪亦可损伤皮肤血络，见发热、皮疹等风热损络证。损伤心脉，心之气血受损，心失所养，则见心悸等风热损心证。损伤胃肠，影响气机升降，则见呕吐、恶心及便秘等症状。

三、儿童肺炎支原体肺炎与风温伏肺证的相关性

1.发病特点、感邪途径及病程相符

儿童肺炎支原体肺炎具有感染性，MP感染后患者的鼻、咽、气管、痰液中均存在有活性的肺炎支原体。其可以通过咳嗽以气溶胶的形式在人与人之间传播，尤其在人口密集的地方，如学校、幼托机构、军队、医院等，往往首先在家庭成员中传播。同时其有暴发流行特点，每3～7年流行1次。这一特点与风温之邪由口鼻而入，在人群中移易的传染性，引起程度不等的蔓延，形成群体发病的流行性及有盛行之年、衰少之年及不行之年的流行特征相似。

肺炎支原体肺炎病程 2～4 周，长而缠绵，与风温致病，邪伏肺络的致病过程相符。

2. 病理变化过程及临床表现相似

肺炎支原体肺炎的临床表现与现行证候标准中肺炎喘嗽风热闭肺重证的证候群特征相同。MP 侵入呼吸道后，黏附于上皮细胞表面，破坏呼吸道黏膜上皮的完整性，影响细胞的新陈代谢，导致上皮细胞坏死；MP 可以分泌社区获得性呼吸窘迫综合征（community acquired respiratory distress syndrome，CARDS）毒素，CARDS 毒素有类似于百日咳毒素的结构，可引起哺乳动物细胞的广泛空泡变性，直至死亡，从而引起患儿出现类百日咳样咳嗽。此外，MP 感染人体后，体内存在着免疫功能的紊乱，MP 可以刺激 B 淋巴细胞产生抗 MP 的 IgM、IgG。由于 MP 表面的一些抗原成分与人体细胞的一些成分相似，可以导致产生自身抗体及交叉反应，形成循环免疫复合物并使补体激活，产生一系列的趋化因子。大量白细胞侵入机体的病变部位，破坏溶酶体，导致组织或器官出现各种病变。临床表现为初期可见发热、咳嗽、咽痛等症状，病情进展可见高热、持续剧烈干咳、类百日咳样咳嗽、咳痰，痰少而黏。少数暴发性 MPP 患者在高热、咳嗽的同时，可出现气急、缺氧等急性呼吸窘迫综合征的表现。

肺炎支原体肺炎上述的病理变化及临床表现过程，与风温之邪初起侵犯肺卫，见发热、咳嗽、舌尖红、苔薄白、脉浮数等肺卫表证；继之邪气内伏于肺，蕴结不解，肺气闭塞，肺失宣肃，肺络受损，见高热、咳嗽剧烈等邪热壅肺证；若邪热炽盛，则见高热持续、喘憋等毒热闭肺的肺本脏重症的病机证演变过程相符。同时，MP 感染人体后，产生的循环免疫复合物所致的组织或器官，出现各器官系统的病变与风温之邪损伤皮肤血络、心脉、胃肠及肝肾证候特征相似。

四、儿童肺炎支原体肺炎的重要治法

1. 清肺透邪的内涵

清热透邪法是将清解和透散融合于一体的治法，其理论源于《素问·至真要大论》所载"热者寒之"。《素问·六元正纪大论》中"火郁发之"的论述，是在温病治疗时应用寒凉药物，以寒胜热，清除热邪；同时佐以疏利、透达的药物，引邪外出的治法。

清即清热，有清凉解热之意，是应用寒凉的药物，治疗热邪亢盛产生的一系列病变。透即透达、引邪外出之意，它是根据患者病情病势之不同，顺其脏腑之性，因势利导，使病邪由深出浅，由里出表，以致外达而解的一种祛邪治疗方法。透邪可使深伏于肺络的风温之邪，由深层向浅层转出，导邪外出。清透即内清肺热，开闭透邪于外，透邪之法可将肺络中肺炎支原体毒素及致病免疫因子透出，清法则可祛除透出的风温之邪。

2. 清肺透邪法辨治儿童肺炎支原体肺炎

《温热论》指出："温邪内伏……大用清凉透发。"风温之邪多从口鼻上受，先犯于肺。肺卫受邪，外则卫气不和，内则肺气失宣。本病一般病程较短，较少传变，大多在肺卫阶段即可得解。若感邪较重，则内伏于肺，蕴结不解，形成热邪蕴肺之肺经气分热盛证候，见身热，汗出，烦渴，咳喘，咳痰黄稠，胸闷胸痛，舌红苔黄，脉数等。治当清解肺热，开闭透邪。选用桑白皮、黄芩清肺，石膏、麻黄开闭透邪泄热，共为君药，清中寓透，透中有清，使邪气得出，风温之邪得解；麦冬清肺生津，虎杖通络，共为臣药；杏仁、紫苏子降气，共为佐药，气降则热自消；桔梗载诸药上行为使。本方清透与清润并用，透邪与通络并举，以清透为主，辅以清润通络，共同发挥止咳退热。

《素问》曰："正气存内，邪不可干。"正气为透邪之基。透邪法是祛邪于外，正盛则祛邪有力，邪易透出；正气弱则祛邪无力，不仅邪难外出，反而易入里内陷。因此，使用透邪法，必须时刻注意顾护正气。温邪易伤津，应时刻顾其津液。"留得一份津液，便有一分生机"，因此亦应适当辅清肺生津之品，一方面有助清透邪气，另一方面也可防汗泄伤津和气随津伤，从而达到防治肺炎支原体肺炎的目的。

肺炎支原体肺炎在疾病的归属上，各学者认识不一，有属于中医学的"肺炎喘嗽""咳嗽""马脾风""痉咳"，亦有归属于温病范畴。肺炎支原体肺炎的病理因素有热、燥、痰、瘀、虚、湿等方面记载。我们在临床上基于肺炎支原体肺炎的发病特点、感邪途径及病程相符，与风温发病相似，病理变化及临床表现过程，与风温之邪初起侵犯卫表见肺卫表证，继之邪气内伏于肺，蕴结不解见邪热壅肺证。若邪热炽盛，病情进一步进展见毒热闭肺的肺本脏重症的病机证演变过程相符，认为其病机为风温之邪闭阻，肺失宣肃，肺络受损，痰瘀为病理产物，进而确立了清肺透邪之法，临床疗效较佳。中国幅员辽阔，地域广博，气候、环境、人群等多种因素均可能使本病出现不同证候。因此，临床上应开展针对不同地域的肺炎支原体肺炎病因病机、证候等方面的中医证候学研究，进行多中心、大样本及双盲的临床研究，规范肺炎支原体肺炎的中医证型、治疗及疗效评定标准，以便更好地指导临床。

从瘀论治小儿迁延性肺炎

肺炎是儿科最常见的疾病之一，一年四季均可感邪发病，以春、冬两季为多，主要临床表现为发热、咳嗽、咳痰等，严重威胁小儿的健康成长。有些患儿虽然临床症状已经得到明显改善，但影像学显示肺部炎症仍未消散，病情迁延不愈，称为迁延性肺炎。如未达到使用抗生素治疗的指标，而继续使用抗生素治疗，不仅不能起到治疗作用，反而增加小儿机体的耐药性。从瘀论治小儿迁延性肺炎，有一定的临床疗效。

一、小儿迁延性肺炎血瘀证的病因病机

肺主气，司呼吸，外合皮毛，开窍于鼻。《素问·五脏生成论》云："诸气者，皆属于肺。"《素问·六节藏象论》云："肺者，气之本。"明代张景岳在《类经图翼》中云："肺叶白莹，谓为华盖，以覆诸脏，虚如蜂窠，下无透窍，吸之则满，呼之则虚，一呼一吸，消息自然，司清浊之运化，为人身之橐籥。"肺主一身之气，人体之气通过肺与外界气体交换，吸之则满，呼之则虚。肺朝百脉而主治节，肺气助心行血，并治理调节全身气血的运行。肺脏功能正常，则能全身气血运行通畅，气

行则血行；若肺部功能紊乱，气机不畅，血行不通，瘀阻脉道，则"咳嗽吐痰气血乱矣"。

肺为清虚、娇嫩之脏，不耐风寒火热，外感之邪，或从皮毛侵入，或从口鼻侵入，最易犯肺而为病。肺为五脏六腑之华盖，肺位最高，邪必先伤。当肺受邪而失其清肃，肺的生理功能出现紊乱，不能主一身之气，气机运行不畅，则血液循环必然也会受到影响，出现瘀滞而运行不畅的情况，即气滞血瘀。肺部出现瘀血，瘀久则化热，热瘀互结，伤肺耗气。肺炎在中医学中属于"喘嗽"的范畴。清代王清任在《医林改错》中指出："温毒在内烧炼其血，血受烧炼，其血必凝。"热邪瘀滞于肺，必耗伤血液、津液，而化为瘀血。小儿肺炎迁延，多因久病热邪耗伤阴液为瘀，或疾病后期耗气伤阴。小儿体弱，更易耗伤气血而无力推动血液运行致瘀。小儿肺炎急症期采用清热解毒、祛痰止咳等治法，可明显改善患儿的临床症状，但偶有肺部局部炎症病灶未被完全吸收者，应当采用活血化瘀法进行治疗，以减少患儿肺部损伤，促进康复。

从现代医学的观点出发，肺部的微小血管最为丰富，占肺泡面积的90%左右。全身血液流经肺部进行气体交换，当血液中的病毒、微生物等致病菌侵犯肺部时，肺部的微小血管受损、痉挛，微小血栓产生，肺部循环出现不同程度的障碍，血小板增多，肺部血液产生高凝状态。小儿肺部发育不完善，肺弹力不足，气管、支气管狭窄，分泌黏液能力差，纤毛活性能力弱，肺泡数量较少，使其在肺炎发病过程中，更易产生微小血管受损、肺循环障碍的肺部瘀血现象。

二、小儿迁延性肺炎血瘀证的治疗

瘀血是造成小儿肺炎迁延不愈的重要原因之一。因此，在治疗上应注重活血化瘀药的应用。临床上小儿肺炎迁延期符合血瘀证的舌、苔、脉等表现者，即可应用活血化瘀药，"但见一证便是，不必悉具"。在治疗小儿迁延性肺炎基础方中加入活血化瘀药，能明显改善患儿咳喘、咳痰、胸闷等症状，同时可以加快肺部瘀血的吸收，缩短疗程，减轻患儿痛苦。

从瘀治疗肺炎，自古就受到重视，清代唐容川在《血证论》中阐述了肺气与血瘀的关系："盖人身气道，不可有壅滞，内有瘀血，则阻碍气道，不得升降，是以壅而为咳。"血气运行瘀滞，则气的升降出入必然受到影响。在肺炎迁延期，若出现瘀血情况，单从清热、补气出发，难以达到活血化瘀的目的。如若加入化瘀之品，畅通肺部气机，气机通畅，则亦可推动血液的运动，达到活血化瘀的目的。血活气行，外邪可驱，痰热得除，正气复来，机体即可恢复正常。在临床治疗过程中，必须"观其脉证，知犯何逆，随证治之"。因外感风寒闭肺引起的肺炎，宜辛温宣肺、止咳化瘀；因风热闭肺引起的，宜辛凉宣肺、清热化瘀；因痰热互结引起的，宜温肺平喘、涤痰化瘀；因阴虚肺热引起的，宜养阴清肺、润肺化瘀；因肺脾气虚引起的，宜健脾补肺、化瘀祛痰。现代医学亦表明，活血化瘀药可明显扩张肺部毛细血管，改善肺部微循环，增强巨噬细胞功能，有利于炎症消散。

清肝法辨治儿童慢性咳嗽

咳嗽是儿科呼吸系统疾病的常见症状，属中医儿科肺系病证范畴。咳嗽也是机体的一种正常防御反射。儿童咳嗽按病程分为急性咳嗽和慢性咳嗽。广义的慢性咳嗽，指咳嗽的症状持续 4 周以上，包括特异性咳嗽和非特异性咳嗽。狭义的慢性咳嗽，即非特异性咳嗽，指以咳嗽为主要或唯一表现，胸部 X 线片未见异常的慢性咳嗽。临床上所指的慢性咳嗽即狭义的慢性咳嗽。儿童的慢性咳嗽，久治不愈严重影响患儿身心健康和学习生活，并给家长和社会带来额外的经济负担。小儿"肝常有余，肺常不足"，肺、肝存在五行制化、经络相通的中医基础理论，小儿慢性咳嗽不但与肺有关，而且与肝有密切关联。在治肺的基础上，加用清肝之法，肝肺同治，则气机升降条达，咳嗽可止。

一、从肝治咳的基础

《素问·咳论》曰："五脏六腑皆能令人咳，非独肺也。"清代邹澍

《本经疏证》中说："肺为娇脏，既恶痰涎之里，尤畏火炎之烁。"肺为娇脏，为清虚之体，性喜清润，最畏火。肝脉布胁肋，上注于肺。小儿肝常有余，情志不遂，忧思郁怒，易致肝失疏泄，肝气郁结，气郁化火，火气循经上逆犯肺。小儿肺常不足，不耐邪侵，易致肺失肃降，气逆而咳；肝肺络气不和，故胸胁胀痛，咳而引痛。木火刑金，炼液成痰，形成"郁痰"，上贮于肺，壅滞肺气，不得宣降，则久咳难愈。小儿"阳常有余，阴常不足"，火热之邪易灼伤肺阴，肺阴亏虚，肺失濡润，宣降失常，而致咳嗽经久难愈。调畅气机，疏通水道是治疗肝火犯肺的主要方法。《素问·刺禁论》曰："肝生于左，肺藏于右。"《类经附翼》曰："左主升，而右主降。"即肝之生升之气升于左，肺之清肃之气降于右。肝升肺降，二者升降协调则人体气机可正常运行。正如《临证指南医案》曰："肝从左而升，肺从右而降，升降得宜，则气机舒展。"《素问·灵兰秘典论》曰："三焦者，决渎之官，水道出焉。"三焦是津液在体内输布流注的通道。三焦的气机通畅与肝之疏泄密切相关。肝的疏泄功能正常，气机调达，则三焦气治，水道通利。正如《类经·藏象类》曰："三焦气治，则脉络通而水道利。"

在五行之中，肝属木，肺属金。肝木和肺金之间存在相互制化的关系。肺金能克肝木，而木能生火，火又能克金，如此相克互制，则木火不燃，木气升发，繁茂自荣；而金亦不亢不衰，清肃自润，宣降如常。

《灵枢·经脉》曰："肝足厥阴之脉，循喉咙之后……其支者，复从肝别贯膈，上注肺。"足厥阴肝经与手太阴肺经首尾相连，且循于咽喉，两脏关系密切。

《灵枢·决气》曰："上焦开发，宣五谷味，熏肤、充身、泽毛，若雾露之溉，是谓气。"肺主气，属卫，外合皮毛，有抗御外邪的作用。《灵枢·师传》曰："肝者主为将，使之候外。"肝具有升卫固表，捍护机体，免受邪侵的作用。肺主皮毛，肝主候外，二者共同抵御外邪的入侵。正如张介宾所说："肝者将军之官，其气刚强，故能捍御而使之候外。"

二、清肝法治疗咳嗽的临床应用

1. 清肝法在慢性咽喉炎性咳嗽中的应用

慢性咽喉炎性咳嗽肝火犯肺证，发病多因外感风燥之邪或郁怒伤肝，肝郁化火，循经上犯，灼伤肺金，致肺阴不足、肺气不利所致。症见咽痒或喉痒后阵咳，无痰或痰少而黏，胸胁胀痛，咳而引痛，舌红，苔少，脉弦细。治以清肝润肺，利咽止咳。常用药味有柴胡、青黛、郁金、黄芩、黄连、牡丹皮、太子参、麦冬、防风、蝉蜕、射干、桔梗、木蝴蝶、牛蒡子等。

2. 清肝法在咳嗽变异性哮喘中的应用

咳嗽变异性哮喘是引起儿童尤其是学龄前和学龄期儿童慢性咳嗽的常见原因之一。其临床特征为持续咳嗽大于4周，常在夜间和（或）清晨发作，运动、遇冷空气后咳嗽加重，临床上无感染征象，或经过较长时间抗生素治疗无效。支气管扩张剂诊断性治疗，可使咳嗽症状明显缓解。肺通气功能正常，支气管激发试验提示气道高反应性。有过敏性疾病史包括药物过敏史，以及过敏性疾病阳性家族史。过敏原检测阳性可辅助诊断，除外其他疾病引起的慢性咳嗽。

咳嗽变异性哮喘肝火犯肺证，发病多因情志失调，肝气郁结，郁火灼津，炼液成痰。上贮于肺，遇外邪触发，痰气胶结，壅滞气道，则久咳难愈。症见咳嗽日久不愈，晨起、夜间明显，情志变化则咳甚，胸胁胀痛，伴有鼻痒、喷嚏、流涕，苔腻，脉滑。治以清泻肺热，化痰止咳。药用柴胡、青黛、郁金、黄芩、黄连、牡丹皮、栀子、葶苈子、半夏、炙麻黄、炒杏仁、前胡、紫苏子。

3. 清肝法在呼吸道感染与感染后咳嗽中的应用

呼吸道感染与感染后咳嗽，多见于小于5岁的学龄前儿童。常见的病原微生物包括百日咳杆菌、结核杆菌、病毒（特别是呼吸道合胞病毒、副流感病毒、巨细胞病毒）、肺炎支原体、衣原体等。急性呼吸道感染，咳嗽症状持续超过4周可考虑感染后咳嗽。感染后咳嗽的临床特征有：近期有明确的呼吸道感染史，咳嗽或伴少量白色黏痰，胸部X

线片检查无异常，肺通气功能正常，咳嗽通常具有自限性。

基于肺胃相关理论辨治小儿胃食管反流性咳嗽

慢性咳嗽是指咳嗽症状持续 4 周以上，胸部 X 线片未见异常者，属于中医的"久咳""久嗽""久咳嗽"。首见于《诸病源候论·咳嗽病诸候》，曰："肺感于寒，微者即成咳嗽；久咳嗽，是连滞岁月，经久不瘥者也。"儿童的慢性咳嗽、久治不愈，严重影响患儿身心健康和学习生活。基于《素问·咳论》"聚于胃，关于肺"理论，从胃论治小儿慢性咳嗽，在临床诊治过程中取得了较好的疗效。现介绍如下。

一、从胃治咳的科学基础

1. 肺胃在经脉上相通

《灵枢·经脉》云："肺手太阴之脉，起于中焦，下络大肠，还循胃口，上膈属肺。"《素问·平人气象论》又云："胃之大络，名曰虚里，贯膈络肺，出于左乳下，其动应衣，脉宗气也。"肺胃经络相通，小儿肺常不足，脾胃常虚，胃受邪气侵袭后可循经上犯于肺，影响肺之宣发肃降功能，肺气上逆则咳嗽。如《素问·咳论》言："其寒饮食入胃，从肺脉上至于肺，则肺寒，肺寒则外内合邪，因而客之，则为肺咳。"

2. 肺胃在五行上相生

《素问·血气形志》云："阳明常多气多血。"脾胃同居中焦，为气血生化之源。《素问·五脏别论》又云："胃者，水谷之海，六腑之大源也。五味入口，藏于胃，以养五脏气。"《素问·痿论》曰："阳明者，五脏六腑之海。"《素问·玉机真脏论》曰："五脏者，皆禀气于胃，胃者五脏之本也。"阳明属胃，为水谷气血之海，十二经脉气血皆赖以输注，说明五脏六腑皆靠胃气滋养。脾胃在五行中属土，肺属金。小儿脾胃常不足，加之小儿饮食不知节制，饮食不当后易损伤脾胃，导致脾胃

王雪峰小儿病学术思想及经验辑要

运化功能失调，土不生金，则致肺之气阴不足。

3. 肺胃在气机上相辅

肺主一身之气，主肃降。脾胃居中，为人体气机升降之枢。胃气通降是肺气肃降的重要条件。若胃气通降失调，不降反升，胃气上逆，则可影响肺气肃降功能，而引起肺气上逆诸症。肺与大肠相表里，肺气的肃降有赖于大肠腑气的畅达，而大肠的传导实为胃气降浊的延续。胃主降浊，以降为顺，若小儿暴饮暴食，嗜食肥甘厚味，致胃失通降，大肠传导失司，亦则可上扰于肺。

4. 肺胃共同参与气血津液的化生

《黄帝内经灵枢集注》曰："宗气者，阳明之所生，上出于肺，以司呼吸。"宗气由脾胃消化吸收的水谷精微之气，上输于肺，与肺吸入的自然界的清气相结合而成，发挥走息道而司呼吸，贯心脉而行气血的作用。此外，血液和津液的化生亦依赖肺胃。如《灵枢·营卫生会》曰："中焦亦并胃中，出上焦之后，此所受气者，泌糟粕，蒸津液，化其精微，上注于肺脉，乃化而为血，以奉生身，莫贵于此。"小儿肺脾常不足，如饮食失调则可伤及脾胃，使气血化源不足，日久母病及子，可引起肺脾两虚证。

5. "聚于胃，关于肺"的中医理论

《素问·咳论》云："五脏六腑皆令人咳，非独肺也。"清代医家吴金寿在《三家医案合刻》中亦云："十二经皆有咳，胃病安得不咳？"肺胃之间在经络上相互联系，五行上相互化生，气机上均以降为顺。由于胃与肺之间特殊的生理联系，胃失和降可累及于肺，影响肺之宣肃功能，肺宣肃失职，肺气上逆则发生咳嗽。其原因有三：

其一，感受外邪。小儿脏腑娇嫩，形气未充，脾常不足。加之小儿寒暖不知自调，易感外邪。外邪犯胃，客于胃肠，或寒邪损伤中阳，影响脾胃气机运转，胃失和降，胃气上逆犯肺，肺失清肃则咳。陈修园在《医学三字经》中云："肺为脏腑之华盖，只受得本脏之正气，受不得外来之客气，客气干之则呛而咳矣。"

其二，饮食失节。《症因脉治·咳嗽总论》曰："膏粱积热……热气聚于中焦，阳明受热，肺被火刑，则积热咳也。"小儿饮食不知自节，常存在饮食偏嗜，如过食辛辣之品，胃中积热，循经上犯于肺，肺失宣肃则咳。《血证论·食复》曰："伤饮食，则中宫壅滞……上冲于肺，则为咳嗽。"小儿脾胃常不足，若嗜食肥甘，日久可损伤脾胃，脾胃运化水湿功能失调，湿聚日久则生痰，痰湿停聚中焦，胃气不能通降，上逆壅肺，肺失清肃，发为咳嗽。湿郁日久亦可化热，阻滞气机，脾胃升降失调，胃失和降，上逆犯肺，肺失肃降而咳。《读医随笔·证治类》云："论咳嗽有停食嗳腐吞酸而作咳者……其病在胃与大肠之气滞而水停也，宿食不尽，咳必不止。"小儿脾胃功能薄弱，饮食不当后易致宿食停聚胃中，亦可阻碍胃气下行，胃失和降，上逆犯肺，发为咳嗽。

其三，情志不遂。《丹溪心法》云："气血冲和，万病不生，一有怫郁，诸病生焉。"小儿肝常有余，如环境不适，所欲不遂，或学习压力过大，或经常被打骂，均可产生情志怫郁，致肝气不疏，横逆犯胃，胃气上冲犯肺，肺失清肃，发为咳嗽。正如《叶天士医案精华》所云："咳逆而呕，木犯胃土贯膈，即至冲咽入肺。"肝属木，主升发，主疏泄；肝气条达，疏泄有常，有助于脾胃运化，正所谓"土得木则达"，反之则为害。肝气郁结，横犯脾胃，中焦气机痞塞，肺气清肃下行道路受阻，转而上逆，发为咳嗽。

二、与西医胃食管反流性咳嗽互鉴

由"胃失和降"引发的小儿慢性咳嗽，相当于西医的胃食管反流性咳嗽（GERC），也有人称为"胃食管反流相关性咳嗽"，是慢性咳嗽常见的原因之一。

GERC 的临床特点：阵发性咳嗽，有时剧咳，多发生于夜间；症状大多出现在饮食后，喂养困难。部分患儿伴有上腹部或剑突下不适、胸骨后烧灼感、胸痛、咽痛等；婴儿除引起咳嗽外，还可致窒息、心动过缓和背部呈弓形；生长发育停滞或延迟。

发病机制：GERC 发生机制主要有三：①酸性的反流液进入食道产生反射性咳嗽。由于气管和食管有共同的胚胎起源和神经支配，胃反流的酸性胃内容物刺激食管下段的黏膜感受器，通过所谓的"食管 - 支

王雪峰小儿病
学术思想及经验辑要

气管反射"引起咳嗽。②酸性的反流液刺激咽和气道黏膜。酸性的反流液流到食管近端可引起咽喉和气道黏膜损伤，反应性异常增高，导致咳嗽。③胃内容物吸入支气管。部分反流物甚至可以到达咽喉部，被误吸入气管直接刺激气管黏膜导致咳嗽。

三、安胃止咳为基本治则

慢性咳嗽出现胃系症状者，多由胃失和降，胃气上逆犯肺，肺失宣肃导致肺气上逆所致。胃气上逆则呕吐，肺气上逆则咳嗽，临床多表现为咳嗽与呕吐并见。此种慢性咳嗽病之源头在胃，其表现在肺。此时应探明发病之源，治肺的同时兼以治胃，肺胃同治，以安胃止咳为主。如《类证治裁·咳嗽论治》曰："咳呕并作，为肺胃俱病，先安胃气。"安降胃气，或温胃寒，或清胃热，或消食积，或化湿热，使邪循胃气下降而下移，不致犯肺。宣肃肺气以止咳，使肺气的宣肃功能恢复正常，有助于上逆之邪气下降。《育婴家秘·五脏证治总论》曰："肝常有余，脾常不足。心常有余，肺常不足。"因此，在安胃时，应做到降胃气而不损脾气，在止咳时，做到宣肃肺气时而不耗伤肺津，最终达到肺胃气机通畅。如食滞胃脘、痰浊阻肺者，应以安胃导滞、化痰止咳为主；寒停胃脘、循经犯肺者，治以安胃散寒、通阳宣肺为主；脾胃湿热、胃气上逆者，治以清热化湿、安胃止咳为主；胃热气逆、上逆犯肺者，治以清热安胃、降逆止咳；胃气虚弱者，治以补中安胃、益气止咳；肝火犯胃、上逆于肺者，治以疏肝和胃、降逆止咳；胃阴不足，肺金失荣，治以滋养肺胃、降逆止咳。

四、从胃治咳的辨治方

1. 食停聚胃，气逆犯肺

症见反复阵发性咳嗽，伴呕吐，吐物多为酸臭乳块或不消化食物，不思乳食，口气臭秽，脘腹胀满，大便秘结或泻下酸臭，舌质红、苔厚腻，脉滑数有力，有伤乳伤食史。多为乳食停聚中脘，胃失和降，胃气

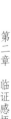

上逆犯肺所致。治宜消食安胃，降逆止咳。伤于乳者药用：香附、神曲、麦芽、陈皮、砂仁、竹茹、款冬花、紫菀、旋覆花、桔梗、桑白皮、炙甘草。伤于食者药用：焦山楂、神曲、半夏、茯苓、陈皮、连翘、莱菔子、旋覆花、款冬花、紫菀、桔梗、桑白皮。

2. 胃热气逆，上犯于肺

症见反复咳嗽，伴恶心呕吐，呕咳声洪，口渴多饮，面赤唇红，烦躁，舌质红、苔黄，脉滑数。多为胃热炽盛，胃气上逆循经上犯于肺所致。治宜清热安胃，降逆止咳。药用：黄连、陈皮、半夏、茯苓、枳壳、竹茹、前胡、芦根、桔梗、黄芩、旋覆花、炙甘草。

3. 寒停胃脘，循经犯肺

症见咳嗽，痰白质稀，饮食寒冷则加剧，口淡不渴，胃脘不适，大便稀薄，舌质淡，苔白滑，脉弦紧。此为寒邪停滞胃脘，循经上逆犯肺所致。治以安胃散寒、通阳宣肺为主。药用：高良姜、香附、丁香、干姜、麻黄、杏仁、桂枝、细辛、法半夏、生姜、甘草。

4. 肝火犯胃，上逆于肺

症见反复咳嗽，伴呕吐酸苦，或嗳气频频，胸胁胀痛，精神郁闷，易哭易怒，每因情志不畅而加重，舌边红、苔薄腻，脉弦。多因肝气横逆犯胃，胃失和降，上逆犯肺所致。治以疏肝安胃、降逆止咳。药用：柴胡、郁金、合欢皮、旋覆花、前胡、芍药、陈皮、半夏、厚朴、茯苓、砂仁、生姜。

5. 胃阴不足，肺金失荣

症见反复咳嗽，痰少难咳，口干，渴喜冷饮，呃逆嗳气，纳少，大便干，舌红，少苔，脉细数。多为胃阴亏虚、肺体失养、肺阴亏虚所致。治以滋养肺胃，降逆止咳。药用：生地黄、玄参、麦冬、炒杏仁、前胡、芦根、竹茹、旋覆花、炙桑皮、炙杷叶。

6. 脾胃湿热，肺胃气逆

症见干咳，嗳气，胃脘痞满，腹胀，大便干，舌红苔黄腻，脉濡。此为脾胃湿热、胃气上逆所致。治以清热化湿、安胃止咳为主。药用：黄连、栀子、半夏、茯苓、陈皮、甘草、蒲公英、枳壳。

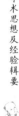

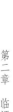

五、注重病后的调理

《难经·四十九难》曰："形寒饮冷则伤肺。"小儿脏腑娇嫩，形气未充，肺脾胃常不足，加之小儿寒暖不知自调，饮食不知自节，在外易为外邪侵袭，在内易伤饮食。临床上，慢性咳嗽出现胃系症状的患儿大多有暴饮暴食、饮食偏嗜的病史，此部分患儿或喜食肥甘厚味之品，或喜食辛辣炙煿之物，或喜食寒凉之品。其慢性咳嗽大多与饮食不当有关。在诊治此类患儿时，应注意病后的调护在整个治疗过程中也具有重要的作用。因此，在服药期间不仅应做到饮食有节，谨和五味，还要忌食寒凉、辛辣、肥甘厚味之品，做到饮食均衡，荤素搭配得当，品种多样。如《医原》曰："古语云，欲得小儿安，常带三分饥与寒。此为惜儿秘诀。盖饥非饿也，饮食清淡有节耳！"这样才能做到"正气存内，邪不可干"。

慢性咳嗽虽由肺而为之，然病之根本却不尽在肺，其病因病机复杂，故临证治疗时应中医辨证与西医辨病相结合，中西医互鉴。临床中对久咳病证，出现胃系症状者，须牢记"聚于胃，关于肺"之古训，调胃理肺，安胃降逆止咳，同时与西医的胃食管反流性咳嗽互参，如此则顽咳可除。正如《温热逢源》所言："盖肺中之热，悉由胃腑上熏，清肺而不先清胃，则热之来路不清，非釜底抽薪之道也。"

运脾法辨治小儿积滞

积滞病名首见于《婴童百问·积滞第四十九问》。"积"指聚集，堆积，"滞"指停滞、滞留。积滞是儿科常见的脾系疾病之一，由于小儿内伤乳食，停宿中脘，积聚不化，中焦气机不畅所致。临床以不思乳食、食而不化，腹部胀满疼痛、嗳腐呕吐、大便溏泄或秘结为主要特征。本病相当于西医的"小儿消化功能紊乱"或"功能性消化不良"。

一、病因病机

对于积滞的发生，多是小儿先天脾胃虚弱与后天喂养失宜共同作用的结果。小儿如初生之嫩芽，脏腑娇嫩，形气未充，生机蓬勃，发育迅速，因而对营养物质的需求相对较多，但脾胃运化功能尚未健全。清代医家吴鞠通在《温病条辨·解儿难》中把小儿的生理特点概括为"稚阴稚阳"，说明小儿在物质基础与生理功能上都是不完善的，有待进一步充实和完善。营养物质需要量大与脾胃功能薄弱的矛盾决定了小儿积滞的易发性。

随着生活水平的提高，家长唯恐其输在起跑线上，甚至在孕期就补充过多的高蛋白、高热量之品，导致小儿先天内热较重。加之后天父母过度宠爱，不注重味蕾的培育，使得许多小儿只吃肉不吃菜，肥甘厚味不易消化，脾运失健，导致积滞发生。食积蕴积脾胃，久必化热，又可变生他证，如食积化火所引发的咳嗽、汗证等。

二、治法治则

治疗上可采用内外合治的方法，以"健脾和胃，清热化滞"为基本治则。实证以祛积为要，偏热者辅以清热，积滞较重，或积热结聚者，当通腑导滞，泄热攻下，以期积去而脾胃和。导滞之品多易攻伐伤正，应中病即止，以平为期。属虚实夹杂者，宜佐以健脾，积滞重脾虚轻者，宜消中寓补。积滞轻脾虚重者，宜补中寓消，以达"养正积自除"之目的。积滞消除后，又当调理脾胃以善其后。此外，还可运用针灸推拿的外治疗法，内外合治，针药并举，事半功倍，疗效奇佳。

三、调理脾胃贯穿治疗始终

在潜方用药方面，建议遵循世医万全的学术见解"五脏有病，或泻或补，慎勿犯胃气"，注重调理脾胃。脾胃为后天之本，水谷之海，主运化水谷精微，为生长发育提供物质基础。可选用焦三仙、鸡内金、莱菔子、白术、茯苓、山药、砂仁、陈皮等健脾利湿，行气消食之品。

"通因通用法"辨治小儿便秘

便秘是儿科临床常见病，指大便坚硬干燥，秘结不通，排便时间间隔较久（大于 2 天），或虽有便意但排不出大便。小儿便秘可分为功能性便秘和器质性便秘。器质性便秘的主要治疗方法是手术，在临床中明确病因后，基本可达到满意的治疗效果。临床上常见的便秘患儿大部分属功能性便秘。据 2004 年 Benninga 报道，正常人群中小儿功能性便秘的发生率为 0.3% ～ 28%。国内江米足报道，小儿功能性便秘的发生率为 0.3% ～ 8%，占儿科门诊患者的 3% ～ 5%。

小儿功能性便秘常见原因有饮食不足、食物成分不当、肠道功能失常、体格与生理的异常、精神因素等。临床上常表现为粪便干燥、坚硬，排出困难，排便次数减少，大便表面带血等。但是，临床上有一部分严重便秘的患儿却没有典型便秘的表现，往往以大便黏腻滑脱、不能自控等便失禁的主诉前来就诊，很容易被误诊为小儿腹泻病或大便失禁，这时候如果采用涩肠止泻等方法治疗，结果往往南辕北辙。对这类重度便秘患儿，采用"通因通用法"治疗，取得了满意疗效。

一、小儿重度便秘的临床辨识

小儿典型便秘在临床上较容易诊断和识别，但临床上往往有部分患儿并非以典型便秘的主诉，如大便干结、排便困难等症状来就诊，而是表现为大便黏腻油滑，下利热臭，不能自控，或时常便在裤子里不能自知等大便失禁的症状，伴有喜冷恶热，夜卧不安，舌质红，苔黄厚腻等。这些迫使患儿就诊的症状其实是严重便秘的一种表现形式，容易被误诊为小儿腹泻病或大便失禁。临床医生需要格外注意，加以认识和辨别这类非典型便秘患儿，抓住疾病的本因，正确进行辨证施治。

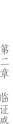

二、小儿重度便秘病因病机的认识

小儿出现便秘与小儿特有的生理特点密切相关。小儿脏腑娇嫩，形气未充，为"稚阴稚阳"之体，津液、精血均不足。如过食肥甘炙煿之品，或过用辛温香燥之药，肠胃积热；或患热病之后，燥热伤阴，燥热内结肠腑，传导失常，则大便干结。正如《诸病源候论·小儿杂病诸候五·大便不通候》曰："小儿大便不通者，腑脏有热，乘于大肠故也。脾胃为水谷之海，水谷之精华，化为血气，其糟粕行于大肠。若三焦五脏不调和，热气归于大肠，热实，故大便燥涩不通也。"

便秘的主要病位虽然在大肠，但是与小儿"肺常不足""脾常不足""肝常有余"密切相关。肺常不足，外邪易从口鼻而入，致肺气失宣，肺与大肠相表里，肺家有热，流入大肠，致大便秘结不通。脾常不足，若喂养不当，易致脾胃受损，纳化失职，中焦气机升降不利，不能升清降浊，糟粕留滞于大肠导致便秘。从现代医学角度讲，小儿消化系统发育不成熟，酶的活性较差。随着儿童生长发育较快，营养需要相对较高，使肠道负担加重。如喂养不当，过多地加喂淀粉类、脂肪类食物，导致成分改变，或者一次进食过多等，都可引起消化功能紊乱。肝常有余，肝主疏泄，若失于调护，如进食哭闹或家长强迫进食，情志怫郁，则导致气机郁滞，肠腑传导功能失常，大便秘结。

临床上小儿重度便秘的病因病机与一般便秘其实是一致的，只是表现形式不同，临床症状不典型，容易给临床诊断和辨证造成干扰。之所以会出现诸如大便油滑难控、大便失禁等非便秘的典型表现，实质上是由于这类患儿的便秘情况更严重一些。由于患儿先前数日未解大便，或大便解不干净，致粪块在直肠内长时间残留，粪块中的水分逐渐被直肠黏膜吸收，致使粪块越来越干硬，嵌塞在肛管和直肠下段，从而影响肛门的自制功能。同时嵌塞的粪块也可压迫和刺激肠黏膜，导致直肠黏膜水肿、糜烂，黏液和分泌物增多，粪便、黏液和分泌物会从嵌塞的粪块两旁流出肛门外，出现大便失禁的表象，类似于西医所说的"大肠粪石症"。这类患儿的证候可以理解为中医古籍所记载的"热结旁流"。中医理论认为，热结旁流是由于肠中实热积滞较甚，燥屎内结大肠，致大肠传导功能障碍，而引起粪水从旁而流的一种病证，呈结者自结，下者自下的状态。"旁流"之粪水是现象，"热结"之燥屎是其本质。在许多古医籍中有关于此的记载，如《医宗金鉴》曰："自利清水，谓下利无糟粕也。色纯青，谓所下者皆污水也。"又如《温病条辨》中对此证的论述："阳明温病，纯利稀水无粪者，谓之热结旁流，调胃承气汤主之。"

三、通因通用法在小儿重度便秘治疗中的应用

对于重度便秘患儿，出现热结旁流之证者，在明确辨证后应采用通因通用之法治疗。临床上，这些非典型便秘患儿仅见粪水杂下难控，不见燥屎排出，切不可为这些"通"象所迷惑，应该认识到疾病的本质是有燥屎在内。因此，对于这类非典型便秘的患儿，临床上应细审明辨疾病的本质，以"通因通用法"进行治疗，切不可见泻止泻，仅仅根据患儿"下利"之症状便妄加固涩止泻之剂，以免闭门留寇，导致燥实更盛，气机不畅，实邪内阻，加重病情，贻误治疗。

通因通用法，源自《素问·至真要大论》。张景岳解释云："火热内蓄，或大寒内凝，积聚留滞，泻利不止，寒滞者以热下之，热滞者以寒下之，此通因通用之法也。"通因通用法属中医的反治法之一。何梦瑶在《医碥》中有论述："热结旁流。先便闭后纯利清水，全无粪，此粪结于内也，宜承气汤下结粪而利自止。若服药后结粪不下，仍利臭水，邪犹在也，病必不减，再下之。""协热下利，泄泻稀粪，色赤黄，或焦黄，宜小承气汤下之。"现代也有学者指出，对"热结旁流"，其治疗的关键是去除粪块嵌塞，这样"旁流"症状才可解除。

小儿重度便秘的本质虽为燥实，但由于小儿为稚阴稚阳之体，易虚易实，切不可攻下太过，可选用仲景三承气汤中的轻下之剂小承气汤主之，并且一定中病即止，待积热已去，邪实已除，即可转用滋阴健脾之品，以善其后。临床上，可以清腑泄热、润肠通便为治疗基本原则组方，方选小承气汤加味，基本方由大黄、厚朴、枳实、陈皮、木香、火麻仁、郁李仁组成。方中大黄可泻下通便，涤荡肠腑实热，用为君药；

厚朴行气消积，散肠腑壅滞，枳实苦降下行，破气消痞，共为臣药；陈皮、木香可行气导滞，火麻仁、郁李仁可润肠通便，共为佐使。诸药合用，可以轻下热结，除满消痞，使"热结"之燥屎得下，"旁流"之下利自止。临床上根据不同情况可加减药味治疗，如纳差、口臭者，可加莱菔子、焦三仙、鸡内金以消食导滞；如口干、手足心热，可加生地黄、沙参、麦冬养阴生津；如口舌生疮，可加黄连、栀子清热泻火解毒。对于 6 岁以下的小儿还可配合推拿疗法以健脾助运，增强脾胃运化和大肠蠕动。

从脾论治小儿缺铁性贫血

小儿缺铁性贫血（IDA）主要发生在 6 个月龄到 3 岁儿童，是指由于铁摄入、吸收不足，或需求量增加，或损失过多等原因导致体内贮存铁缺乏，影响血红蛋白合成所引起的一种小细胞低色素性贫血。临床表现以口唇、甲床等皮肤黏膜苍白，倦怠乏力、不爱活动、表情淡漠、食欲不振为主要特征；还可有呕吐、腹泻等消化系统症状，可出现口腔炎、舌炎、舌乳头萎缩、口腔黏膜异常角化等；学龄儿童在课堂上行为表现异常，如乱闹不停地小动作等。另外，可导致细胞免疫功能降低，易发生反复呼吸道感染。由于髓外造血，肝脾可轻度肿大。根据 IDA临床表现，当属中医学"萎黄""黄胖""疳证""虚劳""血虚"等范畴，临床分脾胃虚弱、心脾两虚、肝郁脾虚和脾肾阳虚等型。其与小儿肺炎、腹泻、佝偻病是国家卫生部关于儿童的四种重点防治疾病。

一、病因认识

对于 IDA 的发病，主要是后天喂养不当和先天禀赋不足。后天喂养不当主要体现在婴幼儿时期辅食添加晚、辅食添加不合理、添加辅食困难。正如《灵枢·脉度》所说："脾气通于口，脾和则口能知五谷矣。"如《素问·痹论》所说："饮食自倍，肠胃乃伤。"先天禀赋不足

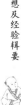

的患儿多由于母亲孕期体弱或调护不当，致使孕母气血生化不足，影响胎儿生长发育，从而导致患儿先天肾精不足、气血匮乏而发本病。辅食添加晚的患儿一般为母亲母乳量多，家长认为不必添加其他的食物，导致 6 个月后未及时添加辅食，致使小儿除吃奶外，不愿意接受其他食物。辅食添加不合理的患儿，大多是只添加谷类食物，如粥、米粉、面条等，肉、蛋、鱼、豆类食物添加很少。

二、病机病位

本病与脾密切相关，病机关键为"中焦运化无力，气血化源不足"。脾主运化水谷，为气血生化之源。正如《灵枢·决气》曰："中焦受气取汁，变化而赤是谓血。"唐容川《血证论》说："土虚而不运，不能升达津液，以奉心化血，渗灌诸经。"且小儿本身又具有脾常不足的生理特点，表现为运化力弱，摄入的食物要软而易消化，忌寒凉食物。故本病的病机关键为脾虚运化失健，病位在脾胃。

三、辨证分型

本病以气血阴阳辨证与脏腑辨证相结合，以"血虚、脾虚"为主，也兼见心、肝、肾三脏的症状。临床上以脾胃虚弱证多见，表现为形体消瘦、面色苍黄、大便不调。心脾两虚证，可有心失所养而产生的心神怯弱、夜寐不安、多梦易醒等证候。肝郁脾虚证在临床上也较常见，除脾胃虚弱证的一般症状外，还兼见烦躁、多动、易怒、注意力不集中等症状。脾肾阳虚证多见于贫血重症，临床相对少见。

四、治疗法则

"健脾和胃，化气生血"是治疗本病的关键。偏于心脾两虚者，辅以养心安神；偏于肝郁脾虚者，辅以疏肝解郁。针对心脾两虚的患儿，在健脾益气的同时配伍生龙牡、夜交藤、酸枣仁及少量五味子，以养血宁心。针对肝郁脾虚的患儿，同时配伍佛手、郁金、合欢及少量五味子，以调理气机。此外，还可结合小儿推拿外治疗法，内外合治，有异曲同工之妙。小儿推拿的作用可以概括为：平衡阴阳、调和脏腑、疏通经络、行气活血、疏风散寒、扶正祛邪，具有简单易学、见效快、疗效好的特点，并且无副反应，多数患儿易于接受，利于疾病康复。

五、饮食调护

铁是人体最重要的微量元素之一，人体铁的吸收主要在十二指肠区，靠小肠黏膜调节。当多种原因（如慢性腹泻）导致铁摄入、吸收不足，需求量增加，损失过多时都可造成小儿缺铁，从而导致人体诸多含铁酶和依赖铁的酶活性降低，影响人体很多代谢过程。注意力不集中、多动易怒则是由于缺铁影响了单胺氧化酶的活性。体倦乏力是由于缺铁性贫血时造成的缺氧现象。我们则把这部分生理现象归于脾之运化功能。所以对于 IDA 预防，治未病，注意护脾，以维持脾胃功能的正常。避免频繁的零食和冷饮干扰胃肠生理节律。饮食上增加含血红素铁多的食物，如瘦肉、鱼、肝、动物血等；减少含非血红素铁多的食物，如母乳、牛乳、谷物等。同时增加能促进非血红素铁吸收的食物，如氨基酸、果糖、维生素 C 及鱼、肉、鸡等；减少阻碍非血红素铁的吸收的食物，如植物纤维、茶、咖啡、蛋、牛奶等。婴儿期提倡母乳喂养，合理补铁。足月儿从 4 个月、早产儿最迟从 2 个月开始补铁，可给铁强化食品如铁强化奶粉或铁强化米粉、面粉，也可直接给予铁剂。5 ～ 6 个月后可添加铁强化谷物以补充铁，或给予去纤维菜泥、蛋黄、鱼泥等。固体食物应与喂乳分开，以免影响母乳中铁的吸收。7 ～ 8 个月开始喂肝泥、肉末等，给予丰富的血红素铁，肉类又可促进非血红素铁的吸收。

王雪峰小儿病学术思想及经验辑要

基于肝肺相关理论论治儿童感觉性抽动

多发性抽动症是儿童时期常见的一种神经精神障碍性疾病，可分为运动性抽动和发声性抽动，以不自主表现为眨眼、皱鼻、噘嘴、摇头、耸肩、甩手、踢腿、收腹动作及发出吸鼻声、清嗓声等为主要表现，严重时可出现口出秽语，不能自控。近年来，小儿多发性抽动症的发病概率有明显增多趋势，如不尽早治疗，病情迁延，延续到成人可致终身疾患。

中国古代文献中无本病记载，根据临床表现，可归于“肝风”“抽搐”“瘛疭”“痉风”“颤震”等范围。西医认为，本病与遗传因素、环境因素、神经生理及生化代谢因素及中枢神经递质代谢异常，特别是与多巴胺功能异常有关，多选用硫必利等神经镇静药物治疗，但多有一定的副反应。根据小儿“肝常有余、肺常不足，阳常有余、阴常不足”的生理特点及五行生克制化理论，提出“肝木生风、木火刑金”为其病机，提出从肝肺论治多发性抽动症的理论。

一、多发性抽动症从肝肺论治的理论基础

1. 经络相通

《灵枢·经脉》曰：“肝足厥阴之脉，上贯膈，布胁肋，循喉咙之后……其支者，复从肝别，贯膈，上注于肺。”足厥阴肝经穿过膈肌，分布于胁肋部，沿喉咙后方，向上进入咽部，其之者上注于肺。故足厥阴肝经与手太阴肺经首尾相连，两脏关系密切。肝主疏泄，宜升散、宣发；肺主气司呼吸，主宣发与肃降。肺为娇脏，卫外功能较弱，外邪气从皮毛、口鼻而入，侵犯肺卫而为病。正如《杂病源流犀烛·感冒源流》云：“风邪袭人，不论何处感受，必内归于肺。”肺主皮毛，开窍于鼻，喜清润，不耐寒热，六淫之邪袭之，肺失清肃，宣降失常。且肺常不足，肺气虚则不能克制肝木，致肝阳上亢，循经上扰引发抽动。故本病初期易出现鼻痒、矜鼻、清嗓、干咳、咽痒等症状。

2. 气机相辅

在五行之中，肝属木，肺属金，金能克木，而木能生火，火又能克金，如此相互克制，则肝火不燃，肝气升发，繁茂自荣；金亦不亢不衰，清肃自润，宣降如常。若肺宣降失司，肝气有余而亢动，金不克

木则出现木火刑金，肝阳上亢引发抽动。《素问·灵兰秘典论》曰："肺者，相傅之官，治节出焉。肝者，将军之官，谋虑出焉。"肝主疏泄，有升发的功能，肺主治节，有宣发和肃降的功能，均对全身气血、水液代谢有重要的调节作用。"肺为贮痰之器"，若肺宣降失常，水津失布，与热相合，痰热蒙蔽心神，出现秽语连连。"百病多为痰作怪"，且小儿肝常有余，肺阴不足，阳常有余，肝风易动，炼津成痰，则痰风互结，上扰清窍，出现眨眼、挤眉；横窜经络，可见肢体抽动；若痰阻气道，则喉间痰鸣怪叫。

3. 升降协调

《素灵微蕴》曰："阴阳之升降，必由左右，左右者，阴阳之道路也。右为肺金，左为肝木。"即肝生于左，而肺藏于右。《临证指南医案》曰："肝从左而升，肺从右而降，升降得宜，则气机舒展。"肝气以升发为宜；肺气以肃降为主，肝肺两脏在气机升降运动上存在相互制约、相互协调的关系。肺肃降正常，则利于肝气的升发；肝升发条达，则利于肺气的肃降。若肺金肃降失职，则肝风不易平息，肝亢生风，木火刑金引发抽动。

二、肝木生风、木火刑金为主要病机

小儿属纯阳之体，肝常有余，易兴奋、易激动；肺常不足，阳动有余，而阴静不足，易发生阴阳失调。儿童多发性抽动症其发作和五脏均有联系，但主要和肝、肺密切相关。疾病发病过程中出现抽搐、震颤、动摇、眩晕等病理反应与阳盛或阴虚不能制阳，阳升无制有关，即不论哪个部位的抽动，均与"风邪"有关。《万氏家藏育婴秘诀·肝脏证治》描述肝风候表现："肝者，足厥阴风木也。木生风，故主风……肝之窍在目，故有病常以目候之，如肝有风，则目连札，肝有热，则目直视……又肝主筋，肝病则筋急，为项强，为搐搦牵引。"故风邪致病多与肝有关。肝在体合筋，开窍于目，肝常有余则肝木生风，肝风上袭头面则眨眼、挤眉，上袭颠顶则点头、摇头。小儿脾胃娇嫩，且嗜食肥甘厚味之品，易生热助火，引动肝风，木火刑金而致抽动；肺为贮痰之器，肝风夹痰上扰清窍，则出现秽语连连。肺为娇脏，卫外不固，外邪经口鼻、皮毛而入，肺失清肃，金失承制，致肝木生风出现鼻干、鼻痒、矜鼻等抽动症状。

此外，中医有"内风""外风"之说。《临证指南医案》云"内风乃身中阳气之变动"，内风与肝关系较为密切，故内风亦称肝风。风为百病之长，为六淫之首，其他外邪侵袭人体多由风为先导。外风亦可引动内风而发病。现代医学报道，抽动障碍与感染有关，尤其是链球菌感染。"肺为娇脏，难调而易伤也"，且肺为华盖，外邪侵袭机体，亦先犯肺。小儿纯阳之体，所患热病居多，感邪易从阳化热，燥热伤金，金衰而不制木，肝风内动引发抽动。

三、平肝息风、宣肺开窍为基本治则

依据小儿的生理病理特点和多年临床实践经验，提出平肝息风，宣肺开窍的治疗原则。且儿童脏气清灵，随拨随应，用药宜轻巧灵活，药性以平和为贵，药味精简，药量宜轻清，多使用引经药。叶天士提出："肝为风木之脏，体阴而用阳。其性刚。主升主动，全赖肾水以涵之。血液以濡之，则刚劲之质。得为柔和之体，遂其条达畅茂之性。"肝藏血，能滋润并涵养肝阳，使肝阳不亢。肝为刚脏，以气为用，发挥着升发条达之功。肝阳气升发和肝血滋养的功能，使阴阳调和而刚柔相济，保证小儿正常的生长发育。故在临床上多用郁金、合欢、远志、白芍等调畅情志，同时加入黄芩、桑白皮、茯苓、前胡等清宣肺热。全蝎归肝经，能祛风止痉，通络解毒。《本草征要》曰："诸风掉眩，皆属于肝木，蝎属木，色青，独入厥阴，为风家要药，全用着谓之全蝎。"在临床治疗中，根据其临床症状发生的不通部位随症加减。如患儿挤眉、眨眼，加用青葙子、白蒺藜以清肝明目；扭脖子，加用葛根疏筋通络；鼻部抽动，加辛夷、白芷以疏风通窍；欲清嗓，加胖大海、牛蒡子以清热利咽开音；喉中异样叫声，用麦冬、蝉蜕；上肢抖动，加桑枝、伸筋草以通经活络；下肢抖动，加牛膝；顽痰流窜脏腑及四肢经络引起的抽动，用全蝎、瓜蒌、半夏。

四、日常调护

患儿用药期间应注意从肺、肝调护。肺为娇脏，外合皮毛，开窍于鼻，外邪易乘虚侵犯机体。故在日常生活中，应注意气候变化，尤其是春秋季节轮替之时，注意保暖以防感冒。在饮食方面，患儿日常饮食结构要合理，主食、青菜、肉类比例为1∶1∶1。食物应合理烹调，易于消化。避免辛辣、油腻之品，忌食小零食或饮料。《儿童膳食指南》中提出儿童应每天饮奶，足量饮水，以白开水为主，选择新鲜、天然、易消化的食物为零食，少油炸食品及膨化食品。肝喜调达恶抑郁，患儿应维持平和的情绪，避免观看惊险刺激及恐怖节目；减少静态活动（限制看电视、玩电脑游戏的时间），多参加户外活动（跑步、篮球、羽毛球等），增强体质，增强抗病能力；保证睡眠时间，充分休息。此外，家长要注重患儿心理行为的矫正。有研究表明，综合性家庭干预疗法，能减轻患儿的抽动症状。家长不要溺爱孩子，对孩子采用多鼓励、少责骂的教育方式，建立良好的亲子关系，提高其自信心，减轻其精神压力。

从肺脾论治儿童发作性睡病

发作性睡病（narcolepsy）是一种以日间难以抗拒的睡眠发作、猝倒、睡眠瘫痪及睡眠幻觉为主要特征的慢性神经系统疾病。发作性睡病为睡眠障碍的一种，多于儿童或青年期起病，发病率较高，男女发病率相似，国内约为0.3%，美国、西欧、日本为0.16%～0.18%。本病病因尚不明确，西医多使用中枢神经兴奋性药物。基于"怪病多由痰作祟"，认为发作性睡病的主要病因为痰蒙清窍，发为嗜睡，且痰为主要病理产物。根据"脾为生痰之源，肺为贮痰之器"，从而提出从肺脾论治发作性睡病的理论。

一、病因病机

1. 痰与睡眠的关系

痰饮既是病理产物，又是致病因素。其形成是由于人体在某种致病因素的作用下，导致脏腑的功能失调而产生。痰随气而流动，无处不到，流窜不定，能够运行到全身各处。元代著作《医述》中有"百病多由痰作祟"的记载，也印证了痰邪"致病广泛，变化多端"的致病特点。临床中发现，就诊患儿多数形体肥胖，自觉肢体沉重，头目昏沉。《丹溪治法心要》中明确提出"肥白人多湿""肥白人必多痰"的观点，此为多湿多痰之体质。故痰是发作性睡病的主要病因及病理产物。

2. 脾与睡眠的关系

脾为后天之本，气血生化之源，机体的生命活动和气血津液的生化，与脾胃运化水谷精微的功能息息相关。李杲提出："内伤脾胃，百病由生。"小儿生机蓬勃，发育迅速，在生长过程中需补充大量营养物质。当饮食结构失调时，对脾胃的负担过重，则会出现脾胃倦怠，失于运化，从而可以衍生出各种疾病。《医宗必读》所说："脾为生痰之源，治痰不理脾胃，非其治也。"孙一奎的《赤水玄珠》曰："痰乃津液之变，遍身上下无处不到，津液生于脾胃水谷所成，浊则成痰，故痰生于脾土也。"明确阐述了脾与痰的关系。临床见嗜睡的患儿多为日间睡眠增多，而夜间易醒，夜卧不安。《丹溪心法》云："脾胃受湿，沉困无力，怠惰嗜卧。"脾胃受湿，湿邪内聚，炼液成痰，致脾失健运，胃失受纳，肢体无力。痰聚而为患，阻遏清阳，上蒙脑窍，从而出现嗜睡或夜寐不安。多数患儿在睡眠期间有肢体抖动，日间下肢痿软无力，眼睑肌肉上抬无力。《素问·痿论》曰："脾主身之肌肉。"《素问·太阴阳明论》曰："脾病……筋骨肌肉，皆无气以生，故不用焉。"脾为阴脏，喜燥恶湿，体阴而用阳。痰为阴邪，易袭阳位，故易导致痰湿困脾，从而影响脾的生理功能。脾有病，则肌肉萎缩不用。故脾胃虚弱为发作性睡病发生的关键。

3. 肺与睡眠的关系

小儿脏腑娇嫩，而肺又为娇脏，为五脏六腑之盖，开窍于鼻，外合皮毛。外感六淫之邪自口鼻皮毛而入，多先犯肺，肺叶娇嫩，不耐寒热，易被邪侵而发病。临床发现多数患儿就诊时有鼻塞、睡时打鼾、张口呼吸等呼吸系统症状。《证治汇补》中说"脾为生痰之源，肺为贮痰之器"，痰湿上阻于气道，致气道不畅，肺失宣降，治节无权，入夜益甚，从而致肺生理功能失常，产生一系列气道阻滞的症状。痰浊阻络，脑窍失养，易发为神昏。《素问·病能论》曰："肺者脏之盖也，肺气盛则脉大，脉大则不得偃卧。"若肺失宣肃，肺气上逆，发为咳嗽，致夜卧不安。《灵枢·营卫生会》曰："人受气于谷，谷入于胃，以传与肺，五脏六腑皆以受气。其清者为营，浊者为卫，营在脉中，卫在脉外，营周不休，五十而复大会，阴阳相贯，如环无端。卫气行于阴二十五度，行于阳二十五度，分为昼夜，故气至阳而起，至阴而止。"《灵枢·口问》曰："卫气昼日行于阳，夜半行于阴，阴者主夜，夜者主卧；阳气尽，阴气盛，则目瞑，阴气尽而阳气盛，则寤矣。"由此可知，营卫的生成与运行，决定着人的寤寐交替。肺者，乃相傅之官，主宣发肃降，朝百脉，主治节，是卫气营血生成与运行的主要场所，故人之寤寐与肺之功能正常与否密切相关。肺之功能异常，可导致卫气营血运行失常，从而影响昼夜规律。患儿夜卧不安，加重了日间嗜睡之症。故肺失宣降加重了发作性睡病的症状。

二、基本治疗原则

脾为生痰之源，肺为贮痰之器。脾失健运、肺失宣降为发作性睡病的发病的重要因素，而痰是发作性睡病的主要致病因素及病理产物，故应以健脾安神、通宣理肺、化痰除湿为基本治疗原则。主要用药为郁金、合欢、石菖蒲、远志、辛夷、白芍、黄芪、焦白术、山药、茯苓、薏苡仁、焦山楂、神曲、麦芽、金银花、薄荷等。小儿脏腑轻灵娇嫩，疾病变化迅速，用药宜轻，中病即止。运用郁金、合欢解郁安神，石菖蒲、远志开窍安神，薏苡仁、白术健脾除湿。患儿肺窍不利，出现鼻塞症状，可加辛夷、薄荷祛风通窍；患儿夜卧不安加珍珠母、生龙牡、柏子仁等镇惊养心安神；患儿饮食失节伤及脾胃，加焦三仙等以健脾消食。

三、家庭调护

1. 合理调整饮食结构

脾为后天之本，受纳于水谷精微，与日常饮食密切相关。《素问·痹论》曰："饮食自倍，肠胃乃伤。"小儿饥饱无度，易暴饮暴食，过食寒凉或肥甘厚味，导致脾胃受损。《脾胃论》说："能食而肥……油腻厚味，滋生痰涎。"脾喜燥恶湿，患儿日常应注意少食油炸等肥甘滋腻之品，以避免聚湿生痰。日常进餐应保证主食、蔬菜及肉类的合理配比，清淡饮食，切忌偏食。

2. 调整睡眠习惯及密切关注呼吸道情况

《灵枢·五阅五使》说："鼻者，肺之官也。"外在表现为鼻塞、流涕、打鼾等症状，均源起于肺。这些症状会使患儿夜间呼吸受阻，通气量不足导致乏氧，不仅影响了夜间睡眠质量，同时会导致患儿日间时时欲睡，精神萎靡不振。《圣济总录》中记载："精神昏愦，常常欲寝卧。"患儿应密切关注呼吸道情况，避免呼吸道感染，出门戴一层薄口罩代替鼻黏膜。调整睡眠习惯，早睡早起，保证夜间睡眠时间，切忌熬夜。

从痰辨治小儿癫痫

癫痫为中医儿科疑难证之一，其病因病机复杂，病程长且极易反复，难以有效完全治愈。中医对小儿癫痫认识甚早，其病名始见于《黄帝内经》。《素问·奇病论》中云："人生而有病巅疾者，病名曰何？安所得之？岐伯曰，病名为胎病。此得之在母腹中时，其母有所大惊，气上而不下，精气并居，故令子发为巅疾也。"指出本病与先天禀赋有关。其病以突然仆倒，昏不知人，口吐涎沫，两目上视，肢体抽搐，或口中

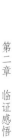

如作猪羊叫声等神志失常为主要临床表现的一种发作性疾病。《温病条辨·解儿难》中说："时发时止，止后或数日或数月复发，发亦不待治而自止者，痫也。"指出反复发作和能自行缓解是癫痫的临床特征。现代医学认为，癫痫发作是由于大脑灰质神经元反复异常的阵发性超同步化放电引起的各种临床症状。多数癫痫在儿童期发病，所以其防治应从儿童开始。

一、病因属痰邪为患

小儿癫痫，病因繁杂，但不外先天因素和后天因素，抑或两者兼有。先天禀赋不足，孕期失养，于母胎中受惊，气机逆乱。后天又有六淫外感，饮食所伤，脑瘤内生，跌仆损伤，致使痰瘀阻滞脑部等各种原因，均可诱发癫痫发作。癫痫病位在脑窍，可涉及心、肝、脾、肾等脏器。中医学认为，小儿癫痫的发病与虚、痰关系密切相关，故有"无痰不作痫"之论。痰之为病，如胶似漆，停阻于气道，郁闭于经络，蒙蔽于清窍，故可致患儿昏迷，神志不清，五脏失调，六腑不通，发为癫痫。

本病初期实证，多由痰热迷塞心窍所成；久病虚证，多由痰湿扰乱神明所致。热痰可由气郁化火，火邪炼液成痰，或过食肥甘伤脾胃而生。湿痰则由脾失健运，聚湿生痰。此病正虚邪实，邪实多以积痰为主，郁火、气逆鼓动，进而痰扰风动，而使心神失主。正虚多因素体禀赋不足，亦或久病反复发作，损伤五脏，痰浊内生而难化，伏痰隐于体内。

二、病机为痰浊脾虚

隋代巢元方在《诸病源候论·小儿杂病诸候·痰候》中曰："痰者，水饮停积胸膈之间，结聚痰也。小儿饮乳，因冷热不调，停积胸膈之间，结聚成痰。痰多则令儿饮乳不下，吐涎沫，变结而微壮热也，痰实壮热不止，则发惊痫。"为痰可致痫奠定了理论基础。元代曾世荣于《活幼口议·痫疾证候》中论述惊风食三痫发病时说:"风痫有热生痰……食痫因食而致惊,食未克化,气伫关膈之间,生痰致风,由风成痫……善治惊痫者,化其痰,和其气。"强调痰为小儿癫痫发作中的病机关键,并且把祛痰作为首选治法。如痰浊不能自消,隐伏于内,久病不愈,脾肾等脏亏损,气散血耗,故该病会不定时复发。

小儿脏腑娇嫩,五脏六腑形与气皆属不足,其中尤以肺、脾、肾三脏更为突出。脾胃为后天之本,主运化水谷和输布精微,为气血生化之源。小儿生长发育迅速,但脾胃发育未臻完善,运化功能尚未健全,如饮食寒热等伤脾,水湿内生,可以凝聚生痰。明代龚廷贤于《寿世保元·痫证》中云:"盖痫疾之原,或在母腹之时,或在有生之后,必因惊恐致疾……则肝脾独虚。肝虚则生风。脾虚则生痰。蓄极而通。其发也暴。故令风痰上涌而痫作矣。"现代中医儿科泰斗王伯岳教授认为:"小儿脾常不足,易为乳食所伤。脾为湿土之脏,为生痰之源。若乳食不节或不洁,则致脾失健运,湿聚凝为痰,可上蒙清窍,内闭心肝,以致突然昏仆。而一旦郁生痰热,阻滞肝经,便可引动肝风,而致风痰上扰使四肢抽搐,口吐涎沫,喉出怪声。"

三、治疗重在豁痰健脾

癫痫的病因病机均与痰相关,痰本起于脾,然而其表现在心、肝二经。故治疗此病应抓住生痰之源实质,重在豁痰健脾,并适当结合清心开窍之法。且健脾之法的运用时间宜长宜久,开窍之法的应用则宜短暂而不宜长久。

在治疗小儿癫痫时,应于治痰诸法中重在健脾,而健脾之法又不全在乎补脾,而在和胃消导、助运醒脾中消之。现代医家效法古人,重在健脾,并用清心开窍为伍,自拟镇惊散,取效颇佳。赵心波教授认为,癫痫缠绵难愈,久病必虚。故对久治不愈、反复发作的患儿多采用扶正疗法,结合祛痰之剂,加重补气益脾胃之品。天津李少川教授善用涤痰汤化裁之后治疗小儿癫痫,该方注重结合小儿生理病理特点,着眼于扶正固本,顾护脾胃。选用人参、茯苓、半夏、陈皮等涤痰息风药,立足于不伤正气，采用胆南星、石菖蒲、青果、天麻等药少而精。

总之，癫痫作为儿科疑难杂症，病程反复，极难根治。病因多责之于痰，古有"百病皆为痰作祟""怪病责之于痰"等之说。小儿体质多脾常不足，若脾胃受损易致精微不布，痰浊内聚，经久失调，一遇诱因痫病作矣。其病本虚标实，故多治以祛痰治其标，兼以补脾健运之品固其后天之本，往往收效甚好。

"抑木扶土"推拿法治疗小儿遗尿

遗尿，又称尿床，是指 3 周岁以上的小儿睡中小便自遗，醒后方觉的一种病证。本病多见于 10 岁以下儿童，病程较长，易反复发作。临床证实，大部分遗尿患儿存在心理行为问题，影响其正常能力和潜质的发挥，且遗尿为多种疾病的潜伏表现，可造成今后不孕不育等。现代医学主要采用抗利尿激素、报警器、心理行为治疗等方法。中医学采用中药内服、外用及针灸、推拿等传统特色疗法，具有疗效好，无副反应，不易复发等优势。

现代医学对小儿遗尿症的病因和发病机制尚不十分明确，一般认为与患儿抗利尿激素（ADH）分泌异常、膀胱功能紊乱、睡眠觉醒障碍、遗传因素等有关。中医学认为，小儿遗尿多因肾气不足、不能固摄，或肺脾气虚、制水无权所致。如《诸病源候论》云："遗尿者，此由膀胱虚冷，不能约于水故也。"《金匮要略》云："脾肺气虚，不能约束水道而病不禁者。"另外，肝与小便的生理病理关系极为密切。王肯堂《女科证治准绳》云："盖肝主小便，因热甚而自遗也，用加味逍遥散加钩藤及六味丸。"薛己《明医杂著》云："窃谓肝主小便，若肝经血虚，用四物、山栀；若小便涩滞，或茎中作痛，属肝经湿热。"肾主水，主一身阳气；脾主运化，属土制水。脾、肺功能正常，方能维持机体水液的正常输布和排泄。肝主疏泄，调畅气机，以利水液代谢，且小儿"肝常有余"。小儿遗尿应以肾、脾、肝同治为主，推拿治疗选用"抑木扶土"法即是此意。

推拿疗法治疗小儿遗尿，是通过对经络、穴位的推、拿、点、按、揉、捏等手法，起到醒脑开窍、健脾温肾、疏肝清热的作用。主穴中百会穴在头顶，取其"醒神开窍"之功，用以安神除烦，改善患儿睡眠觉醒障碍。补脾土，清肝、清天河水，以清利肝经湿热；气海、关元等穴可固本培元，益肾固精。掐夜尿点，以清热止遗，理气除滞；三阴交为足三阴经交会穴，可通调肝、脾、肾三经之经气；推上七节骨、捏脊，可温补肾气，壮命门之火。诸穴合用，共奏抑木扶土、培土治水之功，以止遗。

针刺治疗小儿遗尿疗效确定，百会穴可醒神开窍，调理患儿睡眠过深状态；中极、气海可补益元气；肾俞、关元能助益肾气，固摄下元；三阴交为足三阴经之交会穴，可补益三阴，调理肝、脾、肾而止遗；足三里可调补脾胃之气，而使气血充盛，增收涩固脱之力。有研究证实，"抑木扶土"推拿疗法治疗小儿遗尿疗效确切；与针刺疗法相配合，其疗效优于单纯针刺疗法。

综上所述，"抑木扶土"推拿疗法治疗小儿遗尿在临床上具有较好疗效，且推拿疗法无痛苦、无副反应，患儿易于接受，值得临床推广应用。在治疗的同时，家长必须积极配合医生，对患儿进行适当的行为治疗，如定时唤醒患儿排尿，临睡前少喝水，建立合理的生活作息规律等，从而取得更好的治疗效果。

输合配穴针刺疗法治疗小儿痉挛性脑瘫

脑性瘫痪综合征，是一组持续存在的中枢性运动和姿势发育障碍及活动受限症候群，是因发育中的胎儿或婴幼儿脑部非进行性损伤所致。脑性瘫痪的运动障碍常伴有感觉、知觉、认知、交流和行为障碍，以及癫痫和继发性肌肉、骨骼问题。其发病与早产、窒息等因素有关。

近年来，随着医疗水平的提高及人们对围产保健的关注，尤其是危重新生儿的抢救、监护措施的发展，早产儿、极低体重儿、危重病儿的死亡率及死胎发生率均明显降低，但其中一部分存活的新生儿脑瘫的发

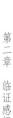

生率极高，因此儿童脑瘫的患病率呈现上升趋势。2013 年，曾对 12 省市 32 万余名 1 ～ 6 岁儿童的脑瘫流行病学调查结果显示，目前我国脑瘫的发病率为 2.48‰，患病率为 2.45‰。

痉挛型脑瘫占脑瘫发病人数的 50% ～ 70%，为临床最常见的脑瘫类型，是由大脑皮质受损引起，病变涉及锥体束，肌张力增高是痉挛型脑瘫患儿的主要特征。脑瘫的治疗主要有运动疗法、作业疗法、感觉统合训练等，针灸、推拿疗法在脑瘫治疗中显示出独特优势。本人深得国家名老中医关娴清主任的指点，继承了关老的针灸选穴及技法操作精髓，结合自身近 40 年临床经验，提出痉挛型小儿脑性瘫痪属于中医"肝强脾弱证"，并将此证型写入国家"十一五"规划教材《中西医结合儿科学》中。在此基础上，提出治疗宜从肝脾论治，创立了"抑木扶土法"治疗痉挛型脑性瘫痪，取得较好疗效，现总结如下。

一、中医对痉挛型脑性瘫痪的认识

1. 文献记载

根据脑性瘫痪的临床表现，结合文献记载，小儿脑瘫可归属中医五迟、五软、五硬、痿证等范畴。关于五迟、五软、五硬的论述，最早见于隋代巢元方《诸病源候论》，其中有"齿不生候""数岁不能行候""头发不生候""四五岁不能语候"等记载。《太平圣惠方》进一步记载了"语迟""行迟""发迟""齿不生"等证候的理法方药。清代吴谦的《医宗金鉴》，将五迟作为正式病名提出。清代张璐所撰《张氏医通·婴儿门》云："五迟者，立迟、行迟、齿迟、发迟、语迟是也。"

关于"五软"的描述，以南宋刘昉等编著的《幼幼新书》为较早，指出："小儿五软不治，手软、项软、脚软、腰软、背软。"元代曾世荣《活幼心书·五软》始有"五软"之名，指出："头、项、手、足、身软，是名五软。"明代儿科医家鲁伯嗣所著《婴童百问》曰："五软者，头软、项软、手软、脚软、肌肉软是也。"

"五硬"首见于《婴童百问·五硬》："五硬则仰头取气，难以动摇，气壅疼痛，连胸膈间，脚手心如冰冷而硬，此为风证难治。"清代陈复

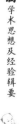

正《幼幼集成》把手硬、脚硬、腰硬、肉硬、颈硬称为五硬。《儿科要略》指出："五硬又名五鞭，小儿仰头、哽气、手足心坚、口紧、肉硬也。"

"五硬"在古籍中与五迟、五软同时出现在同一篇章或同一章节，是古人对痉挛型脑性瘫痪的病名描述。临床实践中，可以看出脑瘫患儿的肌力低下、肢体痿弱不用等症状亦与中医痿证相关。痿证在《素问·痿论》中即有论述。唐代王冰《黄帝内经素问注》云："痿者，痿弱无力，举动不能也。"清代陈修园认为："痿者两足痿弱而不痛也。"此外，《灵枢·经脉》有"痿躄"记载，如"虚则痿躄，坐不能起"。明代张景岳云："躄者，足弱不能行也。"因此，不论是"痿"或"痿躄"，皆指肢体运动障碍。"痿"是指肢体痿弱不用，"躄"是指下肢软弱无力，不能步履之意。可见，痿证与五软均与脑瘫患儿运动发育落后的表现有关。痉挛型脑性瘫痪表现为肢体强直拘挛、强硬失用的症候群，其中医病名可归为五迟、五软、五硬，其他类型脑性瘫痪的中医病名可归为五迟、五软。

2. 病因病机

中医理论认为，五迟、五软、五硬的病因病机主要为患儿先天禀赋不足和后天养护失当，其病位主要在脑，与肝、肾、脾、心的关系尤为密切。

《医宗金鉴·幼科心法要诀》提出："小儿五迟之证多因父母气血虚弱，先天有亏，致儿生下筋骨软弱，行步艰难，齿不速长，坐不能稳。"清代张璐所撰《张氏医通·婴儿门》指出五迟的病因："皆胎弱也，良由父母精血不足，肾气虚弱，不能荣养而然。"元代《活幼心书·五软》论五软的病因病机为："戴氏论五软证，名曰胎怯。良由父精不足，母血素衰而得……爰自降生之后，精髓不充，筋骨痿弱，肌肉虚瘦，神色昏慢……便致头项手足身软，是名五软。"

《保婴撮要》关于五软、五硬病机的记载较详细："手足软者，脾主四肢，乃中州之气不足，不能营养四肢，故肉少皮宽，饮食不为肌肤也。"并且把手足痉挛归结为先天肝肾不足："若手拳挛者，禀受肝气怯弱，致两膝挛缩，两手伸展无力……足拳挛者，禀受肾气不足，血气未荣，脚趾拳缩，不能伸展。"书中还指出五硬的病机及治则："五硬者，仰头取气，难以动摇，气壅作痛，连于胸膈，脚手心冷而硬。此阳气不营于四末也……此症从肝脾二脏受病，当补脾平肝。"

综上，小儿痉挛性脑瘫因肝风内动、脾气亏乏，而表现为筋肉痉挛、肢体强硬、步履不正，其病机主要责之于肝强脾弱、筋脉失濡、阴阳失调。

3. 证候辨析

痉挛型脑性瘫痪的病变特点：以锥体系受损为主，包括皮质运动区损伤，牵张反射亢进是本型的特征。可累及全身或身体不同部位，肌张力增高以屈肌为主。主要表现为四肢肌张力增高，肢体筋挛拘急，关节屈伸不利，肢体肌肉强直拘挛，遇外界刺激后加重。可见上肢背伸、内收、内旋，拇指内收，躯干前屈，下肢内收、内旋、交叉、膝关节屈曲、剪刀步、尖足、足内外翻，拱背坐，腱反射亢进、踝阵挛、折刀征和锥体束征等。随着年龄增长，患儿可发生关节挛缩变形。

痉挛型脑性瘫痪的中医辨证分型：肝主筋，与人体运动功能有关。《素问·六节藏象论》曰："肝者，罢极之本……其华在爪，其充在筋，以生气血。"从现代医学角度看，筋即筋膜，包括肌腱、韧带等组织结构。筋膜附于骨而聚于关节，是联结关节、肌肉，专司运动的组织。《素问·经脉别论》说："食气入胃，散精于肝，淫气于筋。"肝的血液充盈，筋膜得养，则功能正常，从而使筋力强健，运动有力，关节活动灵活自如。故曰："足受血而能步，掌受血而能握，指受血而能摄。"

脾主运化水谷精微，脾胃虚弱，则出现四肢肌肉痿软、屈伸无力等表现。脾气散精，主运化升清，脾气健运则四肢肌肉营养充足，活动强健有力；脾虚，则脾失健运，清阳不升，布散无力，四肢得不到水谷精微，而致肌肉筋骨失去营养，则肌肉痿削，软弱无力，故"脾病四肢不用"。人体四肢的生理功能需要脾胃运化的水谷精微给予营养支持。《素问·太阴阳明论》曰："四肢皆禀气于胃，而不得至经，必因于脾，乃得禀也。""今脾病不能为胃行其津液，四肢不得禀水谷气，气日以衰，脉道不利，筋骨肌肉，皆无气以生，故不用焉。"

综上，因肝脾的藏象特点，以及小儿"肝常有余""脾常不足"的

生理特点，若胎儿在母体中禀赋不足，或产时受风，邪毒侵袭等则易引动肝风，肝阳上亢，致阴不敛阳，致阴津不足。肝亢无制，上扰清窍，下又乘脾，致脾气亏乏，化源不足，精乏髓枯，脑亦受累，从而出现肝强脾弱之象。肝亢阴亏，阴阳失衡，津液不足，则筋脉、肌肉失去濡养而致肌肉瘦削、肌软无力，筋脉拘急而痉挛，肢体强硬失用，关节不利，活动不灵等，这正是痉挛型脑性瘫痪的临床表现。

鉴于此，认为痉挛型脑性瘫痪属于中医之五迟、五软、五硬的范畴，证属肝强脾弱。证候特点为：肢体肌肉强直拘挛，遇到外界刺激后加重；多伴有烦躁易怒，食少纳呆，肌肉瘦削，舌质胖大或瘦薄，舌苔少或白腻，脉象沉弱或细，指纹紫滞或淡。

二、从肝脾论治痉挛型脑性瘫痪

1. 输合配穴针刺法

痉挛型脑瘫患儿的肘膝以下异常姿势，如握拳、拇指内收、尖足、剪刀步、足内翻等，是妨碍患儿运动能力的关键问题，脑瘫患儿功能的康复及异常姿势的改善应以此为关键点。肝在五行属木，脾属土，根据五行生克规律，肝强脾弱型脑性瘫痪的治疗原则应为抑肝扶脾。基于该理论结合针灸的"穴位所在，主治所在"的近治作用，并通过临床实践发现，输合配穴针刺法可以明显改善脑瘫患儿肘膝关节以下的异常姿势，提高手足、肘膝部位的运动能力，从而促进患儿各种运动功能的发育和完善。采用"输合配穴针刺法"治疗痉挛型脑瘫患儿的肘膝关节以下姿势异常，能取得较好疗效。

五输穴是十二经脉各经分布于肘膝关节以下的五个重要腧穴，即井、荥、输、经、合。《灵枢·九针十二原》指出："所出为井，所溜为荥，所注为输，所行为经，所入为合。"这是对五输穴经气流注特点的概括。五输穴主要位于四肢肘、膝关节以下，为十二经脉经气出入之所，具有治疗十二经脉及五脏六腑病变的作用。针刺五输穴，可使聚积于四肢的邪气消散，络脉条达，激发经气，运行通畅。通过经气的流注运行，通调全身，最终使机体达到阴平阳秘、阴阳调和的状态。

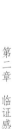

2. 抑木扶土法

在输合配穴疗法的基础上，进一步提出了"抑木扶土法"（输合配穴），以治疗肝强脾弱证。五输配属五行，"阴井木，阳井金"。根据五行的生克关系，选用相应的输穴与合穴治疗，即通过抑木扶土的原理，使肝之邪气外泄，脾气充盛，则阳气的温煦、阴血的濡养、津液的润泽都为经筋提供物质上的补充和保证，从而达到"阴平阳秘，精神乃治"的理想状态。

输合配穴（抑木扶土）针刺法的选穴，根据《难经·六十九难》"虚者补其母，实者泻其子"的理论，按照五输穴五行属性"生我者为母，我生者为子"的原则进行。阳经如胆经，输穴属木，合穴属土，通过泻输补合可直接达到抑木扶土之效。对于阴经如肝经，输穴属土，合穴属水，井穴属木，因为合穴为井穴的母穴，通过补输泻合，亦有抑木扶土之效，这是输合配穴的一种应用。针对该病的病因病机，多选用足厥阴肝经、足少阳胆经、足太阴脾经及足阳明胃经的输合穴。

小儿脑瘫属于沉疴顽疾，有的甚至需要终身进行康复治疗。国内外关于脑瘫的治疗方法呈现多样化特点，且各有优缺点。中医药尤其是针灸在治疗脑瘫方面显示了独特优势。在现代康复医学中，针刺、推拿配合现代康复疗法治疗痉挛型脑瘫疗效显著。痉挛型脑性瘫痪可归属于中医五迟、五软、五硬，辨证属肝强脾弱。针对此证所创立的输合配穴（抑木扶土）针刺法，为解决痉挛型脑瘫患儿足膝以下姿势异常问题提供了临床参考，有望能促进脑瘫患儿的康复。

头手足脊针推四联疗法治疗小儿脑瘫

近年来随着"脊髓灰质炎"控制以后，小儿脑性瘫痪成为引起小儿运动残疾的主要疾病。小儿脑性瘫痪是指出生前至出生后 1 个月内因各种原因所致的一种非进行性的脑组织损伤综合征。主要表现为中枢性运动障碍和姿势异常。目前，对小儿脑性瘫痪的主要治疗方法为常规的药物治疗、手术治疗和运动康复疗法等，治疗上手段各异，疗效参差不齐，因此采用传统的针推结合疗法治疗小儿脑性瘫痪，发挥中医康复治疗技术优势，使其广泛应用于临床显得尤其重要。

头手足脊针推四联疗法是在治疗小儿脑性瘫痪的临床实践经验中，以中医理论为依据，总结前人的经验，提出的采用"头手足脊针推四联法"。此疗法改变了长期以来在治疗小儿脑性瘫痪上以功能训练为主的治疗模式，开创了具有中医特色中西医结合治疗小儿脑瘫的综合疗法。这一疗法为临床治疗小儿脑性瘫痪提供了新的技术，加快患儿的智力、运动的发育，以及日常生活能力的提高。

一、头手足脊针推四联疗法

1. 针灸

主穴：头部取足运感区，感觉区等刺激区；手部取合谷透后溪、三间透劳宫；足部取解溪透申脉、解溪透照海、太冲透涌泉；在脊背部，根据患儿的不同情况采取不同节段的华佗夹脊穴。配穴：上肢瘫取肩髃、曲池、三间；下肢瘫取环跳、阳陵泉、悬钟；剪刀步取风市、髀关、解溪；尖足取解溪、昆仑；足握持取太冲；足内翻和外翻取丘墟、商丘；流涎取上廉泉、地仓；吞咽困难取上廉泉、天突；言语不利针刺上廉泉、哑门；智力低下取智三针、四神聪。采用 30 号 1 ～ 2 寸针，直刺、斜刺或平刺，不留针，每日 1 次，连续针刺 10 次为一个疗程。

2. 推拿疗法

根据患儿病情及全身各部位情况，选择推、按、揉、捏、拿等为主的手法作用于患儿的头部及患肢。其中在患儿头部的头维、角孙和上星等穴，上肢的肩贞、曲池和手三里等穴，下肢的丘墟、太溪、阳陵泉、足三里等穴，采用点法和弹拨等手法。在脊背施行脊背六法，此法指的是捏脊法、点脊法、推脊法、扣脊法、拍脊法、收脊法。部位以督脉、两侧夹脊穴及两侧膀胱经（第一、第二侧线）为主。沿背部督脉及两侧膀胱经做小儿捏脊，在脊柱两侧应用推脊法等均衡地向前滑行，切忌擦破表皮，用点脊法点按督脉，膀胱两条经侧线的穴位，结束时依次用扣脊法、拍脊法、收脊法放松小儿皮肤。每日一次，每次 30 分钟以上，一周6次。按摩的手法宜轻柔和缓，力量由轻至重，要求柔和、持久、渗透。因小儿皮肤娇嫩，手法操作时皮肤红润即可，以患儿无痛苦感为度，有轻微疼痛反应为准。

二、头手足脊针推四联疗法的治疗原理

1. 经络学说

根据中医的经络学说理论，本研究采用循经取穴为主，配合手足五输穴和夹脊取穴方法。经络是运行全身气血，联络脏腑肢节，沟通上下内外，调节机体内各部分的通路，把人体的五脏六腑、四肢百骸、五官九窍、皮肉筋脉等组织器官联结成一个有机的统一的整体。而针灸通过提、插、捻、转、补泻等手法，刺激人体上的一定穴位，激发人体的经络之气，调整脏腑气血功能，从而达到防治疾病，使机体康复的一种医疗方法。推拿则通过按、揉、推等手法在体表特定部位产生的外力作用为基础，通过经络的感传来调节机体生理、病理状况。而将针灸和推拿相结合，则可通过刺激经络及四肢的穴位的传导，以达到疏通经络，运行全身气血，营养脏腑组织，调整肢体功能的目的。

2. 阴阳学说

阴阳学说认为，世界上一切事物发展变化都是在阴阳的作用下发生的。人也是一个阴阳的统一体，人体的阴阳气血，内外上下，交相贯通。脑在内而属"阴"，穴位在外而属"阳"。"从阴引阳，从阳引阴"是针灸学治疗原则之一，即病在阳而治其阴，病在阴而治其阳；或从阴而引阳分之邪，从阳而引阴分之气。针灸、推拿刺激其机体的体表穴位，可以平衡阴阳，行气活血，达到扶正祛邪，治疗疾病的目的。

3. 下病上治

《灵枢·终始》曰："病在上者下取之，病在下者高取之，病在头者取之足，病在足者取之腘。"《灵枢·邪气脏腑病形》曰："十二经脉，三百六十五络，其气血皆上于面而走空窍。"所以，头部疾病可针刺肢体上的穴位，以调节头脑部的血液供应和机体功能。

三、头手足脊针推四联疗法的作用

针刺的根本作用在于通过针刺腧穴，激发经气，调整阴阳，补虚泻实，调节人体的机体，激发患儿的患肢及背部三条经脉的正气，达到治疗疾病的目的。而推拿具有调解阴阳、疏通经络、活血化瘀、通利关节等作用，通过推拿促进血液循环，缓解痉挛，调节肌张力，增强肌力，加速组织修复，改善患儿日常活动能力。

针灸和推拿在调理气血（增进食欲、提高机体免疫力）、通经活络（降低肌张力、提高肌力）及改善神经系统敏感性等方面有独特疗效。针推结合起来，既相互补充，又发挥各自的优势，形成具有中国特色的康复治疗方法，起到了疏通患儿经络，推动患儿的气血运行，平衡小儿机体阴阳的作用，所以能更加快促进患儿运动功能的恢复，提高患儿的临床疗效。

四、在小儿脑瘫康复应用中的体会

头手足脊针推四联疗法将传统的中医康复理论运用于现代疾病，是一个具有中医特色的康复疗法。现代的 Vojta 法诱发反射性翻身及腹爬，应用 Bobath 法抓住关键部位训练以达到控制头部、诱导翻身，完善坐位，正确爬行，促进平衡能力建立。而头手足脊针推四联疗法从根本上调节小儿的气血运行，促进小儿的机能发育。针刺背部俞穴、华佗夹脊穴，可以使神经突触的阈值降低并被活化，形成了新的突触和神经环路，促进脑电活动和神经递质的分泌，重组神经细胞功能集团的网络系统，激活其他脑细胞以代偿受损的功能区，最终使患儿坐、立、爬、行的运动功能完全或部分恢复。

按摩背部经脉，沿经络的循行刺激大脑，促进神经功能的恢复，配以针刺治疗脑性瘫痪，气血调和，则疾病皆去。通过针刺、按摩等干预措施，使患儿肌张力、日常生活能力在短期内得到改善，对脑瘫的治疗收到较好的效果。

临床上运用中西结合的综合疗法来治疗小儿脑瘫，把传统医学与现代功能训练相结合，通过针刺和推拿刺激患儿的体表皮肤和穴位，诱发来自皮肤，关节的深、浅感受器，将大量信息的传入大脑，来调节全身的机体的运动功能，大脑皮层功能的重组，促进肌肉收缩，协调主动肌群和拮抗肌群，以利于恢复肢体的随意运动。最终能更加快患儿的康复进程，使患儿的运动功能，日常生活活动能力的重新恢复，减轻家庭、社会的经济负担，尽快回归社会。

"四针八穴"针灸治疗儿童面神经炎

一、现代医学对面神经炎的认识

1. 相关概念

面神经炎是指由茎乳孔内及其周围的急性非化脓性炎症引起的周围性面神经麻痹。周围性面神经麻痹系面神经核，或其下的面神经各段受损害所致的面部表情肌麻痹。周围性面神经麻痹的发生，常可由病毒感染、外伤、颅内外肿瘤、咽部或外耳道炎症引起，亦可见于脑桥或延髓的炎症、缺血或出血导致面神经损伤。

目前，医学界对周围性面神经麻痹、面神经炎及贝尔氏麻痹的概念至今尚未明确界定，一般将三者并称。经结合临床并查阅、研读相关资料，提出如下观点：周围性面神经麻痹并非一个独立疾病，而是许多疾病所共有的症状。面神经炎是引起周围性面神经麻痹的最常见原因。面神经麻痹患者，因眼轮匝肌瘫痪，眼裂增大，闭眼动作时，眼睑不能闭合或闭合不全，而眼球则向外上方转动并露出白色巩膜，称为贝尔（Bell）现象。

2. 临床诊断

面神经炎临床多见于单侧，通常急性起病，表现为不同程度的患侧额纹消失，皱眉无力，眼睑闭合不全，不能耸鼻，鼻唇沟变浅，人中

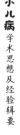

沟、口唇喎斜向健侧，患侧口角下降，口颊食物滞留。部分患者可伴有面部麻木感，患眼溢泪，耳后乳突疼痛或压痛，舌前 2/3 味觉减退，口干、眩晕、耳鸣，听力减退或过敏，后期尚可见患侧面部不同程度的僵滞或抽搐。临床一般分为进展期（发病 1 周内）、恢复期和后遗症期。

面神经炎根据起病特点，以及周围性面神经麻痹的表现，一般不难诊断，但应注意与中枢性面瘫相鉴别，并分析引起周围性面瘫的病因，明确定位诊断，有利于临床治疗及判断预后。

面神经是混合性脑神经，成分既有运动纤维，又有感觉及分泌纤维。故在面神经管中，不同部位损伤，则相应出现不同的神经受累症状。面神经炎的定位诊断具体诊断要点如下：

①茎乳孔及其以远端受累：表现为面瘫、味觉完整。

②面神经管中鼓索支和镫骨肌支间受累：表现为面瘫、同侧舌前 2/3 味觉丧失。

③镫骨肌支以上受损：表现为面瘫、同侧舌前 2/3 味觉丧失和听觉过敏。

④面神经管中膝状神经节处受累：表现为面瘫、舌前 2/3 味觉障碍和听觉过敏。另外，可有患侧乳突部疼痛、耳郭和外耳道感觉减退、外耳道或鼓膜疱疹等，称亨特氏（Hunt）综合征。

3. 病因及发病机制

面神经有两个根组成，一是较大的运动根自脑桥小脑角区，脑桥延髓沟外侧部出脑；一是较小的混合根，称中间神经，自运动根的外侧出脑。两根进入内耳门合成一干，穿内耳道底进入与中耳鼓室相邻的面神经管，先水平走行，后垂直下行由茎乳孔出颅，向前穿过腮部到达面部。在面神经管内有膨大的膝神经节。

面神经在面神经管内发出三条分支：一条是鼓索，是面神经出茎乳突孔之前发出的分支。它反行向上进入鼓室，然后又从鼓室传出加入舌神经。鼓索含有副交感纤维和味觉纤维，分布至舌前 2/3 黏膜的味蕾，司味觉。另一条是岩大神经，是面神经在膝状神经节处发出的分支。它含有副交感纤维，在节内换神经元后，节后纤维经三叉神经的分支颧神经及其与泪腺之间的交通支等分布至泪腺及鼻腔黏膜腺。镫骨肌支为最小分支，发自面神经管的面神经上段，其功能是依据刺激的强弱，反馈性的调节镫骨肌的收缩，借以防止过听。

根据面神经的解剖特点，其在岩骨中狭长的骨性管腔——面神经管内走行，而骨性面神经管仅能容纳面神经通过，一旦局部营养面神经的血管遭受侵袭发生痉挛，必然由于解剖关系影响面神经，使其受压，而引起功能障碍出现面肌瘫痪，以及其他如流泪、听觉过敏等症状。因此，面神经管是一狭长的骨性管腔的解剖结构，可能是面神经炎发病的内在因素。

面神经炎的外在病因尚不完全清楚，可能与血运障碍、病毒感染、环境损害、类固醇激素等因素有关。一部分患者因局部被风吹或者着凉后发病，因而认为可能是局部营养神经的血管因受风寒而发生痉挛，导致该神经组织缺血、水肿、受压而致病。也有些患者在急性鼻咽部感染后起病，提示可能与自身免疫反应有关。也有观察到与风湿性损害有关，茎乳孔内的骨膜炎使面神经受压、血循环障碍而致神经麻痹。由于本病有其自限性，因此活检机会极为罕见。目前已较明确的是，贝尔麻痹与单纯疱疹病毒感染有关，亨特氏综合征与水痘带状疱疹病毒感染有关。

有学者发现，女性怀孕 7 到 9 个月时，特别是产前、产后 2 周发病率可增加 3 倍，但许多学者未发现怀孕对面神经炎的影响。也有人认为，糖尿病和高血压患者可能较正常人群易感。

面神经炎病理改变，早期主要是面神经水肿，髓鞘或轴突有不同程度的变性，以在茎乳孔和面神经管内的部分尤为显著。部分患者乳突和面神经管的骨细胞也有变性。

二、中医学对面神经炎的认识

面神经炎的中医名称有很多，《黄帝内经》称"口喎""口僻"，《金匮要略》称"喎僻"，《诸病源候论》称"风口喎"，《三因方》称"口眼喎斜"及"吊线风"等。又有"面瘫""歪嘴风"之称。

1. 对病因的认识

中医学认为，面神经炎是由风邪引起，其病位主要在阳明经、太阳经及少阳经。"风为百病之长""头为诸阳之会",且"风性轻扬开泄,易袭阳位"。《素问·太阴阳明论》说:"故犯贼风虚邪者,阳受之。""故伤于风者,上先受之。"《小儿杂病门·中风口㖞邪僻候》说:"小儿中风,口㖞邪僻,是风入于颔颊之筋故也。"《灵枢·经筋》曰:"足阳明之筋……其病……卒口僻,急者目不合,热则筋纵,目不开。""足之阳明,手之太阳,筋急则口目为僻。"外邪首先侵入头面部皮部、络脉。正如《医宗金鉴·杂病心法要诀》所言:"盖口眼㖞斜,肌肤不仁,邪在络也。"然后由络入经,阻滞循行于本部的阳明经、太阳经、少阳经,经筋失养,筋缓不收导致面瘫。巢元方《诸病源候论·风病诸候上》总结为:"风邪入于足阳明、手太阳之经,遇寒则筋急引颊,故使口㖞僻。"《金匮要略·中风历节病脉证并治》曰:"贼邪不泻,或左或右;邪气反缓,正气即急,正气引邪,㖞僻不遂。"早在《诸病源候论》即阐明,阳明经筋失于濡养,肌肉纵缓不收而发病,故令口㖞僻也。

2. 对病机的认识

《素问·刺法论》曰:"正气存内,邪不可干。"《素问·热病论》曰:"邪之所凑,其气必虚。"中医学认为,在邪正交争矛盾中,正气虚为本,邪气实为标。《诸病源候论·妇人妊娠病诸候下》曰:"堕胎后荣卫损伤……当风取凉,即着于风……若入太阳之经……口㖞僻。"说明正气亏虚可由过劳,或大汗伤气,或产后耗伤等引起。杨继洲认为,大怒伤肝,气机逆乱也可致面瘫,并指出风邪阻滞经络可兼夹痰饮为患。如《针灸大成·治症总要》:"口眼㖞斜……多因醉后卧睡当风,贼风串入经络,痰饮流注,或因怒气伤肝,房事不节,故得此证。"因此,中医学认为,本病的病机主要为正气不足,营卫俱虚,络脉空虚,风邪外袭,气血痹阻于经络所致。卫外不固,风邪入中经络,气血痹阻面部,阳明经筋失于濡养,肌肉纵缓不收而发病,故令口㖞僻。有风寒、风热之区别:风寒证多有面部受凉,风热证则常继发于感冒之后。若为风入脑络,经络受阻,血行不畅,缓慢成瘀,阻滞脉络,导致气血失去相对平衡,病侧面肌歪向健侧,形成口眼㖞斜。或为风痰阻络,邪气郁久成瘀或炼津为痰,痰凝血滞,络道不利,经脉失养,尤其是致肌肉、经脉营血亏虚，则面肌瘫痪，口眼㖞斜，病程迁延。

三、针灸、推拿治疗面神经炎

中医治疗面神经炎以温经通络、活血祛风为原则，以针灸为主，配合面部推拿疏经通络。取穴以手足阳明经为主，采取局部近取与循经远取相结合的方法进行治疗。

早期治疗得当是面神经炎痊愈的关键，提倡面神经炎应早期针灸治疗。但手法操作需轻浅，选穴要求少而精，且不宜用电针。还特别强调，初期应予相应的抗感染及营养神经治疗。行针灸、推拿治疗一周后，渐可加强刺激，具体如下。

1. 四针八穴透刺法

由于患者均为儿童，大部分患儿对针刺存在恐惧心理，因此取穴力求少而精，手法力求轻快、稳准，最大限度上减轻患儿痛苦。我们提出了四针八穴透刺法。透刺法，即向透穴方向针刺 0.3 ～ 0.5 寸，能够通经脉、调气血，且可以减少针刺。四针八穴透刺法，即选取八个面部主穴（患侧阳白、鱼腰、颧髎、四白、迎香、睛明、地仓、颊车），每两个穴位组成一对，选用 30 号 1.5 寸长毫针，两穴之间采用透刺法，如阳白透鱼腰，颧髎透四白，迎香透睛明，地仓透颊车，这样针四针可以达到八针效果。

鱼腰为奇穴，主治眼部病证；阳白、四白、地仓、颊车，为足阳明胃经穴位；颧髎、迎香分别为手太阳、手阳明经穴位；睛明为足太阳膀胱经穴位。以上穴位具有疏调经气之作用，又在神经解剖面神经周围支走行处，支配面部肌肉运动，为治面瘫之要穴。以上穴位初期针刺时手法宜轻，采用泻法，后期可加强刺激，重在平补平泻；配合远端手阳明经之原穴——合谷，为循经取穴。《循经考穴编》曰："合谷主治，凡一切头面诸症，及中风不语、口眼㖞斜。"且"面口合谷收"，急性期用泻法，可以去除阳明、太阳经络之邪气。尤地仓、颊车二穴更为治疗面瘫之要穴。如《玉龙歌》中："口眼㖞斜最可嗟，地仓妙穴连颊车。"《百症赋》曰："颊车地仓穴，正口㖞于片时。"《针灸大成·杂病穴法歌》

曰："口噤喎斜流涎多，地仓颊车仍可举。"诸穴配合，使阳明、少阳之经气得以疏通。采用透刺法，在保证疗效的同时，减少针刺，减轻患儿痛苦。

2. 灸法

灸法是传统医学的一种外治方法。灸法治疗面瘫，历史悠久，临床效果好。《备急千金要方》《肘后方》《铜人腧穴针灸图经》《扁鹊心书》《针灸资生经》《本草纲目》等书均有记载。

灸法具有温经散寒、扶阳固脱、消瘀散结、防病保健等作用。《灵枢·官能》载："针所不为，灸之所宜。"《医学入门·针灸》曰："药之不及，针之不到，必须灸之。"杨继洲认为，灸法的作用是散邪，针法的作用是行气，故在《针灸大成·经络迎随设为问答》中指出："以针行气，以灸散邪，则病随已。"可见，灸法能够弥补针刺之不足、增强疗效。现代研究提示，灸疗通过艾叶中的多种化学成分燃烧后产生的抗氧化物质，附着在穴位处皮肤上，借助灸热再通过腧穴深入体内，使血行旺盛，刺激感觉神经可引起反射，作用于血管、运动神经可促进新陈代谢，加快炎症、水肿的消散吸收，以消炎镇痛、兴奋神经，使功能恢复。

因此，对面瘫患儿针刺后的穴位行艾条灸法。本疗法所采用的穴位均位于面神经所支配的面部表情肌部位。如翳风、牵正，位于患侧面神经主干，能缓解面神经血管痉挛，促进供血供氧；阳白、太阳，能刺激面神经颞支，改善不能皱额、提眉，额纹消失，不能闭目等症状。颧髎位于面神经颧支，能改善不能闭目，角膜反射消失，鼓腮吹哨不能，鼻唇沟变浅等症状。灸地仓能刺激面神经的颊支及下颌支，改善口角下垂，露齿受限，流涎等症状。六穴并用，共同奏效。《儒门事亲·证口眼斜是经非窍辩》云："目之斜，灸以承泣；口之喎，灸以地仓，俱效。苟不效者，当灸人迎。"以温和灸为主，配合雀啄灸等操作手法。每穴灸 5 分钟，以皮肤出现红晕为度，使患者局部有温热感而无灼痛为宜。操作时注意保护好患儿眼睛（睛明穴禁灸）。

3. 面部推拿

推拿具有疏筋通络、活血祛瘀的作用，其原理为加强局部损伤组织周围的血液循环，促进水肿吸收，加快损伤的修复。《素问·血气形志》曰："形数惊恐，经络不通，病生于不仁，治之以按摩醪药。"面神经炎急性发作期，面神经充血水肿，及时地施以轻快柔和的推拿手法能够控制炎症水肿，从而减轻面神经受损及促进神经纤维的再生功能，使神经产生兴奋性，增强肌纤维的收缩，使患侧面部的神经、肌肉功能得以恢复。《圣济总录》曰："大抵按摩法，每以开达抑遏为义，开达则壅蔽者以之发散，抑遏则剽悍者有所归宿。"通过按摩可以改善局部血液循环，缓解神经受压，能起到祛风散寒、疏筋活络的作用。在针灸基础上，配合面部推拿手法，可以进一步加强疗效，促进经脉气血的顺畅贯通，从而恢复神经、肌肉的运动功能。

面神经炎的面部推拿偏重于患侧，手法宜由轻渐重，由重再到轻按摩，可起到疏通经络，改善血液循环，预防肌肉萎缩的作用。首先做放松手法，如抹面、大鱼际揉法等，面部肌肉放松后，以一定力度点按相关穴位，如攒竹、太阳、风池、颧髎、四白、迎香、地仓、颊车等，睛明穴应着重点按。在点按穴位过程中，以按揉等操作作为连接动作，使整个过程连贯顺畅，从而使气血运行通畅，以加快面部神经、肌肉的新陈代谢。同时，配合上提口角、眉毛等，以改善口角下垂、不能抬眉、不能皱眉等症状。每日 1 次，每次 30 分钟。

第三章　临证思辨

儿童发作性睡病辨治探析

发作性睡病是一种原因不明的慢性中枢神经系统功能障碍性疾病，主要表现为突然发生的、为时短暂的、反复发作的、不可抗拒的睡眠，多伴有一种或多种症状，包括猝倒症、睡瘫症和入睡幻觉，即发作性睡病四联征。发作性睡病根据其主要临床症状，将其归属于"多睡""嗜睡""多卧""嗜卧""善眠""多眠""多困""多寐"等范畴。本病常在青少年期起病并持续终生，西医多给予莫达非尼、哌甲酯、氟西汀、文拉法辛等药物治疗，虽疗效肯定，但多有一定的副作用。我们在临床实践中，采用中医辨治本病取得了很好疗效，现就其病因、病机、证治总结如下。

一、病因病机复杂，阳留于阴为本

发作性睡病的发生大多数存在一定的诱因，如明代《名医类案》云："有食饱过伤，以致脾难运化，每食饱后，则困倦而瞌睡。"饮食过度容易伤及脾胃，脾胃运化功能失司，则水谷精微不能到达四肢百骸，引起倦怠嗜卧。此外，剧烈的情绪波动、过度疲劳、睡眠习惯的改变、头部外伤、病毒性脑炎、各种感染如链球菌及甲型 H1N1 病毒疫苗接种或感染、有机磷农药中毒、接触重金属和除草剂及杀虫剂等，亦可能与本病的发生相关。

发作性睡病的基本病机为阴阳失和，阳留于阴，涉及五脏六腑，与心、肝、胆、脾、肾关系最为密切。病性为本虚标实，本虚以脾虚为主，病程较长可累及于肾，出现脾肾阳虚，标实表现为气滞、痰湿、瘀血等。

脾失健运，痰湿内阻。小儿脾常不足，加之饮食不知自节，若过食生冷肥甘，或暴饮暴食，皆可损伤脾胃，使脾胃运化功能失常，水谷不化生精微而成湿，湿聚成痰，痰湿之邪阻碍卫气运行，使之久留阴分，不能外行于阳经，则多寐好眠。脾为阴土，喜燥恶湿，脾为湿困，清阳不升，则精神萎靡；痰湿之邪上犯清窍，神明被蒙，则头晕；湿浊中阻，故胸闷腹胀、纳谷不香；脾和则口能知五味，湿邪久留，脾气不和则口黏腻而淡。

肝胆实热，痰热内扰。小儿肝常有余，学习压力过大，精神紧张或情志不遂，皆可使肝失疏泄，肝气郁滞，久则化火，致胆热气实，营卫壅塞，胸膈不利而多痰，痰热之邪上扰，则昼夜耽眠，精神昏聩。如《太平圣惠方》所云："夫胆热多睡者，由荣卫气涩，阴阳不和，胸膈多痰，脏腑壅滞，致使精神昏浊，昼夜耽眠。此肾积热不除，肝胆气实，故令多睡也。"肝火胆气上逆，则口苦口干；肝失条达柔顺之性，则急躁易怒；痰热内扰，神魂不安，则噩梦纷纭。

肝郁脾虚，痰湿内停。小儿忧思怫郁，或愤懑恼怒，皆致肝气郁结，木失条达，气血不畅，则神明郁而不发，不得申张于外，而发嗜卧多寐。肝失疏泄，经气郁滞，故胸胁胀满，太息则气郁得达，胀闷得舒，故喜太息；气机郁结不畅，则精神抑郁；条达失职，则急躁易怒。木旺克土，脾运失健，故纳呆腹胀。脾主四肢，脾虚运化水谷精微的功能失调，四肢肌肉失养则乏力。

心脾两虚，脑窍失养。《杂病源流犀烛》曰："多寐，心脾病也。一由心神昏浊，不能自主。一由心火虚衰，不能生土而健运。"小儿心思过重，忧思过极，损伤心脾，心气不足，鼓动无力，神明不清，则昏睡不能自主。脾气不足，胃气亦虚，则升降失常，清浊不分，可蒙蔽心神，而致多寐发生。如徐春甫《古今医统大全·倦怠嗜卧门》所云：

"脾胃一虚,则谷气不充,脾愈无所禀。脾运四肢,既禀气有亏,则四肢倦怠无力以动,故困乏而嗜卧也。"脾为气血生化之源,脾虚则气血生化乏源;心主血脉,心气虚则气血运行无力,心神失养,故多梦;气血不能上达头目,头目失养,则健忘;肌肤失荣,故面色萎黄无华;四肢失养,则乏力肢惰。

脾肾阳虚,髓窍失充。小儿脾常不足,肾常虚。肾主骨生髓,脑为髓海。疾病日久,脾肾两虚,髓海空虚,神明失奉,则怠惰嗜卧。《灵枢·海论》曰:"髓海不足,则脑转耳鸣,胫酸眩冒,目无所见,懈怠安卧。"肾为水火之宅,内寄元阴元阳,肾亏阳衰,鼓动乏力,脾阳因之益衰,则健运无权,血海为之不充,生精填髓无源,终致清阳难举,髓海空虚,则头昏脑鸣、思维迟钝、记忆力减退等。肾阳虚衰,不能温养腰府及骨骼,则腰膝酸软疼痛;不能温煦肌肤,故畏寒肢冷。阳气不足,阴寒盛于下,故下肢尤甚。阳虚不能温煦形体,振奋精神,故精神萎靡、面色㿠白。

痰瘀内停,脑络受阻。外伤或内伤杂病失治误治、惊恐致气血逆乱,痰瘀入络,脑络闭塞,则嗜睡,偶有头痛,部位固定,痛如针刺;瘀血内阻,气血运行不利,肌肤失养,则见面色黧黑,肌肤甲错,口唇、舌体、指甲青紫色暗;瘀阻脉络,血行受阻,则舌体紫暗,脉象细涩。

二、虚实夹杂,脏腑辨证为主

发作性睡病的临床证候表现复杂多样,常虚实夹杂,病初多以实证为主,随着病情的进展,出现虚实夹杂,日久迁延不愈则以虚证为主,出现脾虚或脾肾阳虚证。

1. 实证

脾失健运,痰湿内阻。嗜睡,不分环境和时间均可入睡,每次约数秒钟或数分钟不等,但唤之能醒,腹胀,纳谷不香,口黏腻而淡,肢体困重,便溏不爽,汗多,舌红,苔黄腻,脉濡数。

肝胆实热,痰热内扰。嗜睡伴精神昏愦,失眠多梦,急躁易怒,胸胁满闷，口苦口干或痰多，苔黄、舌边红，脉弦数或弦滑。

痰瘀内停，脑络受阻。多有外伤病史，嗜睡，时有头痛，痛处固定如针刺，面色晦暗，舌紫暗或有斑点，脉细涩。

2. 虚证

心脾两虚，脑窍失养。症见嗜睡，每次 30 分钟以上，饭后尤甚，伴见精神倦怠，多梦，记忆力差，面色萎黄，肢怠乏力，苔薄白脉弱。

脾肾阳虚，髓窍失充。多见于病程较长的患儿，精神疲惫，整日嗜睡懒言，面色㿠白，畏寒肢冷，健忘，舌淡胖、苔白，脉沉迟无力。

3. 虚实夹杂证

脾虚肝旺，痰湿内停。嗜卧多寐，情绪波动后加重，大笑后肢体软瘫，精神抑郁，或烦躁易怒，神疲面晦，胸胁满胀，善太息，记忆力差，纳呆，便溏，脉弦。

三、辨证论治，阳出于阴为终

1. 阴阳分治为指导思想

发作性睡病的治疗，应以调理患者脏腑阴阳平衡为基础，调和阴阳、醒神开窍为治疗原则。首先辨明病变之所在脏腑，然后调理营卫之气，实证以祛邪为主，虚证以补虚为要，虚实夹杂证应补虚祛邪并用，使白天阳出于阴，夜间阳入于阴，恢复阴阳之职，达到阴平阳秘，寝寐正常。

2. 辨证论治为基本原则

发作性睡病的证候复杂多样，临床治疗时应根据具体情况辨证施治，辨明脏腑病变之所在，祛除病邪。如《灵枢·大惑论》曰："先其脏腑，诛其小过，后调其气，盛者泻之，虚者补之，必先明知其形志之苦乐，定乃取之。"脾失健运，痰湿内阻证，宜健脾化湿、化痰开窍，可选用二陈汤加减；肝胆实热，痰热内扰证，宜清肝利胆、化痰开窍，可选用蒿芩清胆汤加减；脾虚肝旺，痰湿内停证，宜疏肝健脾、醒神开窍，可选用逍遥散加减；心脾两虚，脑窍失养证，宜健脾补心、醒神开窍，可选用归脾汤加减；脾肾阳虚证，宜温补脾肾、醒脑开窍，可选用

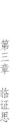

金匮肾气丸加减；瘀血内停，脑络受阻证，宜活血化瘀、醒脑开窍，可选用通窍活血汤。发作性睡病为罕见疾病，如朱丹溪云："怪疾多属痰，痰火生异证。"沈金鳌亦云："痰为诸病之源，怪病皆由痰成。"因此，涤痰开窍药应贯穿整个疾病治疗的始终。

3. 正确把握反治时机

发作性睡病应以醒神开窍为主，但临床上部分患儿睡眠障碍，夜间有效睡眠时间减少，严重者失眠。临证中往往多梦与失眠相伴随，患儿夜间因多梦睡眠质量低下，白天则极易疲劳嗜睡。多梦失眠的原因有虚实之分，实者多为肝胆之火或痰火上扰心神，神明不安则不寐、多梦、烦躁；虚者多为心脾两虚，阴虚生内热，虚热内扰，则见虚烦不寐。如《景岳全书·不寐》曰："不寐证虽病有不一，然唯知邪正二字，则尽之矣。盖寐本乎阴，神其主也，神安则寐，神不安则不寐。其所以不安者，一由邪气之扰，一由营气之不足耳。"实证者，应在清泻肝胆之火及痰火的同时，佐以镇静安神之品，如珍珠母等；虚证者，应在健脾养心的同时，佐以宁心安神之品，如酸枣仁、柏子仁等。因此，临证时对多寐患儿的治疗除醒神外，也应准确辨证，把握时机，恰当运用安神药物，合理使用正、反治法，最终使患儿夜间有效睡眠得以保证。

发作性睡病的防治方案中，应该重视其调养和护理，特别是对睡眠规律和饮食结构的调整。发作性睡病患儿在患病 1～2 年后，会出现明显的体重增加，食量难以控制，且伴随体重增加，病情逐渐加重。因此，患儿应节食并适度运动，严格控制体重。其次，建立良好的睡眠习惯，顺应阴阳的变化，保证规律的作息时间，白天可有 1～2 次小睡，以减轻发作性睡病白天嗜睡症状。同时，应向患儿和家属进行宣教，使家属了解患儿的生活状况，关注其心理健康，以提高对该罕见病的管理水平。

儿童慢性咳嗽临证辨治经验

儿童慢性咳嗽是指咳嗽症状持续大于 4 周的疾病。2008 年《儿童慢性咳嗽诊断与治疗指南》指出，目前临床上的慢性咳嗽主要是指咳嗽为主要或唯一表现，胸部 X 线片未见异常的慢性咳嗽，其病因有呼吸道感染与感染后咳嗽、咳嗽变异性哮喘（CVA）、上气道咳嗽综合征（UACS）、胃食管反流性咳嗽（GERC）、嗜酸粒细胞性支气管炎（EB）、先天性呼吸道疾病、心因性咳嗽及其他病因（如异物吸入、药物诱发等）。儿童慢性咳嗽病因复杂，其诊断有一定困难，久治不愈则严重影响患儿身心健康，目前在近期疗效和远期影响，以及用药安全性等方面，中医辨证治疗均体现出了越来越多的优势。

一、清肺热，顾护阴液

明代儿科医家万全提出小儿"阳常有余，阴常不足"的观点。小儿体属纯阳，犹如旭日之初升，阳动不已，故属"阳常有余"。另一方面，小儿脏腑娇嫩，形气未充，精、血、津液等物质皆未充实完善，加之小儿发育迅速，对于精微物质的需求尤为迫切，致使体内阴液常处于不足状态，这又构成了小儿"阴常不足"的体质特点。特殊的生理及体质特点，也就决定了小儿发病时"阳易亢，阴易乏"的病理特点。而儿童慢性咳嗽病程日久且易反复，邪气更易郁而化热，肺热极易内伏，肺失宣肃而咳。因此，本病在病机转化上，寒易化热表现尤为突出，且热伤肺津，常易耗损阴液，所以内清肺热，同时滋养阴液对于治疗慢性咳嗽尤为重要。用药上，善用炙桑皮、黄芩、鱼腥草、瓜蒌等以清肺热、泻肺实，麦冬、玄参滋养阴液，芦根、淡竹叶清热而不伤津。

二、调护脾胃，贯穿始终

在治疗肺系疾病方面，应重视肺脾之间的密切关系，将健脾运脾之法贯穿疾病始末。慢性咳嗽病位在肺，常涉及于脾，肺脾虚弱则是本病的主要内因。中医五行理论认为，土生金，脾与肺存在相生关系，脾虚则肺弱，即"母病及子"。反之，久咳伤肺气，即"子盗母气"，必然会导致脾虚不健。明代万全的"三有余，四不足"理论中，认为小儿"脾常不足"，即小儿生机蓬勃，发育迅速，各脏腑所需营养物质均需脾胃运化输给，但小儿脾胃功能状态与小儿快速生长发育常常不相适应。在此基础之上，如若感受外邪或喂养不当，致脾失健运，水湿不能化生津液、水谷不能化生精微，酿为痰浊，上贮于肺，肺失宣降而致咳喘。咳嗽经久不愈耗伤正气，致肺脾气虚，气不化津，痰浊更易滋生。正如古代医家所说的"脾为生痰之源，肺为贮痰之器"。故临床治疗采用"培土生金"之法，脾健则水液精微运化有司，输布正常，痰液无从化生，从而祛除导致久咳的重要病理因素。同时，脾健则气血充养，肺气自固，邪不易侵。用药方面，咳嗽痰涎较重时，可选用茯苓、陈皮、半夏等健脾祛湿之品；在咳嗽伴有食欲减退、呕吐等消化系统症状明显时，可选用焦白术、焦三仙、山药、鸡内金、薏苡仁等补脾健脾又不碍邪之品常获良效；久咳肺脾气虚时，可选用黄芪、西洋参等健脾益气。

此外，还应重视调理脾胃在预防肺系疾病方面的作用。脾为后天之本，主运化水谷精微，为气血生化之源。肺气也赖脾之运化功能的充养，脾胃健则肺卫固，正所谓"正气存内，邪不可干"。"三分治，七分养"，饮食宜清淡，忌食辛辣油腻刺激性食物，以免刺激脾胃，加重脾胃运化负担。

三、四诊合参，尤重舌象，善辨指纹

在小儿慢性咳嗽的诊治过程中，应重视四诊合参，重视舌象变化，善辨指纹，并结合问诊、脉象辨证施治。小儿舌象变化更能客观反映疾病的阴阳表里、寒热虚实，以及患儿体质状态。指纹作为3岁以下小儿的特殊诊法，受到外界及其他因素的影响较小，较易操作，可更直观反映疾病性质。若舌红少苔，或伴舌苔剥脱，并有久咳少痰或无痰，午后潮热或手足心热，脉细数等阴虚征象较重，多为咳嗽日久伤阴，阴虚内热生燥，治疗宜养阴润肺，兼清内热。若舌质暗淡，或边有齿痕，咳嗽反复不已，咳而无力，痰白清稀，气短懒言，自汗等气虚征象较重，多为咳嗽日久伤及肺脾之气，治疗宜健脾补肺，益气化痰。若舌淡红或淡暗，苔白腻，痰多壅盛，或喉间痰声辘辘等痰湿征象较重，多为脾虚湿困，痰浊阻肺，治疗宜健脾燥湿，化痰止咳。若舌红，苔黄腻，咳嗽痰多，色黄黏稠，尿黄，便干，脉滑数，或指纹紫等痰热征象较重，多为肺热内蕴，感邪发病，治疗宜清肺化痰止咳。若咳嗽日久，又新发表证，脉浮或指纹浮红或浮紫，宜先疏散表邪，宣通肺气。若出现舌暗红或有瘀斑，久咳未愈时，多为邪气内侵，郁久阻络，损伤气血运行，治宜内清伏邪，并加祛瘀通络之品，如丹参、红花等。

闭塞性细支气管炎辨治经验

闭塞性细支气管炎是指因炎症或纤维化所导致的细支气管狭窄或阻塞的一种少见且不可逆性阻塞性肺疾病。临床表现为以通气功能障碍为主的气促、咳嗽和咳痰。闭塞性细支气管炎分特发性和继发性，在儿童闭塞性细支气管炎的相关因素中，病毒性呼吸道感染是最常见也是最主要的，常继发于腺病毒、麻疹病毒及支原体感染。大约有1%的急性病毒性细支气管炎可发展成闭塞性细支气管炎。本病目前临床治疗较为棘手，西医治疗主要是对症支持治疗，糖皮质激素和大环内酯类抗生素是目前常用的治疗药物。

《小儿药证直诀·变蒸》说："五脏六腑，成而未全……全而未壮。"儿童脏腑娇嫩，形气未充是其一大生理特点，尤以肺、脾、肾三脏更为突出，故曰小儿"肺常不足""脾常不足""肾常虚"。本病的病因有内外两端，内因责之于肺常不足，肺脏娇嫩，且儿童闭塞性细支气管炎通常为感染后，已经过一段时间的抗感染治疗，使得肺气更加亏虚。外因责之于外感六淫或疫疠邪气，内外相合而发病。

闭塞性细支气管炎，中医基本病机为肺脏气血失和。肺主气，司呼吸，肺朝百脉，助心行血。疾病初期肺气亏虚，气不行血。叶天士《临证指南医案》曰："凡气既久阻，血亦应病，循行之脉络自痹。"中期由气及血，肺肾两虚。气能生血，气化作用是血液化生的动力，营气又是化生血液的原料。所以气旺则血充，气虚则血少，气的长期亏虚最终还会导致气血两亏的结局。同时，气虚可导致血瘀。后期气血两亏，虚瘀互结。"瘀血不去，新血不生"，病情缠绵难愈，遂成痼疾。

闭塞性细支气管炎预后存在不确定因素，有文献对闭塞性细支气管炎的患儿进行了为期 3.5 年的随访追踪，仅有 22.6% 的患儿临床缓解，67.7% 的患儿呼吸道症状体征持续，更有 9.7% 的患儿最终病死。因此，早期诊断、早期治疗对降低本病的病死率有着至关重要的作用。有研究表明，在疾病前期，机体会呈现少数局部甚至全身的先兆症状，支原体肺炎高热持续 5 天以上，肺炎支原体抗体 IgM、C 反应蛋白血清水平越高，咳嗽症状越剧烈，伴有胸腔积液和肺部哮鸣音的患儿，越可能发生闭塞性细支气管炎。因此，临床上一旦出现高热不退，咳喘频剧，喉中痰鸣，气急鼻扇，甚则张口抬肩、口唇发绀等肺闭喘咳的症状时，要警惕发生闭塞性细支气管炎的可能以"既病防变"。

闭塞性细支气管炎起病为亚急性或慢性，可迅速进展，并因呼吸道再感染而加重，重者可在 1 ~ 2 年内死于呼吸衰竭。感染了肺炎或者严重的下呼吸道疾病后，往往需要经过几个月甚至几年的发展后，才会出现闭塞性细支气管炎的明显临床症状。在此期间可表现为迁延性肺炎、反复肺炎、多重病原混合感染等，易被忽视。如此，患儿病程较长，则应该重视中医药内外合治疗法，以及攻补兼施原则。单用中药汤剂补益力量不足，只可对症治疗，缓解急性症状，无法触及根本。而膏方是一种具有高级营养滋补和治疗预防综合作用的成药，根据各人不同的体质组方用药，具有补虚和治病两大特点。

因此，在感染了肺炎或者严重的呼吸道疾病，或临床上遇到反复肺炎、迁延性肺炎、多病原混合感染的患儿就诊时，应警惕发生闭塞性细支气管炎的可能，早期运用中医药干预及治疗，对病程较长患儿可适时佐以膏方冬季进补，以加强疗效。

儿童抽动秽语综合征临床思辨

儿童多发性抽动症，又称 Tourette 综合征，或抽动 - 秽语综合征。疾病初始为频繁的眨眼、挤眉、吸鼻、噘嘴、张口、伸舌、点头等，随着病情进展抽动逐渐多样化，轮替出现如耸肩、扭颈、摇头、踢腿、甩手、口中怪叫或四肢抽动等。本病常在情绪激动，或听见他人提及时加重，玩耍或睡觉时抽动消失。多发于 3 ～ 12 岁儿童，且男孩比较多见。近年来，儿童多发性抽动症的发病率明显上升，如不尽早治疗，病情迁延难愈，将对患儿的身心造成伤害。古代医籍中并无本病记载，根据临床表现可将其归于"慢惊风""肝风""瘛疭"等范畴。西医学对儿童多发性抽动症的病因和发病机制尚未完全清楚，认为与生物学、社会、心理、环境等关系密切。因此，提出息风化痰、补益脏腑的治疗原则。

一、病因病机

《素问·至真要大论》曰："诸风掉眩，皆属于肝。"《小儿药证直诀·肝有风甚》曰："凡病或新或久，皆引肝风，风动而上于头目。"表明本病的发生与肝风密切相关。通常认为，本病病位在肝，与心、脾、肺、肾相关。本病的病因病机相当复杂，根据儿童"心肝常有余，肺脾常不足，肾常虚""阳常有余，阴常不足"的生理特点，以及现代儿童生活方式不正确，学习压力大，且平日家长过于溺爱，放纵儿童久看电视、玩手机及游戏，认为本病与儿童脾胃虚弱，日常饮食结构不合理，致脾虚生痰，平素肝阳亢盛，致痰热互结，引动肝风有关。

二、证治分类

本病病初往往不能引起家长及老师的重视，未能及时就医，直到影响患儿生活学习才前来就医，这时病情日久，邪气已由浅入深，使治疗陷于复杂之中。根据其病因病机的不同，临床上治疗本病先辨虚实，再辨脏腑，以外风引动证、肝亢风动证、痰火扰神证、脾虚肝亢证、阴虚风动证多见。

1. 外风引动证

本证由感受六淫，入里化热，引动肝风所致。症见挤眉眨眼，喉中怪声，多于感冒后加重，常伴鼻塞、流涕、咽痛或发热等外感表证，舌

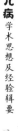

淡红，苔薄白，脉浮数。治以疏风解表，息风止动。方用银翘散加减：金银花 10g，连翘 10g，伸筋草 10g，天麻 10g，牛蒡子 10g，黄芩 10g，荆芥 6g，薄荷 6g，桔梗 6g，枳壳 6g，全蝎 2g。

2. 肝亢风动证

本证由肝阳亢盛，引动肝风所致。症见挤眉、眨眼、咧嘴、摇头耸肩等，抽动有力，喊叫声音高亢，急躁易怒，注意力不集中，难以自控，常伴头晕头痛，腹动胁痛，便干溲黄，舌质红，苔黄厚，脉弦数。治以平肝潜阳，息风止动。方用天麻钩藤饮加减：天麻 10g，钩藤 10g，石决明 10g，栀子 10g，黄芩 10g，川牛膝 10g，当归 10g，茯神 10g，柴胡 6g，远志 6g。

3. 痰火扰神证

本证由喜食肥甘，生痰化热，引动肝风所致。症见抽动有力，喉间痰鸣，口出污言秽语，偶有眩晕，失眠多梦，急躁易怒，口苦口干，大便秘结，小便短赤，舌红，苔黄腻，脉滑数。治以清热化痰，息风止动。方用黄连温胆汤加减：黄连 3g，陈皮 10g，茯苓 10g，天竺黄 10g，僵蚕 10g，石菖蒲 6g，远志 6g，清半夏 6g，竹茹 6g，枳实 6g。

4. 脾虚肝亢证

本证由脾胃虚弱，土虚木亢，肝风内动所致。症见眨眼、挤眉、咧嘴、擤鼻，腹部抽动，喉出怪声，少气懒言，面色萎黄，纳差，夜卧不安，大便不调，舌质淡，苔薄白或腻，脉细或细弦。治以扶土抑木，调和肝脾。方用缓肝理脾汤加减：党参 10g，焦白术 10g，茯苓 10g，山药 10g，白芍 10g，炙甘草 3g，当归 10g，酸枣仁 10g，陈皮 6g，柴胡 6g。

5. 阴虚风动证

本证由肝肾阴虚，水不涵木，虚风内动所致。症见挤眉眨眼，咽干清嗓，摇头耸肩，肢体抖动，两颧潮红，手足心热，急躁易怒，夜寐不安，形体瘦弱，大便秘结，舌红少津，少苔，脉细数。治以滋水涵木，柔肝息风。方用大定风珠加减：白芍 10g，生地黄 10g，麦冬 10g，火麻仁 10g，龟甲 10g，牡蛎 10g，鳖甲 10g，五味子 6g，阿胶（烊化）5g，炙甘草 3g。

难治性肾病临证辨治经验探析

肾病综合征是儿童比较常见的肾小球疾病，可分为原发性、继发性和先天性3种类型。临床观察发现76%～93%的患儿在治疗过程中出现复发，而其中45%～50%为频复发型肾病或激素依赖型肾病。目前主要以长期激素序贯治疗为主，或联合1～2种免疫抑制剂。肾病患儿长期大量蛋白尿不能得到有效的控制，便会对肾脏造成极为严重的损害，从而加速肾小球硬化和肾间质纤维化，最终很快进入终末期肾病，加重患儿的痛苦及家庭和社会的经济负担。因此，加强对难治性肾病（RNS）的认识及提高疗效，是目前临床亟待解决的问题。难治性肾病主要是原发性肾病综合征中频复发型肾病综合征（FRNS）、激素依赖型肾病综合征（SDNS）和激素耐药型肾病综合征（SRNS）的总称。

中医学认为，RNS病情反复日久，蛋白长期丢失，肾气受损，肾精耗伤，阴阳俱损的病理状态贯穿疾病的始终，成为难治、反复的根本因素。近年研究表明，中医药对RNS激素治疗阶段及激素减停疗效明显。基于"少火生气，壮火食气"理论，对RNS的病机演变有了新的认识，并结合多年临床经验提出RNS的治疗关键是避免"壮火食气"的副作用，继而维持"少火生气"的功能，以防止RNS复发。

一、"壮火食气，少火生气"的科学诠释

1. "火"与"气"的含义

《素问·阴阳应象大论》有言："水火者，阴阳之征兆也；阴阳者，万物之能始也。"论火为阳，能生万物。而历代医家在此基础上对火做了更为详尽的论述，将火概括为自然之火与人体之火，人体之火又包括少火、壮火，少火可分君火、相火，壮火可分外火、内火等。《难经·八难》中记载："气者，人之根也。"气为生人之根，气聚则生，气散则亡。根据气的来源、分布部位及功能特点，可分为元气、营气、卫

气、宗气等。《类经注》云："人生元气生于命门。命门者，精神之所舍，而为阳气之根也。"元气为诸气之根，由先天之精所生，后天之精所养，发源于肾，滋养于周身。

2. "壮火食气，少火生气"的理论内涵

《素问·阴阳应象大论》云："壮火之气衰，少火之气壮。壮火食气，气食少火。壮火散气，少火生气。"对于这段经文的解释，历代医家各抒己见。明代马莳《黄帝内经素问注证发微》云："气味太厚者，火之壮也。用壮火之品，则吾人之气不能当之而反衰矣（如乌、附之类，而吾人之气不能胜之）。气味之温者，火之少也。用少火之品，则吾人之气渐尔生旺，而益壮矣（如参、归之类，而气血渐旺者是也）。"马莳单纯以药食气味之厚薄别于少火与壮火，认为药食气味纯阳的壮火之品，久服或多服则耗气；气味温和的少火之品，食之则壮气。

张介宾将少火、壮火引申为生理、病理之火。其在《类经》中又指出："顾人生之气，有正气，亦有邪气；人生之火，有少火，亦有壮火。少火生人之元气，是火即为气，此气为正气。壮火食人之元气，是气即为火，此气是邪气。""万物之生，皆由阳气。但阳和之火则生物，亢烈之火反害物，故火太过则气反衰，火和平则气乃壮。"张介宾指出少火为正气，生元气养万物，立命之本也。正如朱丹溪所言："天非此火不能生物，人非此火不能有生。"壮火为邪气，耗元气伤万物。

参照上述医家之见，结合RNS的病因病机，提出少火为生理之火，能生元气，而久服气味厚重之药食可助火滋长。本是生元气之少火转变为食人之气的壮火，生理之火成为病理之壮火，继而伤阴耗命门之元气。

二、小儿难治性肾病病机演变规律

小儿原发性肾病的病名在古医籍中没有相关记载，根据其主要的临床表现可归属于中医学中"水肿"范畴。《景岳全书》指出："凡水肿等证，乃肺脾肾三脏相干之病，盖水为至阴，故其本在肾；水化于气，故其标在肺；水惟畏土，故其制在脾。今肺虚则气不化精而化水，脾虚则土不制水而水反克，肾虚则水无所主而妄行。"详尽地阐述了肺、脾、肾三脏气化失司是水肿发病的主要内在因素。小儿难治性肾病的病因，主要为蛋白长期丢失，精微久泄，而致肾精耗伤，加之患儿病程日久，正气愈虚，卫外不固，外邪乘虚而入，而素体肾精亏虚，致使病邪久滞体内。"邪之所凑，其气必虚"，致使病情迁延不愈，是本病难治的关键因素。同时，激素依赖型及频复发型肾病的治疗，主要以长期大量应用激素为主，而内源性激素相当于"少火"，外源性激素相当于"壮火"。激素为外源性"纯阳"之品，"药性辛、温，归肾经，具有补火助阳、温补脾肾、温脾化湿、滑利气机"等功效。应用激素这类温阳之品，可温煦肾中之阳气。但是久用"重极"现象应运而生，物极必反。且小儿为稚阴稚阳之体，阳常有余，过用阳热之品，必然会造成阳亢阴伤、阳过助火、耗气伤阴、阴病及阳等壮火食气的一系列临床表现。

三、维持机体"少火生气"的功能贯穿始末

激素依赖及频复发型肾病的患儿，在长期大量应用激素过程中会相继出现"壮火内炽""壮火食气"及"少火不足"三个阶段。其治疗的关键在于减轻壮火食气的副作用，以调节体内阴阳的平衡，而维持少火生气的功能是防止激素依赖及频复发的治疗关键。临床治疗中要注意辨证施治，在大剂量激素诱导缓解阶段以壮火内炽的临床表现为主，治疗上主要以滋阴泻火以护少火为主；激素减量阶段以壮火食气的临床表现为主，治疗上以养阴益气以固少火为主；小剂量激素维持阶段以少火不足的临床表现为主，治疗上以益气温阳以生少火为主。

1. 滋阴泻火，以护少火

RNS的治疗初期需要大剂量的激素冲击治疗以控制尿蛋白，大剂量的激素作为"阳刚之品"，可出现"壮火之气壮"，继而导致伤耗阴液，阴不制阳，则阳热之气相对偏旺。小儿素体"肾常虚"，肾为水脏，喜润而恶燥，壮火妄动，首先灼伤肾阴（阳胜则阴病），肾阴为命门之水，诸阴之本，阴液不足，不能制约壮火则水枯火炎，出现虚火内盛的阴虚火旺证。临床主要以烦躁易怒、手足心热、夜卧不安、食欲亢进、

口干、大便干燥、小便略黄、面部痤疮、满月脸、舌红、苔黄、脉弦数或细等表现为主。此期临床为肾上腺皮质功能亢进的表现，其发生机制是由于激素蓄积作用而造成。该阶段为"壮火内炽"阶段，虽未出现壮火食气的气虚证，但由于患儿激素依赖、频复发的病理特点，治疗上除了"扬汤止沸，不若釜底抽薪"，以泻壮火为主，更应注意保护元气不受耗损，继而维持少火生气的功能。"有热必清，除热务尽"，治宜滋阴泻火，以护元气生少火。

2. 养阴益气，以固少火

RNS 后期随激素量的变化，外源性阳刚燥热之品应用减少，龙雷之火燔灼肾阴的同时也耗散元气，即"壮火之气衰，壮火散气"。如马莳在《黄帝内经素问注证发微》中说："气味太厚者，火之壮也。用壮火之品，则吾人之气不能当之而反衰矣。"气因火盛而衰，而出现火壮于内则食气伤阴的气阴两虚证。临床多以腰膝酸软无力、神疲体倦、乏力、自汗、盗汗、平素易感、手足心热、夜卧不安、梦语、大便干、小便黄，可伴有腿痛、头晕、舌质淡有齿痕、脉沉细等表现为主。

此期的临床表现即激素撤减综合征，其发病机制与长期应用激素抑制下丘脑－垂体－肾上腺内分泌轴（HPA）而导致功能紊乱有关。此阶段为"壮火食气"阶段，尤其是激素依赖及频复发的患儿，此阶段的治疗尤为重要。外源性阳热之品的应用减少，易出现机体本身阳气不足的表现，而长期应用外源性阳热之品又耗气伤阴，所以在此阶段的临床治疗中，配以养阴清热益气的中药效果更佳。治疗上应补泻兼用，既要泻壮火以固元气，"人以天地之气生，四时之法成"，故治疗上又要补少火以生元气。

3. 益气温阳，以生少火

本阶段主要通过小剂量激素维持以巩固疗效，防止复发。经过积极、规范、有效的治疗，大多数 RNS 患儿病情基本已缓解，激素用量已接近人体的生理水平。激素一旦减少，外源阳热之品减少，体内肾阳不足必然显露，无火则无以鼓动阳气，则表现为肾阳虚。临床多以精神不振、肢凉怕冷、腰膝冷痛、小便清长、嗜睡、多梦、面色苍白、神疲乏力、纳呆、五更泄泻，可有脱发、舌淡胖少苔、脉沉等表现为主。

此期为肾上腺皮质功能不全的表现，发生机制为外源性激素对HPA轴长期负反馈抑制作用，导致肾上腺皮质处于长期抑制性萎缩状态，皮质醇分泌减少甚至停止，一旦激素减少或停用，极易引起肾病复发。此阶段为气食少火阶段，也是该病治疗的关键。"壮水之主，以制阳光，益火之源，以消阴翳""虚则补之"，故治疗上以补少火以生元气为主，微微生少火以生肾阳，阳气足则可助少火生气而固本，治宜益气温阳。在应用温肾阳药物时，多选用温而不燥之品，防止大热大燥之品损耗刚刚恢复的肾阴。

儿童血尿的中医诊治策略

血尿是泌尿系统疾病常见的症状，指尿液中红细胞排泄超过正常范围。一般分为肉眼血尿和镜下血尿。血尿是中医学尿血病（按出血部位而命名）中一个常见症状。尿血归属于中医血证范畴，是指血液不循常道，下泄于前阴所形成的病证。尿血最早在《黄帝内经》称为"溺血"。《素问·气厥论》云："胞移热于膀胱，则癃溺血。"以尿血为病证命名，始于张仲景《金匮要略·五脏风寒积聚病脉证并治》："热在下焦者，则尿血。"古代医家也称之为"小便赤"，如《普济方》曰"穴关元、秩边、气海、阳纲，治小便赤"；还有称为"小便出血"，《笔花医镜》曰："肾之热，水将涸也……为小便出血。"尿血临床常需辨病与辨证相结合诊治，才能取得较好疗效。

一、病位病机

中医学认为，尿血的病位主要在肾和膀胱；病机主要为血不循经，溢出脉络，发生尿血。小儿脏腑娇嫩，稚阴未充，稚阳未长，"肾常虚"为其突出的生理特点。中医学认为，感受外邪特别是风、湿、热、毒为本病的主要外因；肾元亏虚、肾体受伤是发病的主要内因；而劳累过度、饮食不节、汗出当风等则为发病诱因。《太平圣惠方》曰："虚劳之

王雪峰小儿病学术思想及经验辑要

人，阴阳不和，因生客热，则血渗于胕，血得温则妄行，故因热而流散，致渗于胕而尿血也。"就其病机而言，主要为热伤脉络、脾肾不固，以及瘀阻脉络。《景岳全书·血证》谓："血本阴精，不宜动也，而动则为病，血为营气，不宜损也，而损则为病。多由于火，火盛则逼血妄行，损者多，由于气，气伤则血无以存。"具体而言，其病机不外三条。

其一为火热伤络，迫血妄行，溢出脉外。火热有实热和虚火之分。实热多见于外感风邪，迫于下焦，热蓄膀胱；或平日嗜食肥甘厚味，湿热内生，困阻脾胃，下移肾与膀胱。如《诸病源候论·小便血候》曰："下部脉急而弦者，风邪入于少阴，则尿血。"李用粹《证治汇补·溺血》曰："胞中或脾经湿热内陷之邪，乘所胜而下传水府……俱使热乘下焦，血随火溢。"虚火灼多见于久病体虚，气阴不足，虚火内盛，灼伤血络。如《灵枢·热病》曰："热病七日八日，脉微小，病者溲血。"

其二为脾肾亏虚，血失统摄，溢于脉外。脾主统血，肾主藏精。饥饱劳倦伤脾，久病失养伤肾，脾肾亏虚，脾虚则统血无权，肾伤则下元空虚，封藏失职，固摄无力，导致血不循经发生尿血。如张锡纯《医学衷中参西录》曰："中气虚弱，不能摄血，又兼命门相火衰弱，乏吸摄之力，以致肾脏不能封固，血随小便而流出也。"

其三为瘀血阻络，脉络壅塞，络破血溢。跌仆损伤，久病伤络，气机不畅，气滞则血瘀，瘀久则络破血溢而成尿血。吴瑭《医医病书·溺血论》曰："肝郁则血瘀滞，血瘀滞则失其常行之路，非吐血、咳血，即溺血矣。"

对于尿血与其他脏腑的关系，《证治准绳·溲血》曰："五脏凡有损伤妄行之血，皆得如心下崩者渗于胞中，五脏之热，皆得如膀胱之移热传于下焦，何以言之？肺金者，肾水之母，谓之连脏，况恃之通调水道下输膀胱者也，肺有损伤妄行之血，若气逆上者即为呕血矣。气不逆者如之何，不从水逆下降入于胞中耶……脾土者，胜水之贼邪也，水精不布则壅成湿热，湿热必陷下，伤于水道肾，与膀胱俱受其害，害则阴络伤，伤则血散入胞中矣。肝属阳主生化、主疏泄、主纳血，肾属阴血，闭藏而不固，必渗血于胞中。"五脏病变皆可累及肾和膀胱，出现血尿。心和小肠相表里。心火亢盛，移热于小肠，循经灼伤膀胱血络，则血从小便而出。肺肾为母子之脏，肺主通调水道下输膀胱。外邪入侵，首先犯肺，肺失宣降，表邪化热下迫，灼伤络脉致尿血。脾主运化，主通调水道。嗜食肥甘厚味，损伤脾胃，脾运失职，壅湿生热，下移膀胱，灼伤血络致尿血。脾主统血。脾气亏虚，血失统摄，溢于脉外，也可出现尿血。肝主疏泄。肝气郁久化热，结于下焦，损伤络脉致尿血。尿血一症一般定位于肾和膀胱，责之于肾失封藏，然而"心主血""脾统血""肝主疏泄""宣布于肺""施泄于肾"，故心肺脾肝有病，波及于肾时，均可出现尿血。

二、类证鉴别

尿血属于中医"血证"范畴。血淋属于中医"淋证"的范畴。尿血是指小便中混有血液，或伴有血块夹杂而下，随出血量多少的不同，而使小便呈淡红色、鲜红色或茶褐色。尿时没有疼痛感觉。血淋的临床表现特点为小便短涩，滴沥刺痛，欲出未尽，小便拘急，或痛引腰腹，小便红赤或夹有血块。所以中医学通常以痛者为"血淋"，不痛者为"尿血"。如陈无择于《三因极一病证方论》曰："与淋不同，以其不痛，故属尿血，痛则当在血淋门。"

三、诊治思路及特色疗法

1. 血尿的辨证要点

血尿的辨证以辨虚实为关键，小儿尿血以实证为多。实证尿血以发病急、病程短、伴有外感病史、尿色鲜红为特点。虚证尿血以起病缓、病程长、伴有全身阴虚或气虚症状为特点。在虚证过程中，常兼有邪热留恋或瘀血内阻，而形成正虚邪恋或虚中夹实之证。

其次为辨部位，小便时出血的先后对初步判断出血部位有参考价值。如小便先血后溲者，多为尿道出血；先溲后血者，多为膀胱出血；全程血尿多为肾脏出血。尿道、膀胱出血多为实证；肾脏出血多为虚证。

2. 血尿辨证论治及代表方剂

湿热伤络证发病急骤，症见发热，遍身酸楚，口渴，腹痛，尿道灼热，尿急，尿血鲜红，舌质红，苔黄，脉滑数。治以清热利湿、凉血止血，常选用小蓟饮子加减。

风热伤络证起病较急，症见尿血鲜红，恶风，常有皮肤紫癜，颜色鲜明，偶有腹痛，关节痛，舌红，苔薄黄，脉浮数。治以疏风散邪、解毒泻火，常选用连翘败毒散加减。

阴虚火旺证多见于先天不足或久病缠绵，病程较长，症见尿浊夹血伴精神萎靡，小便频短，五心烦热，形体消瘦，口干多饮，舌红，苔薄黄或光剥苔，脉细数。治以滋阴降火、凉血止血，选用知柏地黄丸加减。

脾肾两虚证多由于劳倦或久病伤及脾肾，症见久病血尿，尿色淡红，纳食减少，神疲乏力，面色萎黄，气短声低，头晕耳鸣，腰膝酸软，形寒肢冷，便溏或见浮肿，或伴齿衄、肌衄，舌质淡，苔白，脉沉弱。多为脾肾两虚，治以健脾固肾、固涩止血，常用代表方剂为归脾汤合济生肾气丸加减。

气滞血瘀证多见于跌仆损伤或久病伤络，病程迁延，症见尿血反复不止，面色晦暗，伴腰部酸困，或少腹刺痛拒按，或可触到积块，舌黯红或紫或边有紫斑，苔薄白，脉细涩。治以理气化瘀、活血止血，选用代表方剂桃仁汤合菖蒲丸加减。

3. 血尿常用中成药及用药禁忌

目前血尿常用中成药，如血尿胶囊（棕榈子、菝葜、薏苡仁等），功能为清热利湿、凉血止血，用于湿热蕴结证。血尿安胶囊（白茅根、小蓟、肾茶、黄柏等），功能清热利湿、凉血止血，用于湿热蕴结证。肾炎康复片（西洋参、人参、地黄、炒杜仲、山药、白花蛇舌草、黑豆、土茯苓、益母草、丹参、泽泻、白茅根、桔梗等），功能益气养阴、补肾健脾、清除余毒，用于气阴两虚，脾肾不足，毒热未清证。黄葵胶囊（黄蜀葵花），功能清利湿热、解毒消肿，用于湿热证。断血流颗粒（断血流），功能凉血止血，用于血热妄行证。此外，槐杞黄颗粒也被用于过敏性紫癜性血尿。血尿常用中成药说明书中，很少有儿童按年龄分层剂量，多数临床治疗时采用酌减方法。

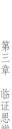

血尿用药禁忌：慎用辛燥苦寒药，无论血尿新发或迁延日久，多为营阴不足或血中有伏热之邪，辛香温燥之药易耗血动血，使血络不宁。苦寒药虽可用于血热妄行之血尿，但用之不当或寒凉太过，反可使血寒凝涩，血行不畅，日久反而易形成瘀血。同时苦寒之药也易损伤中焦阳气，致气虚不能统血，加重出血。所以治疗出血因于血热者，审证宜选用甘寒之药或凉血活血药，同时勿忘固护脾胃。因于阳气不足，统摄无权者，当用甘温之药养之，以药性平和之品为佳。

血尿发生和加重的重要诱因是感冒。"感冒为百病之源"，如 IgA 肾病、急性肾炎、紫癜性肾炎等引起的血尿，均与感冒有着密切的关系。《素问遗篇·刺法论》说："正气存内，邪不可干。"故血尿患儿平时要防止外邪的入侵，避风寒，慎起居。张景岳《景岳全书·溺血论治》曰："溺孔之血，其来近者，出自膀胱……其来远者出自小肠……盖小肠与心为表里……故无论焦心劳力或浓味酒浆，而上中二焦五志口腹之火，凡从清道以降者，必皆由小肠以达膀胱也。"患儿平日要保持良好的精神状态，避免情绪过激；饮食清淡，忌过食辛辣肥甘厚味之品。疲劳往往也是血尿诱发和反复的原因，因而血尿患儿要应注意休息，避免剧烈活动，重视血尿患儿预后的中医调护。

《景岳全书·血证》说："凡治血证，须知其要，而血动之由，惟火惟气耳。故察火者但察其有火无火，察气者，但察其气虚气实。知此四者而得其所以，则治血之法无余义矣。"概而言之，对血尿的治疗可归纳为治火、治气、治血三个原则。治火有清热泻火、滋阴降火之分；治气有补气、理气之别；治血有凉血止血、固涩止血、活血止血之不同。血尿症情复杂，临床上应做到病证相结合，中西医互鉴，临证时应针对病因病机、证候虚实及病情轻重而辨证论治。血尿中医辨病与辨证相结合，以期达到临床较好的疗效。

肾病综合征激素应用不同阶段的中医辨治

肾病综合征（NS），简称肾病，是小儿时期泌尿系统的常见病，在

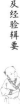

小儿肾脏疾病中发病率仅次于急性肾炎。小儿肾病是一组由多种原因引起的肾小球滤过膜通透性增高，导致大量血浆蛋白自尿中丢失的临床综合征，具有以下四大特点：大量蛋白尿、低蛋白血症、高胆固醇血症（高脂血症）和不同程度的水肿。目前现代医学主要采用激素治疗，但在激素应用过程中常出现肾上腺皮质功能抑制、诱发感染、停药易反复等不良反应。在激素应用过程中配合中药治疗，可减少其副作用，提高治愈率。且在激素应用过程中有一定的中医辨证规律及特点，现总结如下。

一、小儿肾病的病机

肾病综合征是西医学病名，目前在中医学科内没有专属病名，根据其临床表现属于中医"水肿"范畴。《灵枢·水胀》曰："水始起也，目窠上微肿，如新卧起之状，其颈脉动，时咳，阴股间寒，足胫肿，腹乃大，其水已成矣。"古代医家的论述与小儿肾病的症状极为相似。中医学认为，人体水液的正常代谢，依赖于肺的通调，脾的转输，肾的开阖与三焦、膀胱的气化。而小儿脏腑娇嫩，形气未充。明代著名儿科医家万全说："五脏之中肝有余，脾常不足肾常虚，心热为火同肝论，娇肺遭伤不易愈。"所以小儿时期肺、脾、肾三脏更易发生疾病。如小儿先天禀赋不足，或久病体虚，均可使肺脾肾三脏功能失调，水液输化障碍，泛滥肌肤而成水肿。《景岳全书·肿胀》指出："凡水肿等证，乃脾肺肾三脏相干之病。盖水为至阴，故其本在肾；水化于气，故其标在肺；水惟畏土，故其制在脾。今肺虚则气不化精而化水，脾虚则土不制水而反克，肾虚则水无所主而妄行。"从古代医家对水肿病因病机的论述中，可以总结出肾虚是小儿水肿发病的关键。水为有形之邪，其性寒冽，最伤阳气，肾又为诸阳之本，故在水邪致病中肾亦首当其冲。

现代医学对小儿肾病的病因及发病机制目前尚不明确，其中微小病变型可能与 T 细胞免疫功能紊乱相关，膜性肾病和膜增生性肾炎可能与免疫复合物形成有关。近年来研究还发现，肾病具有遗传基础，其发病与人种及环境亦有关，减停激素后出现肾脏功能的反应，其归属肾经。

二、对激素的不同认识

1. 现代医学对激素作用的认识

肾上腺皮质激素是由肾上腺皮质合成并分泌，具有很好的抗炎、免疫抑制、抗毒素、抗休克、增强代谢、增强血液中红细胞数和血红蛋白含量、增强凝血机制、减轻结缔组织之病理增生、提高神经系统兴奋、促进胃酸和胃蛋白酶分泌等作用。激素作为诱导蛋白尿消失的有效药物，其作用机制并不十分清楚，可能与直接抗炎作用、免疫调节作用、利尿作用有关。

2. 中医对激素的认识

从中医角度看，任何药物都具有阴阳偏性和脏腑归经。确定药物阴阳属性与归经的一条重要法则，是看服用该药后机体出现何种反应。服用激素后，机体出现阳亢或耗阴反应，其药性属阳；服用或减停激素后出现肾脏功能的反应，其归属肾经。激素本是机体内固有的生理物质，与中医"少火"的性质相类似。《黄帝内经》云："少火生气。"使用激素就是利用其"生气"作用而扶正祛邪，发挥治疗作用的，但大量外源性激素的使用，使其变为"壮火"，从而产生类似"壮火"的副作用。

三、激素应用过程中，中医辨证治疗要点

1. 大剂量激素诱导缓解阶段

由于小儿素体肾常虚，激素药性属阳又归肾经，累积到一定程度，首先灼伤肾阴，肾阴为诸阴之本，阴液不足，不能制约阳气，从而形成虚火内盛的阴虚火旺的表现，发病机制为医源性肾上腺皮质功能亢进。症见五心烦热、食欲亢进、口干舌燥、满月脸，舌质嫩红、少苔或无苔、脉虚数。治宜滋阴降火，方用知柏地黄丸加减。常用药物有知母、黄柏、生地黄、女贞子、五味子、龟甲、鳖甲、白芍、玄参、地骨皮、旱莲草、枸杞子等。

现代药理研究表明，滋阴降火药能加强激素对淋巴组织的抑制作用，对肾上腺却有一定的保护作用，可免于腺体萎缩。中药与激素共同使用，在一定程度上能抵抗外源性皮质激素对肾上腺皮质的抑制作用，防止激素单独使用所致的下丘脑－垂体－肾上腺皮质轴（HPA）的功能紊乱。

本期除以阴虚火旺为主外，由于肾病患儿体内湿邪较重，湿热互结，还会出现湿热证，临床表现为口苦、口干、口黏，舌苔黄腻等。治法是清热利湿解毒，方药为甘露消毒丹加减。火又易致肿疡，临床表现为各种化脓性感染，如痤疮感染、咽部感染、腹膜炎等，症见满面通红、局部疮疡肿痛、口苦口干，唇舌红绛、舌苔黄燥、脉滑数等。治宜清热解毒，方用五味消毒饮加减。在治疗中应注意随证施方，辨证治疗。

2. 激素隔日巩固缓解阶段

本阶段激素对 HPA 轴功能的抑制作用逐渐减轻，随激素量的变化，外源性阳刚燥热之品减少，而"壮火食气"的副作用表现出来。火易耗气伤阴，可导致气阴两虚。主要症状有气短乏力、自汗、易感冒、手足心热、纳呆腹胀、大便稀溏、腰膝酸软，舌质淡有齿痕、脉沉细或细数，即激素撤减综合征，其发生机制与 HPA 轴系统暂时性功能紊乱有关。中药治以益气养阴、补肾健脾。方用参芪地黄丸和四君子汤加减。偏气虚者，重用黄芪，加党参、白术以益气健脾；阴虚偏重者，加玄参、怀牛膝、麦冬、枸杞子等以养阴；亦可加菟丝子、杜仲等以补肾。现代药理研究表明，在激素减量阶段，配合益气补肾药，有助于减少机体对激素的依赖，防止症状反跳，抵抗外源性皮质激素对垂体－肾上腺皮质轴的反馈抑制，防止激素撤减综合征，巩固疗效。

3. 激素减量至小剂量维持阶段

本阶段主要是巩固治疗，防止复发。经过积极有效的治疗，大多数肾病患儿病情都已缓解，激素用量已接近人体的生理水平。由于大量外源性激素对内源性"少火"产生的抑制，所以"少火生气"作用减少，表现出肾阳虚的症状，即肾上腺皮质功能不全的表现。发生机制为外源性激素对 HPA 轴长期负反馈抑制作用。此阶段肾上腺皮质处于长期抑

制性萎缩状态，皮质醇分泌减少甚至停止，一旦激素减少或停用极易引起肾病复发。肾阳为诸阳之本，肾阳虚则阳气的温煦功能减弱，症见面色苍白、倦怠乏力、肢凉怕冷、纳呆，舌淡胖少苔、脉沉细或细数。辨证以肾阳虚为主，治宜温补肾阳，方用金匮肾气丸加减。常用药物有锁阳、补骨脂、菟丝子、山茱萸、肉桂、杜仲、巴戟天、肉苁蓉、淫羊藿、干姜等。

现代药理研究表明，温肾药可促进肾血流量增加及肾小球滤过率的增加，还可对抗激素对胸腺及脾脏的抑制作用，并能促使肾上腺肥大，故温补肾阳药能在一定程度上减弱外源激素对具有免疫功能的淋巴组织及肾上腺的抑制作用。近年来现代医学研究表明，单纯性肾病综合征患儿，在激素治疗前即存在肾上腺皮质功能低下。大剂量肾上腺皮质激素治疗，一方面虽能使肾病缓解，另一方面又使得HPA受到抑制，皮质醇水平不断下降。血清皮质醇水平的持续降低又可通过神经－内分泌－免疫网络，使肾小球病变持续发展，导致病情反复发作。补肾中药可以拮抗皮质激素对HPA的抑制作用，从而减少了激素的副作用，也降低了小儿肾病的复发率。

4. 激素停药阶段

本阶段主要是预防各种感染，提高机体抗病能力，防止肾病反复。感染已被公认为小儿肾病最常见的并发症及引起死亡的主要原因，其中以呼吸道感染最为常见。感染不仅与肾病的发生有关，还是小儿肾病复发的重要因素。小儿对各种疾病的抵抗力较差，加之寒温还不能自调，饮食又不知自节，一旦调护稍有失宜，就易被外邪所伤。

现代医学也认为，反复感染患儿与其机体的免疫力低下有关。免疫力属于中医"正气"范畴，中药对于扶助人体正气、预防疾病的发生有一定的作用。本阶段症见面色苍白、气短乏力、纳呆便溏、自汗、易感冒、腰膝酸软，舌淡胖、脉沉弱等。辨证属肺脾肾三脏俱虚，治宜益气健脾补肾，方用玉屏风散合金匮肾气丸加减。常用药物有黄芪、白术、防风、党参、山药、肉桂、熟地黄、肉苁蓉、菟丝子、茯苓等。如出自《丹溪心法》的玉屏风散由黄芪、白术、防风组成，是中医扶正固本的经典方剂。近年来研究发现，玉屏风散对机体免疫系统具有双向调节作用，有利于肾病的治疗。中医药试验研究表明，应用玉屏风散可使患儿血清 IgA、IgG 水平显著升高，还能使患儿低于正常或高于正常的 IgM 恢复正常。动物实验也证明，玉屏风散对体液免疫、细胞免疫及 T 细胞功能均有一定保护作用。玉屏风散可能不会直接导致肾病缓解，但其可改善肾病患儿免疫状态，降低合并感染和复发机会，所以玉屏风散治疗小儿肾病继发性免疫功能低下在临床中已被广泛应用。

综上所述，中西医结合治疗小儿肾病综合征取得了较大进展，在应用激素的基础上联合应用中药，不仅可以拮抗西药的副作用，减少并发症及撤减西药后的反跳现象，而且能缩短激素的用药时间，预防感染，增强机体抵抗力，减少复发。中医从整体观出发，辨证论治，灵活加减，标本兼顾，治疗小儿肾病综合征疗效显著、副作用小，弥补了西医单纯运用激素、环磷酰胺治疗的不足，显示了独特的优势。如在今后工作中，能把西医的辨病与中医的辨证有机地结合并用于指导临床，就可更好地提高患儿的生活质量，降低肾病患儿的易感性和反复性，使中西医结合治疗小儿肾病综合征的水平达到新的高度。

儿童生长痛的中医思辨

生长痛是儿童时期特有的一种生理现象，1823 年由法国医生 Duchamp 首先提出。其好发于 2～12 岁的健康儿童，主要表现为反复发作间歇性的下肢疼痛，尤以膝关节周围和小腿前侧为重。其局部组织无红肿压痛，活动正常，疼痛多发生在黄昏前后，过度运动、疲劳时疼痛加重。两百年来，虽经众多研究，但至今对其发病机制、检测方法、诊断及治疗尚不十分清楚。现代医学缺乏特效治疗方法，多采用心理行为治疗、局部热敷、适当休息、饮食中添加钙剂和维生素 D 剂等缓解症状的治疗，并且缺乏确切证据说明有效。中医将生长痛归属"痹证"范畴，根据患儿中医证候进行辨证治疗，可较快缓解疼痛症状，减轻家长的担忧。现将中医辨证治疗情况介绍如下。

一、现代医学对生长痛的认识

生长痛并非疾病名称，作为一种临床症状，因其发生于儿童生长期而得名，它是儿童时期导致骨骼肌肉系统疼痛的最常见原因，远远超过感染和肿瘤病因。近年来，随着生长痛对儿童日常生活的影响被逐渐认识和关注，门诊就诊人数也呈上升趋势。

1. 发病率

儿童生长痛的发生与地区、年龄关系密切。澳大利亚 4 ～ 6 岁儿童生长痛发病率为 37%。国内尚缺乏大样本多中心的调查研究报道，各文献报道的生长痛发病年龄在 2 ～ 19 岁，发病率 5% ～ 25%。

2. 病因与发病机制

儿童生长痛的病因目前尚不明确，绝大部分患儿查不出具体而确凿的针对性病因，可能与活动过多、生长过快、夜间受凉、上呼吸道感染等因素诱发相关。

影响骨骼、骨龄发育的因素包括：民族、性别、地区、气候、体内腺体分泌的激素、各种维生素的含量、钙磷的代谢平衡等。因此，关于生长痛的发病机制目前就有许多假设。徐静等报道其与骨代谢、骨龄、下肢微循环、下肢力线、痛阈值、骨骼生长、精神因素相关；李晋蓉等还报道其与骨密度、心理因素、母乳喂养有一定的关系。一般认为，生长痛的原因之一是由于骨骼生长迅速，而其周围的神经、肌腱、肌肉生长相对较慢，因而产生牵拉痛。二是幼儿开始学步时小腿的胫骨较弯曲，为抵消胫骨内弯造成的支持力线不正，人体会代偿地出现一定程度的膝关节外翻，而少数小儿胫骨内弯和膝关节外翻未能及时纠正，为保持关节稳定，腿部肌肉须保持紧张状态，因此出现疼痛。三是白天活动量大，长时间必然引起酸性代谢产物堆积，也会引起肌肉疲劳酸痛。

3. 生长痛的诊断

生长痛的典型表现为 2/3 的儿童有反复双下肢间歇性疼痛，尤以胫骨、膝关节周边部位较重，持续几分钟至几小时不等，却在次日清醒后不再疼痛，间歇期为几天至几周，有一定的周期性。儿童生长痛多结合临床表现进行排他性诊断，临床中必须进行明确的病史问诊和详细的体格检查、必要的实验室检查，并注意与股骨头骨软骨炎、结核性髋关节炎、风湿病、类风湿病、先天性髋关节脱位、急性髋关节暂时性滑膜炎、骨折、恶性骨瘤、儿童白血病、青少年关节炎等疾病进行鉴别，才能做出排除性诊断。

二、生长痛的中医辨证治疗

在历代中医文献中并无生长痛相关病名记载，但许多医家已认识到本病的存在。巢元方《诸病源候论》中说："小儿变蒸者，以长血气也。"万全《幼科发挥》中云："变蒸非病也，乃儿长生之次第也。"变蒸理论说明，小儿在生长发育过程中会出现某些不适症状，但并非病理现象，仍属于生理状态。结合生长痛的临床表现，其可归属"痹证"范畴进行辨证治疗。

1. 病因病机

中医学认为"不通则痛"，气血不通，经络痹阻，导致肢体发生疼痛称为痹证。痹者闭也，闭塞不通之意。痹证是一种以正气亏虚、肝肾不足为本，风寒湿邪痹阻关节、经络，久则化痰成瘀为标的慢性反复发作性疾病。肾藏精，主骨，生髓，肾精充足，则骨骼强健。小儿脏腑娇嫩，五脏成而未全，肾精不能满足正常生长需求，则骨失所养，出现下肢虚痛，局部不红不肿，无压痛。肝藏血，主筋。小儿生长迅速，精血消耗甚多，如肝肾不足，筋脉失养，不荣则痛，下肢可拘挛疼痛。小儿形气未充，易为外邪所伤，寒又为阴邪，善趋下行，感受寒邪后，气血运行不畅，出现下肢寒痛，入夜尤甚。小儿为纯阳之体，阳常有余，湿邪留滞，从阳化热，经络闭塞不通，则下肢疼痛较剧烈。

2. 辨证治疗

结合小儿生理病理特点和痹证诊断，小儿生长痛可分为肾精亏虚、肝肾不足、寒邪入络、湿热闭阻4个证型。除下肢疼痛的典型表现外，①肾精亏虚：平时活动乏力，腰膝酸软，面色不华，舌淡苔白，脉弱。治法：补肾强精。方药：补肾地黄丸加减。②肝肾不足：手足心热，盗

汗，便干，舌质红，少苔，脉细数。治法：滋补肝肾，通络止痛。方药：六味地黄丸加减。③寒邪入络：下肢局部发凉，遇寒痛增，遇热痛减，舌淡红，苔薄白，脉紧。治法：散寒通络止痛。方药：当归四逆汤加减。④湿热闭阻：下肢沉重，烦躁，小便黄，口臭便干，舌红，苔黄腻，脉濡数。治法：清热除湿，通络止痛。方药：四妙丸加减。如患儿病程较长，可适当加入鸡血藤、牛膝等活血化瘀药物，加强疗效。

3. 其他疗法

生长痛的其他中医疗法，包括局部按摩、针刺、中药熏洗、中药外敷等。局部按摩应以膝关节周围、小腿肌肉为主，动作轻柔，对下肢穴位，如阴陵泉、阳陵泉、足三里、三阴交等进行重点按压。四渎穴（在前臂背侧，肘尖下方5寸，当阳池与肘尖的连线上，尺骨与桡骨之间）属三焦经穴，三焦为元气之别使，经气能贯通上下，调和内外，故为治疗生长痛的经验效穴。针刺四渎穴采用平补平泻手法，一般可留针30分钟。根据中医辨证，采用中药熏洗、外敷，可改善下肢局部血液循环，达到通络止痛的目的。

生长痛是儿童生长发育过程中发生的暂时性疼痛，随着生长发育逐渐成熟，可完全自愈，不遗留后遗症，预后良好。但在生长痛过程中，门诊必要的跟踪随访不可或缺，观察生长痛的疼痛轻重程度，或可以忍受的程度，或对生活、学习的影响等，以避免病情遗漏或忽略、误诊重大疾病，影响儿童健康成长。在生长痛治疗中还应向家长解释清楚其自然病程，减少父母的焦虑和恐慌。另外应注意适当休息，每天睡前可用热水泡脚和小腿。如患儿疼痛较重时可服止痛药。经过适当的休息、按摩及药物对症治疗，生长痛会很快治愈，不会影响小儿的正常生长发育。

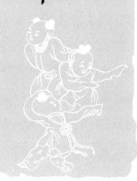

中篇

验案精萃

第四章　肺系病证案

上气道咳嗽综合征案

耿某，男，12岁，2018年7月23日初诊。患儿因"反复咳嗽4月余"就诊。患儿于四月前无明显诱因出现咳嗽，曾自服"头孢克肟、罗红霉素"等未见好转。现症见咳嗽阵作，咳吐黄黏痰，鼻塞，晨起流黄涕，白天时有清涕，回抽鼻涕，音哑，频繁清嗓，大便干燥。查体：神清合作，面赤颧红，舌质红，苔黄厚腻，脉滑数，咽部充血，扁桃体Ⅱ度肿大，咽后壁有黄色分泌物悬挂，腺样体增生，声带部有息肉，肺部听诊未闻及干湿性啰音。检查：血常规、胸部X线片及肺炎支原体抗体未见异常。

西医诊断为上气道咳嗽综合征。中医诊断为咳嗽，辨证为风痰郁热证。治以疏风清热，通窍止咳。方选银翘散合泻白散加减，处方：金银花10g，胖大海3g，炙桑白皮10g，炒苦杏仁6g，黄芩10g，牛蒡子10g，茯苓10g，鱼腥草15g，辛夷10g，薄荷10g，荆芥10g，薄荷6g，桔梗6g，生甘草3g。7剂水冲服，日1剂，分2次服。

二诊：患儿咳嗽减轻，咳痰减少，鼻塞症状较前减轻，无流涕，但仍有回吸鼻涕及清嗓，音哑，大便干燥，咽后壁分泌物消失，可见增生的淋巴滤泡。上方减胖大海、牛蒡子、薄荷、鱼腥草，加玄参10g，麦冬10g，瓜蒌仁10g。7剂水冲服，日1剂，分2次服。

三诊：患儿大部分症状消失，仅有清嗓、音哑的表现，舌质红，少苔。家长诉患儿既往经常出现音哑、清嗓的症状。患儿本证当属喉窍失养，肺金失荣，治宜养肺阴、润肺窍、利咽喉。处方：玄参10g，金银花10g，麦冬10g，胖大海3g，木蝴蝶5g，甘草3g，罗汉果1个。14剂，日1剂，泡水代茶饮。

随访2个月未再复发，后复查腺样体肥大有所回缩，声带息肉消失。

【按语】

患儿面红颧赤，症见咳嗽、黄痰、黄涕，大便干燥，在上属肺经热盛，在下为腑气不通，结合舌脉，当辨为风痰郁热证。治以疏风清热、通窍止咳。首诊时选银翘散合泻白散加减。银翘散出自《温病条辨》，吴鞠通称本方为"辛凉平剂"，是治疗外感风热表证的常用方。方中银花、连翘气味芳香，既能疏散风热，清热解毒，又可辟秽化浊，在透散卫分表邪的同时，兼顾了温热病邪易蕴结成毒及多夹秽浊之气的特点，故重用为君药。薄荷、牛蒡子辛凉，疏散风热，清利头目，且可解毒利咽；荆芥穗、淡豆豉辛而微温，解表散邪，此二者虽属辛温，但辛而不烈，温而不燥，配入辛凉解表方中，增强辛散透表之力，是为去性取用之法。以上四药俱为臣药。芦根、竹叶清热生津；桔梗开宣肺气，而止咳利咽，同为佐药。甘草既可调和药性，护胃安中，又合桔梗利咽止咳，是属佐使之用。本方所用药物均系清轻之品，加之用法强调"香气大出，即取服，勿过煎"，体现了吴氏"治上焦如羽，非轻莫举"的用药原则。

泻白散出自《小儿药证直诀》，方中桑白皮甘寒性降，专入肺经，清泻肺热，平喘止咳，故以为君。地骨皮甘寒入肺，可助君药清降肺中伏火，为臣药。君臣相合，清泻肺热，以使金清气肃。炙甘草、粳米养胃和中以扶肺气，共为佐使。四药合用，共奏泻肺清热，止咳平喘之功。本方之特点是清中有润、泻中有补，既不是清透肺中实热以治其标，也不是滋阴润肺以治其本，而是清泻肺中伏火以消郁热，对小儿"稚阴"之体具有标本兼顾之功，与肺为娇脏、不耐寒热之生理特点亦甚吻合。

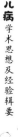

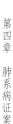

本案初诊时用金银花、荆芥疏散风热，清热解毒；炙桑白皮、桔梗宣肺祛痰止咳；黄芩、鱼腥草清肺经之热；胖大海、牛蒡子、薄荷以解表利咽开窍；辛夷、薄荷能通鼻窍、清浊涕；炒苦杏仁止咳平喘，同时润肠通便；茯苓健脾利湿除痰；桔梗引药入肺经；甘草清热利咽解毒，同时调和诸药。二诊时，患儿咳痰减少，咽后壁分泌物消失，热盛之象渐退，故去胖大海、牛蒡子、薄荷、鱼腥草等药；患儿喑哑，痰少，可见阴虚内热之象，故加玄参、麦冬清热滋阴；大便干燥，故加瓜蒌仁润肠通便。三诊时，患儿病情渐趋平稳，仅存少部分呼吸道症状，故用玄参、金银花、胖大海、罗汉果、木蝴蝶清肺利咽，化痰止咳；麦冬养阴润肺；甘草调和诸药。旨在追本溯源，治病求本。

慢性咳嗽的病位虽不离乎于肺，然病之根本却不尽在于肺，其病因繁杂，故临证治疗中应中医辨证与西医辨病相结合，中西医互鉴。临床中对久咳病证，伴见鼻咽部症状者，须牢记"肺开窍于鼻，咽喉为肺之门户"之古训，肺鼻同治，肺喉同治，治以通窍利咽，降逆止咳，同时与西医上的上气道咳嗽综合征互参，如此则顽咳可除。

感染后咳嗽案

张某，女，6岁9个月，2019年9月初诊。患儿因"反复咳嗽2个月"就诊。患儿于2个月前无明显诱因始发热2天，咳嗽，喉间痰鸣。曾就诊于外院，诊断为肺炎支原体感染，予口服"易坦静"（氨溴特罗口服溶液），静脉滴注"红霉素、喜炎平"2周。现症见咳嗽，痰少难咳，大便干，喑哑，睡卧不安。既往反复呼吸道感染。查体：神清状可，双肺听诊呼吸音粗，可闻及干鸣音，舌红，苔薄黄，脉数。

西医诊断为慢性咳嗽。中医诊断为咳嗽，辨证为温燥犯肺证。治以清肺润燥，宣肺止咳。予桑杏汤加减，处方：炙桑白皮10g，炒杏仁10g，前胡10g，芦根10g，麦冬10g，玄参10g，百合10g，桔梗5g，川贝母3g，薄荷10g，甘草5g，生龙骨30g，生牡蛎30g。7剂水冲服，日1剂，分2次服。

二诊：患儿鼻塞，偶咳，盗汗，寐可，大便干。查体：神清合作，呼吸平稳，面色萎黄，舌红，苔白厚腻。上方去杏仁、前胡、川贝母、玄参、生龙骨、生牡蛎，加辛夷 6g，五味子 5g，知母 5g，沙参 10g，炒白术 10g，茯苓 10g，浮小麦 10g，火麻仁 10g，枳壳 10g。7 剂水冲服，日 1 剂，分 2 次服。

7 剂后痊愈。随访 2 个月，病情无反复。

【按语】

咳嗽能够清除机体积聚在呼吸道的有害物质及异常分泌物，然而频繁剧烈的咳嗽则会对机体造成危害。中医学认为，"肺体属金，譬如钟然，钟非叩不鸣。风寒暑湿燥火，六淫之邪，自外击之则鸣"。燥为秋之气，秋气收敛，其气清肃，易耗伤肺之津液，表现为干咳少痰，痰黏难咳或痰中带血等症。秋令性燥，耗伤津液，而肺为娇脏，喜润恶燥，治疗应以润燥之剂。燥乃干涩不通之邪，燥咳主要以津液不能敷布为主，因此治疗时滋阴药不宜过于滋腻。

桑杏汤方出自清代吴瑭所著《温病条辨》一书。方中桑叶清宣燥热，透邪外出；杏仁宣利肺气，润燥止咳，共为君药。豆豉辛凉透散，助桑叶轻宣透热；贝母清化热痰，助杏仁止咳化痰；沙参养阴生津，润肺止咳，共为臣药。栀子皮质轻而入上焦，清泄肺热；梨皮清热润燥，止咳化痰，均为佐药。全方共奏清宣温燥，润肺止咳之功。初秋承暑热之气，虽已入秋，而尚燥热，此时人体若正气有亏，起居不慎，感之为病者，多属温燥。温燥为病，属温热病范畴，应采用辛凉甘润的方药，以轻宣温燥。临证时常选用桑杏汤加减。

本案以清肺润燥、宣肺止咳为治则。患儿证属温燥咳嗽，初诊时患儿咳嗽喑哑，痰少难咳。用桑白皮而非桑叶，取其色白入肺经，甘寒性降，清肺热，泄肺实之功效；杏仁宜炒，则润肺止咳，为治咳嗽要药，二药轻宣利肺，共为君药。麦冬、玄参、百合甘寒，养阴润肺生津；桔梗辛散苦泄，开宣肺气，宣肺止咳；前胡辛散苦降，降气祛痰；薄荷清肺利咽，共为臣药。川贝母润肺化痰；芦根甘寒，清热泻火，生津止渴；龙骨甘平，镇静安神，平肝潜阳；牡蛎咸微寒，潜阳补阴，软坚散

王雪峰小儿病 学术思想及经验辑要

结，共为佐药。甘草用以调和药性。诸药合用，共奏清肺润燥，宣肺止咳之功效。二诊时患儿咳嗽减轻，睡眠正常，盗汗，便干，故去杏仁、前胡、川贝母、玄参、生龙骨、生牡蛎；加辛夷以宣通鼻窍，加白术、茯苓以健脾补中，生津益肺，寓以"培土生金"之意；加知母、沙参以滋阴润燥，恢复损伤之阴液；加火麻仁、枳壳清热润肠通便；加浮小麦以固表止汗。

在治疗燥咳过程中，要注意古人所言"三分治，七分养"，饮食以清淡为宜，忌食辛辣、鱼腥之品，以防燥物消灼肺金；避免过食肥厚味，以防滋腻碍胃，助热灼津，影响脾胃运化；屋内注意调节温度与湿度，及时增减衣物。

慢性咽炎案

王某，女，7岁，2018年04月15日初诊。患儿因"反复干咳1年，加重半月"就诊。近1年来，患儿反复咳嗽不愈，情绪变化后明显，曾予抗生素、糖皮质激素等治疗数月，病情未见明显好转。现症见咳嗽，痰少难咳，咽痒，胸胁胀痛，咳而引痛，纳少，大便略干，小便正常，患儿平素易怒。查体：唇红，咽略充血，肺部听诊呼吸音粗，未闻及干湿啰音，心腹诊察未见异常。舌红，苔少，脉弦细。辅助检查：肺炎支原体抗体（-），胸部X线片提示未见明显异常，血常规未见异常。

西医诊断为慢性咽炎。中医诊断为咳嗽，辨证属肝火犯肺证。治以清肝润肺，利咽止咳。方选郁金止咳方加味，处方：麦冬12g，柴胡12g，黄芩9g，蝉蜕9g，射干9g，桔梗6g，木蝴蝶6g，牛蒡子6g，郁金6g，合欢6g，防风6g。7剂水冲服，日1剂，分2次服。

二诊：患儿咳嗽减轻，烦躁易怒缓解，纳可，大便正常，舌红减轻，苔薄白，脉缓。予原方去柴胡。7剂水冲服，日1剂，分2次服。

三诊：患儿已基本不咳，家长要求巩固，予槐杞黄颗粒。

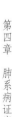

【按语】

《素问·咳论》曰："五脏六腑皆令人咳，非独肺也。"肺为金，居上焦，司呼吸，其气以肃降为顺；肝为木，属下焦，主疏泄，其气以升发为顺。两脏互助，一升一降，则人体气血升降有序，气机正常。现代人们的生活节奏加快，压力增大，情志不遂时有发生，加之小儿"肝常有余、肺常不足"，忧思气结后易致肝气郁滞，气郁后易于化火，木火刑金，肝火循经上灼于肺，肺失清肃之职则咳嗽。咳嗽反复难愈，又加重情志不遂，如此形成恶性循环。

本例患儿平素烦躁易怒，郁怒易伤肝，肝郁化火，灼伤肺金，肺失宣肃，肺气上逆则咳嗽，咽痒。火为阳邪，易伤阴液，肺阴不足，则痰少难以咳出。胁为肝胆经脉循行之处，肝火循经，络脉失和则胁痛，咳而引痛。舌红，少苔，脉弦细皆为肝火犯肺，肺阴不足之象。故治以清肝润肺，利咽止咳。郁金止咳方中，郁金、合欢、柴胡疏泻肝火；黄芩、桔梗清宣肺气；麦冬滋阴润肺；蝉蜕、射干、木蝴蝶、牛蒡子、防风利咽止咳，祛风止痒。全方共奏清肝润肺，利咽止咳之功。二诊时，患儿烦躁易怒缓解，故去柴胡。在诊治慢性咳嗽时，强调应根据慢性咳嗽的发病机制遣方用药，对肝火犯肺所致的慢性咳嗽应肝肺同治，肝肺并调。在清肝基础上，依据辨证联合平肝、清肺、泻肺、润肺、化痰、止咳、利咽之法，如此则临床疗效显著。

胃食管反流性咳嗽案

田某，男，4岁，2019年9月10日初诊。患儿因"反复咳嗽伴呕吐半年，加重半月"就诊。患儿半年来反复咳嗽不愈，以半夜及晨起明显，咳剧时常伴有呕吐，吐后咳嗽稍缓解，曾予抗生素、糖皮质激素、支气管扩张剂和抗过敏药治疗数月，病情未见明显好转，半月来咳嗽频繁，进食和睡眠后症状明显加重。现症见患儿咳嗽，痰少难咳，口干，渴喜冷饮，呃逆，嗳气，纳少，平素喜食煎炸辛辣之物，大便干。

查体：唇红，咽无明显充血，肺部听诊呼吸音粗，未闻及干湿啰音，心腹查体未见异常，舌红，少苔，脉细数。辅助检查：上消化道造影示少量胃食管反流，肺炎支原体抗体（－），胸部 X 线片提示两肺纹理增粗，血常规未见异常。

西医诊断为胃食管反流性咳嗽。中医诊断为慢性咳嗽，辨证属肺胃阴虚证。治以滋养肺胃，降逆止咳。方选沙参麦冬汤加减，处方：沙参 15g，麦冬 10g，杏仁 10g，桑白皮 10g，芦根 10g，前胡 10g，竹茹 10g，旋覆花 5g，枇杷叶 10g，炙白前 10g，桔梗 6g，枳壳 5g，炙甘草 5g。7 剂水冲服，日 1 剂，分 2 次服。嘱其调整饮食习惯，平素忌食辛辣煎炸之物，易饮食清淡，睡前避免进食，少量多餐。

二诊：咳嗽、呕吐减轻，口干缓解，嗳气减少，呃逆未作，纳可，大便正常，舌红减轻，苔薄白，脉缓。于原方去枳壳。7 剂水冲服，日 1 剂，分 2 次服。

三诊：患儿基本不咳，家长要求巩固，予槐杞黄颗粒。

【按语】

肺主宣发肃降，胃以降为顺，二者在生理状态下相互协调，病理状态下又可以互相影响。胃失和降，其气上传于肺，影响肺宣发肃降功能，肺气上逆则咳。本例患者平素喜食煎炸辛辣之物，易耗伤胃阴，胃失和降，胃气上逆则呕吐、嗳气、呃逆；阴虚生内热，虚火循经上逆犯肺，耗伤肺阴，肺肃降功能失常，肺气上逆则咳嗽，痰黏量少。舌红、少苔，脉细数皆为阴虚内热之征。治以滋养肺胃，降逆止咳，予沙参麦冬汤加减。此方出自《温病条辨》卷一，清代吴鞠通《温病条辨》云："燥伤肺胃阴分，或热或咳者，沙参麦冬汤主之。"

本方中沙参、麦冬滋养肺胃，杏仁、桑白皮、枇杷叶降气止咳，前胡、白前、桔梗宣肺止咳，芦根清热生津，旋覆花、竹茹降逆止呕，枳壳行气通便，甘草调和诸药。诸药相合共奏滋养肺胃之阴，降逆止咳止呕，增液行气通便之效。患儿服完一个疗程后症状明显缓解，大便正常，故原方去枳壳。服完两个疗程后，患儿基本痊愈。三诊给予槐杞黄颗粒，益气养阴，巩固治疗。

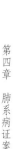

迁延性肺炎案

王某，男，7岁，2019年1月21日初诊。患儿因"反复咳嗽、咳痰1月余"就诊。患儿于1个月前无明显诱因出现咳嗽，发热，就诊于某地三甲医院，诊断为肺炎支原体肺炎，予以"阿奇霉素，头孢类药物"静脉点滴，具体用量不详，为求进一步治疗，现就诊于我院。现症见咳嗽，咳痰，运动后胸闷，气短，纳差，多汗，二便正常。查体：神清合作，呼吸平稳，两肺可闻及干鸣音，舌质紫暗，苔黄厚腻，脉数。否认既往患其他疾病。

西医诊断为迁延性肺炎。中医诊断为肺炎喘嗽，辨证为邪热壅肺证。治宜清热宣肺，活血祛痰。方用桑白皮汤加减，处方：桑白皮10g，炒杏仁5g，前胡10g，芦根10g，麦冬10g，黄芩10g，牡丹皮10g，丹参10g，红花5g，茯苓10g，焦白术10g，焦三仙各15g，炙甘草3g。7剂水冲服，日1剂，分2次服。

二诊：患儿咳痰好转，纳差好转，呼吸略快，舌质红，苔黄，脉数。上方去牡丹皮、红花，加紫苏子10g，莱菔子10g，五味子6g，川贝母2g。7剂水冲服，日1剂，分2次服。

2019年3月、4月门诊电话随访各一次。患儿咳嗽、多汗好转。

【按语】

本案属小儿肺炎喘嗽，病机为邪热壅肺，痰瘀互结，西医属迁延性肺炎范畴。本病是小儿最常见的肺系疾病之一，以发热、咳嗽、气喘为典型临床症状。本病外责之于外邪侵袭，以风邪为主，内责之于肺脏娇嫩。肺主气司呼吸，外邪从鼻或皮毛而入，内侵肺脏，肺失肃降，卫阳被郁，故本病初起常表现为发热、恶寒、咳嗽等。若失治或误治，邪郁肺内，久郁化热，灼伤肺络，致血溢脉外，发为瘀血，炼液成痰，痰瘀互结，闭阻肺络，肺气闭塞，气滞血瘀，则表现为本病典型的临床症状：发热，咳嗽，气喘，同时兼具舌质暗偏紫，苔黄厚腻，脉数等瘀热

王雪峰小儿病学术思想及经验辑要

互结症状。

　　本案以"治病必求于本"为原则，治以清热宣肺，活血祛痰为法。在桑白皮汤加减的基础上加入牡丹皮、丹参、红花活血化瘀之品，以求在清宣肺热祛痰的同时达到畅通气血，活血祛瘀的目的。桑白皮汤出自《古今医统》卷四十四，有清肺降气、化痰止嗽之功。本方中桑白皮入肺经，有泻肺热、平喘止咳之功效。《本草纲目》云其："桑白皮，长于利小水，乃实则泻其子也，故肺中有水气及肺火有余者宜之。"杏仁苦，微温，入肺经、大肠经。《本草纲目》云："杏仁能散能降，故解肌散风，降气润燥，消积治伤损药中用之。"杏仁能散，则可解表祛邪，能降，则可肃降上逆之气，止咳平喘。前胡味辛、苦，性微寒，味辛可解表宣肺，苦可降气祛痰，性微寒可清热。三药合用，既可解表散热，又可止咳化痰。芦根、麦冬为生津润燥之品，唐代医家孙思邈将二药合用为麦冬芦根汤，以清心除烦，养阴润肺，益胃生津。黄芩清热燥湿、泻火解毒，与牡丹皮合用，二药共清上焦之肺热。茯苓、焦白术、焦三仙可健脾除湿开胃，梳理中焦之气，使上下之气通畅，起到中焦枢纽的作用。丹参凉血消痈，除烦安神，红花活血化瘀止痛，二药合用为常见的药对配伍，具有活血化瘀之功效。本案例中患儿舌质暗偏紫，为瘀血之象。"但见一证便是，不必悉具"，加入活血化瘀之药，祛除患儿心肺之瘀血，畅通血液流通，血行则气行。甘草调和诸药。纵观全方，通过清热宣肺，活血祛痰之法，除去心肺之中的热、痰、瘀之毒，使患儿恢复健康。

　　二诊时患儿基本病机不变，因此仍然坚持以桑白皮汤为基础方剂进行加减治疗。患儿舌象为舌红苔黄之热象证，瘀血症状消失，遂减活血化瘀之牡丹皮、红花，但为防止血瘀再次出现，仍加入丹参；热病后期，为防止燥热耗伤肺阴，加入川贝母清热化痰，润肺止咳；加紫苏子、莱菔子降气消痰，止咳平喘；五味子敛肺止咳生津。全方辨证准确，用药合理，标本兼治，达到治病求本的目的，并体现了"治未病"的思想，使患儿能快速恢复健康。

闭塞性细支气管炎——气阴两虚兼痰热血瘀案

李某，女，5 岁，2018 年 12 月 10 日初诊。患儿因"发热一个半月，咳嗽、喘促 1 月余"就诊。患儿一个半月前无明显诱因始发热，体温最高 39.5℃，曾诊断为支气管肺炎（大叶性）。查肺 CT 示，右肺下叶实变，胸腔积液。入小儿呼吸科后持续低氧，予患儿吸氧，甲强龙抑制免疫反应，丙种球蛋白支持治疗，头孢曲松、他唑巴坦抗感染。入院后查血常规示，白细胞计数 9.4×10^9/L，中性粒细胞 88.7%，C 反应蛋白 307mg/L，血小板 108μg/L，白细胞介素 –6 为 319.3ng/L，升级为舒普深及利奈唑胺抗感染，逐渐上调氧流量，仍有明显呼吸困难，鼻扇及三凹征阳性，转入 ICU 治疗。ICU 予心电血氧血压监护，加用单磷酸阿糖腺苷抗感染，乌司他丁抗炎，开通静脉滴注化痰，磷酸肌酸钠营养心肌，前列地尔改善微循环，气管插管辅助通气，胸腔闭式引流。再次升级抗生素为泰能联合万古霉素抗感染，加用胸腺喷丁，联合丙球调节免疫能力，予纤维支气管镜治疗，诊断为闭塞性细支气管炎。肺泡灌洗液及胸腔积液检查肺炎支原体 DNA 均为阳性，予拜复乐抗感染治疗。予富露施泵吸化痰，预防肺部纤维化。停用甲强龙后仍有反复发热，予利奈唑胺、美平及左氧氟沙星联合抗感染。现症见发热，体温最高 38.9℃，发热时伴喘促，鼻干，鼻塞，咳嗽，痰黏难以咳出，两颧潮红，盗汗，乏力，出冷汗，手抖，食少，偏肉食，大便偏干。查体：神清合作，双肺呼吸音粗，可闻及干湿啰音，舌质淡暗，苔黄厚燥，有剥脱。

西医诊断为闭塞性细支气管炎。中医辨证为气阴两虚，痰热血瘀。治以益气养阴，清热活血化痰。予泻白散、双合汤和黄芪桂枝五物汤加减，处方：炙桑皮 10g，地骨皮 10g，陈皮 10g，半夏 10g，川芎 10g，当归 10g，黄芪 10g，牡丹皮 10g，丹参 10g，麦冬 10g，炙杷叶 10g，百合 10g，桃仁 5g，红花 5g，甘草 6g，桂枝 6g。7 剂水冲服，日 1 剂，分 2 次服。配合本院制剂敷胸散，外敷双背 7 天。

二诊：患儿仍发热，热势减低，发热时体温在 37.3 ～ 38.3℃，发热时间缩短，咳嗽减轻，无喘促，乏力减轻，手足心热，出冷汗，手抖症状消失，食欲可，大便正常，1 日 1 ～ 2 次，寐可，盗汗减轻，前胸、后背、额头微微汗出。舌质暗红，苔黄厚腻。辅助检查：C 反应蛋白 70mg/L。予上方去桂枝、桃仁、川芎，加浮小麦 6g，煅牡蛎 6g，焦三仙 10g，西洋参 10g，五味子 6g。7 剂水冲服，日 1 剂，分 2 次服。同时予醒脾养儿颗粒口服，继续敷胸散外用 1 周。

三诊：患儿晨起咳嗽，咳黄痰，低热，盗汗，大便干。查体：面色萎黄，舌质淡红，苔黄，脉沉数。辅助检查：白细胞计数 12.8×10^9/L，中性粒细胞 51.9%，淋巴细胞 38.2%，C 反应蛋白 26.6mg/L。予原方减牡丹皮、红花，加川贝母 3g，瓜蒌 10g。7 剂水冲服，日 1 剂，分 2 次服。

四诊：患儿复诊回家后，发热 2 天，口服奥司他韦后，热退 2 天，咳嗽，咳白痰，偶胸痛，多汗。查体：面白无华，舌质红苔黄，有剥脱，脉数。这段时间，患儿父亲感染流感，高热，在院静脉滴注治疗 8 天。予原方减炙桑皮，加金银花 10g，桑叶 10g。7 剂水冲服，日 1 剂，分 2 次服。并予玉屏风滴丸及还尔金颗粒口服。外用敷胸散 14 天。

五诊：脱发 5 天，乏力好转，运动量大后多汗，饮食结构改善，胸部引流管口处吸收恢复良好。辅助检查：白细胞计 10.23×10^9/L，中性粒细胞 52%，淋巴细胞 40.8%，C 反应蛋白 7.84mg/L。证属气阴两虚，气血两亏。予八珍汤加减及参麦颗粒口服。

【按语】

本例患儿肺炎支原体感染，大叶性肺炎，经 ICU 大量抗感染药物、免疫调节剂、纤维支气管镜治疗后，诊断闭塞性细支气管炎，因发热持续不退来诊。本例患儿病程较长，病初曾在 ICU 内治疗，为毒热闭肺证故伤气阴，肺之宣肃失常出现喘促、咳嗽；肺之鼻窍不通而鼻塞、流涕；邪热灼津而痰黏难咳；热深毒亦深，邪热深入营血而致血热，热邪炼津而致血瘀，闭阻脉络，阻于肺络出现右肺下叶实变影；毒热内闭为甚，气不摄阴而出冷汗；毒热耗气伤阴，出现乏力、两颧潮红、盗汗、大便偏干等气阴两虚之象；舌淡暗干燥，苔黄燥、有剥脱为毒热内闭、损伤气阴之象。后患儿为气阴两虚兼有痰热血瘀之象，治以益气养阴，化瘀祛痰。

方用泻白散、双合汤、黄芪桂枝五物汤加减。泻白散出自《小儿药证直诀》，全方共奏清泄肺热、止咳平喘之功。本方中桑白皮甘寒性降，主入肺经，清泻肺热，止咳平喘；地骨皮甘寒入肺，助桑皮泻肺中伏火，且有养阴之功，二者相合，清泻肺火，恢复肺气之肃降，以扶肺气。双合汤出自《回春》卷四，五药合用共奏活血化痰之功。本方以桃仁、红花、川芎活血化瘀，陈皮、半夏化痰理气。黄芪桂枝五物汤出自《金匮要略》，有益气温经，和血通痹之功效。黄芪甘温益气，补在表之卫气，为君药；桂枝散风寒而温经通痹，与黄芪配伍，益气温阳，和血温经；桂枝得黄芪，益气而振奋卫阳，黄芪得桂枝，固表而不留邪，邪正兼顾；患儿舌质淡暗，加用当归、牡丹皮、丹参以补血活血；久病伤阴，加麦冬、炙杷叶、百合以益气养阴润肺；甘草调和诸药。敷胸散外用，以开肺祛痰。

二诊时，多数症状减轻，加用生脉饮。生脉饮出自《备急千金要方》，人参补益肺气，益气生津，为君药；麦冬养阴清肺而生津，为臣药；五味子敛肺止咳、止汗，为佐药；三药合用，共奏补肺益气、养阴生津之功。患儿热势减轻，发热时间缩短，故上方去桂枝、桃仁、川芎。因儿童为"稚阴稚阳"之体，本方以西洋参易人参，同时加用焦三仙、醒脾养儿颗粒以健脾和胃，养后天之本。患儿盗汗减轻，前胸、后背、额头微微汗出，故加浮小麦、煅牡蛎以敛微汗；恐汗伤阴液，故加五味子以益气生津。

三诊时，患儿出现血虚之象，减牡丹皮、红花；仍有咳黄痰，故加川贝母、瓜蒌以清热化痰。

四诊时，见痰瘀互结及气阴两虚，复感外邪之象，在原方益气养阴、活血化瘀的基础上减炙桑皮，加金银花、桑叶清热解毒。敷胸散外用，以开肺祛痰；玉屏风滴丸及还尔金颗粒口服，以气阴双补。

五诊时，患儿出现脱发症状，发为血之余，为气血两亏之象，予八珍汤加减以气血双补。同时配合参麦颗粒以益气养阴。后期随访，患

王雪峰小儿病学术思想及经验辑要

儿用药后已无脱发症状，多汗及乏力症状也已基本消失，偶有咳嗽，无痰，嘱患儿控制运动，合理饮食，随访至今状态良好，未有复发。

儿童哮喘案

路某某，女，9岁，2019年3月11日初诊。患儿因"反复咳嗽、喘息4年余"就诊。患儿于4年前冒雨受风寒后开始出现反复咳嗽、喘息，于当地医院多次行肺功能检查，确诊为"支气管哮喘"，给予吸入糖皮质激素和白三烯受体拮抗剂等药物治疗，效果不佳，平均每月发作1次。近1周哮喘未作，欲服中药调理而求诊。现症见早晚轻喘，活动后呼吸气促，遇寒作嚏，神疲纳差，气短懒言，自汗盗汗，大便黏腻不爽，小便正常。查体：面色少华，形体消瘦，肺部听诊呼吸音粗，未闻及干湿啰音，舌质淡红，苔白腻，脉沉滑。

西医诊断为支气管哮喘（慢性持续期）。中医诊断为哮喘，证属痰邪恋肺证。治宜补虚纳气，化湿除痰。方选金水六君煎加减，处方：熟地黄6g，当归6g，陈皮10g，半夏6g，茯苓10g，甘草6g，黄芪15g，黄芩6g，炙款冬花15g，枳壳9g。7剂水冲服，日1剂，分2次服。

二诊：患儿咳喘、遇寒作嚏症状基本消失，仍有自汗，盗汗，乏力，食欲纳差。上方减枳壳，加煅牡蛎30g，五味子6g，焦三仙各12g。7剂水冲服，日1剂，分2次服。

三诊：患儿无咳嗽及咳痰，面色转为红润，自觉周身乏力明显改善，自汗盗汗症状减轻，饮食明显改善。按原方连服4周，1个月后复查，诸症悉平。随后以上方为基础，合用玉屏风散和六君子汤制为膏方服用1个月，嘱每月复诊1次，病情稳定。1年后随访，未再出现哮喘急性发作，偶有咳嗽、发热等呼吸道感染表现，对症处理后很快痊愈，临床疗效比较满意。

【按语】

该患儿病已4年，常因感受时邪，病情反复发作，迁延不愈，日久肺脾气虚，痰瘀内阻，兼有郁热。治宜益气固本、理肺祛邪，佐以清热祛风、活血通络。金水六君煎为明代张景岳所创，谓治肺肾虚寒，水泛为痰，或年高阴虚，气血不足，外感风寒，咳嗽呕恶，多痰喘急等症。景岳又称："金水六君煎，治虚痰之喘。""外感之嗽，凡属阴虚血少，或肾气不足，水泛为痰，而咳嗽不能愈者，悉宜金水六君煎加减主之，足称神剂。"金水六君煎，即二陈汤加熟地黄、当归。方中熟地黄、当归滋肺肾阴血以治本，二陈汤燥湿化痰以治标，标本兼治。本方中用陈皮、半夏、茯苓、甘草即取二陈汤燥湿化痰之意。熟地黄、当归滋肺肾阴血；黄芪入肺、脾经，益卫固表，补气升阳，长于补脾肺之气，为补气要药，且能升举阳气；黄芩性寒入肺经，清热化痰，可泻肺中之伏火；炙款冬花辛温入肺，温能散寒，具有温肺止咳、消痰下气之功，治咳逆喘息；枳壳入肺、脾经，行痰消积，故可降气化痰，止咳平喘，治胸膈痰滞、食积便秘。

二诊时，患儿咳喘、遇寒作嚏症状基本消失，仍有自汗、盗汗、乏力、食欲差。上方减枳壳，加煅牡蛎 30g、五味子 6g 以收敛固涩，益气生津，加焦三仙各 12g 以健脾和胃，养后天之本。三诊时，患儿无咳嗽及咳痰，面色转为红润，自觉周身乏力明显改善，自汗盗汗症状减轻，饮食明显改善。按原方连服 4 周，1 个月后复查，诸症悉平。随后以上方为基础，合用玉屏风散和六君子汤制为膏方服用 1 个月，嘱每月复诊 1 次，病情稳定。1 年后随访，未再出现哮喘急性发作，偶有咳嗽、发热等呼吸道感染表现，对症处理后很快痊愈，临床疗效比较满意。

第五章 脾系病证案

小儿口疮案

赵某，女，2岁，2018年9月22日初诊。患儿因"口腔溃烂，难以进食3天"就诊。患儿3天前受惊吓，出现口腔溃疡，自发病以来未经任何治疗。现症见口角流涎不止，夜晚哭闹不安，大便略干，小便短赤，无发热，流涕，偶有口臭。平日脾气暴躁，多生口疮，其母孕期多食海鲜。查体：唇红，舌尖、舌中、舌根部见三处绿豆大小，红白相间溃疡面，舌红苔黄厚，咽充血，指纹青紫过气关。

中医诊断为口疮，辨证为心脾积热证。治以清热泻火。取穴：清天河水10分钟，清胃5分钟，清小肠7分钟，捣小天心100次。

二诊：患儿已能进食，流涎减少，夜间睡眠良好，不哭闹，二便正常。取穴复前，继推1天。

三诊：患儿饮食好，不流涎，舌质淡红，溃疡面愈合好，舌尖略红，苔薄白。夜间睡眠良好，二便正常。改穴：清胃5分钟，补脾5分钟，揉二马5分钟，清天河水5分钟，捣小天心100次。

四诊：患儿饮食良好，不流涎，舌面溃疡面色变淡，愈合良好，咽不充血，舌淡红，苔薄白。夜间睡眠好，二便正常。取穴复前，继推1天。

【按语】

中医学认为，小儿口疮系外感风热之邪，犯肺乘脾，熏灼口舌，或喂养不当，恣食肥甘厚味，化热积于心脾，或小儿情志不遂，七情郁而化火，郁火循经上炎，或肾阴虚，水不制火，虚火上浮，熏灼口舌，而成口疮。另外，孕妇孕期饮食不当，亦可导致小儿出生后素体脾胃热盛，易生口疮。心主神明，开窍于舌。脾主肉，其华在唇，心火亢盛，脾经积热，则出现口疮，心烦不安，唇红，小便短赤等症状。故口疮多是由于心脾积热所致。《诸病源候论·口疮候》载有："小儿口疮，由血气盛，兼将养过温，心有客热，熏上焦，令口生疮也。"可见，口疮治疗当以清心、脾经热为主。

本例患儿由于其母孕期多食海鲜等厚味，导致患儿生后素体脾胃郁热，蕴久化火，循经上行，熏蒸口舌，而成口疮。另外，小儿心气未充，心神怯弱未定，受惊后气机郁滞。朱丹溪在《丹溪心法·火》中提出："气有余便是火。"气郁久可化火，心火上炎，"舌为心之窍"发为口疮。患儿初诊，夜晚哭闹不停，舌红，舌尖见溃疡面，选穴天河水，清心火以安神除烦。小便短赤，选穴小肠经，心与小肠相表里，清小肠以导热下行，使热从小便出，助清心火。患儿平素偶有口臭，常生口疮，舌苔黄厚，选穴胃经，清热泻胃火。捣小天心，镇静安神。三诊患儿症状基本消失，舌质略红，继推胃经、天河水、小天心。《素问·痿论》曰："脾主身之肌肉。"选穴脾经，健脾以促进溃疡面愈合。患儿素体阳盛，加之心脾郁火亢盛，易于伤津，选穴二马，滋阴补肾，"壮水之主，以制阳光"。治疗过程中，嘱家长保持患儿口腔清洁，注意饮食卫生，餐具经常消毒。食物以新鲜水果，蔬菜为主，多饮水，忌辛辣刺激，粗硬及过咸食物，忌饮食过烫。

便秘案

田某，男，10岁，2018年6月11日初诊。患儿因"大便不能自控两年"就诊。患儿幼儿期就有顽固便秘的病史，近两年来无便秘之表现，出现大便失禁不能控制现象。现症见大便呈黄褐色，质黏腻，臭气甚，每日没有自主排便，经常便于内裤上数次不能自知，纳差，平素喜

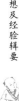

食煎炸炙煿之品，口气甚，腹部胀满，夜卧不安。查体：神清合作，呼吸平稳，舌质红，苔黄厚腻，脉滑数。

中医诊断为便秘，辨证属燥热内结证。治以通腑泄热、润肠通便之法。方用小承气汤加减，处方：酒大黄 5g，厚朴 10g，枳实 10g，陈皮 10g，木香 10g，莱菔子 10g，火麻仁 10g，郁李仁 10g。7 剂，水煎服，每日 1 剂，分 2 次服用。同时嘱家长注意勿给患儿增加心理负担，训练其每日定时排便。

二诊：患儿基本能自主排便，1 周内仅有 1 次排便失禁的现象，便质稍黏腻，日 1～2 次，腹胀减轻，舌质红，苔黄略厚，脉数。患儿症状较前明显改善，效不更方，原方继服 1 周。

三诊：患儿日 1 次自主排便，便质正常，无腹胀，无口气，纳可，夜眠可，舌质红，苔少，脉数。原方去大黄、厚朴、枳实，加沙参 10g，麦冬 10g，生地黄 10g 以养阴增液，服用 1 周后停药。嘱家长注意调整患儿饮食结构，少予煎炸油腻之品，多进食蔬菜水果等富含粗纤维食物，多饮水。

停药随访 3 个月，患儿无复发。

【按语】

小儿非典型便秘临床需仔细辨识，否则容易误诊为小儿腹泻病，从而贻误治疗。该病例患儿大便黏腻，每日没有自主排便，并不是大便失禁，实则是由于肠中实热积滞较甚，燥屎内结大肠，致大肠传导功能障碍，而引起的"热结旁流"证。认识到疾病的本质，辨证准确，才能取得临床疗效。治以通腑泄热、润肠通便，方用小承气汤加减。小承气汤出自《伤寒论》，方中大黄泻火通便，荡涤肠胃，为君药。以厚朴、枳实行气散结，消痞除满，以消积滞内阻、腑气不通，并助君药推荡积滞，以加速热结之排泄，共为臣药。

本方中以酒大黄为君药，可泻下通便，涤荡肠腑实热；以厚朴、枳实为臣药，用以行气散结、消积除痞，散肠腑壅滞，助大黄攻下积滞，促进热结之排泄。本方中再加陈皮、木香、莱菔子以行气导滞，火麻仁、郁李仁以润肠通便，共为佐使。全方轻下热结，燥屎一除，不再内迫津液，大便自然通畅。方药恰对其证，症状缓解明显。二诊时，患儿燥屎内结即有所减轻，排便失禁频次减轻，腹胀减轻，效不更方。三诊时，患儿能够自主排便，便质正常，腹胀消失，故去大黄、枳实、厚朴。因患儿燥热伤阴，故加沙参、麦冬、生地黄以养阴增液，恢复损伤之阴液。

厌食案

刘某，女，3岁，2019年10月21日初诊。患儿因"食少一月"就诊。患儿1月前因过食肉食后出现恶心、呕吐、腹胀，诊为"消化功能不良"，予"保和丸"口服，治疗两天后症状缓解。但此后逐渐出现食少，见食不贪，每餐均需要家长强迫进食。现症见食少，大便稀，日一次，睡眠尚可，小便正常。查体：神清合作，精神佳，面色稍黄，咽不红，扁桃体不大，心肺无异常，腹稍胀，舌红，苔根黄厚，指纹紫。

中医诊断为厌食，辨证为脾虚夹积证。治以健脾助运，消积化滞。方以资生健脾丸加减，处方：焦山楂9g，炒苍术9g，陈皮6g，薏苡仁9g，大腹皮6g，枳壳6g，炒莱菔子6g，茯苓9g，砂仁6g，白术9g，甘草6g。6剂，日1剂，分3次冲服。

二诊：患儿药后虽仍食少，但能主动要求进食，服药当日，解大便1次，大便臭秽，量多，后每日大便1～2次，腹胀减轻。舌淡红，苔根稍黄，纹紫。治以健脾益气，佐以助运，前方去莱菔子，加法半夏6g，藿香6g，荷叶6g，炒麦芽6g。6剂，日1剂，分3次冲服。

三诊：患儿服上药后食欲好，食量增，主动进食，但两日前过食肉后出现食少，大便2日未解，小便稍黄。舌淡红，苔白根稍厚，指纹淡滞。前方去藿香、炒麦芽，加山药10g，党参10g。6剂，日一剂，分3次冲服。

【按语】

本案为脾虚失运之虚实夹杂病，治疗中坚持以运脾补脾为主，佐以消食导滞。小儿本脾常不足，患儿饮食不节损伤脾胃后，未予调理，每日仍强迫进食，脾不健运、胃不受纳，故脾胃更虚，运化功能失司，致饮食逐渐减少；食而不化，集聚中焦，湿热内生，腹胀不适。舌淡，苔根黄厚，指纹紫均为脾胃积滞，中焦湿热之象。辨为厌食之脾虚夹积证，治以健脾助运，消积化滞，以资生健脾丸加减。资生健脾丸出自《兰台轨范》。方中人参、茯苓、白术、甘草健脾补气为君药；臣以山药、莲子肉、芡实、薏苡仁、白扁豆，既可健脾，又能渗湿止泻；麦芽、山楂、神曲消化积食，黄连清热利湿，白豆蔻、砂仁、陈皮、藿香芳香化湿和胃，桔梗载药上行，共为佐药；甘草兼为使药。诸药合用，健脾助运。

患儿因过食肉类，焦山楂为消化油腻肉食积滞之要药，故初诊时即用焦山楂消食健胃，再加炒苍术、陈皮、茯苓、白术、薏苡仁、砂仁以运脾和胃利湿；大腹皮、枳壳、炒莱菔子以助运消积，使脾运渐复，积滞渐消；甘草调和诸药。患儿药后，脾运胃纳功能渐复，中焦气机调畅，食积消，故腹胀减，渐有食欲；脾运有力，胃降得司，腑气畅通，积滞得消，故便下臭秽量多。

二诊时，辨为脾虚渐复，积滞渐消，治以健脾益气，佐以助运，继以资生健脾丸加减。在一诊基础上，加法半夏、藿香、荷叶，以健脾利湿，醒脾和胃；加炒麦芽，和胃助运消积；去莱菔子，防破气太过伤脾。6剂药后，患儿饮食恢复如常。患儿脾胃功能刚复，本应细心调理，但因饮食不节，过食肉食后再次受损，出现脾胃健运失常，食滞中焦而食少；中焦积滞，气机不调，腑气不通，大便2日未下。

三诊时，辨为脾虚失运，乳食不化之证，治以健脾益气，消积化滞。在二诊和胃消积基础上，去藿香、炒麦芽，加山药、党参健脾益气，使脾气健运，通过恢复脾胃气机，升降转枢，消除中焦积滞，恢复脾胃功能。患儿三诊而愈。前后三诊方药中补中寓消，消中有补，补而不滞，消而不伤正。

第六章　心肝系病证案

小儿病毒性心肌炎案

禹某，男，10岁，2018年7月2日初诊。患儿因"胸闷、胸痛十日余"就诊。患儿10日前，无明显诱因出现胸闷、胸痛，未经系统治疗。现症见发热恶寒，胸闷，胸痛，腹部不适，呕恶。查体：精神差，咽部充血，心率108次/分，律不齐，早搏10次/分，双肺呼吸音清，腹平软，舌质红，苔薄白，脉促。辅助检查：心电图示窦性心律、频发室性期前收缩、并行心律，胸片示心胸比例大于0.5、心影丰满，心肌酶谱二项成倍增高，病原学检查示血清初期特异抗体 $CoxB_3$–IgM 阳性。

西医诊断为病毒性心肌炎。中医病机为外感温热邪毒，致少阳枢机不利、扰动心神。治宜调畅气机，宣通内外，宁心安神。方选小柴胡汤化裁，处方：柴胡15g，黄芩10g，半夏7.5g，人参7.5g，炙甘草7.5g，生姜7.5g，大枣5枚，连翘15g。7剂，日1剂，水煎服。

二诊：患儿热已退，但仍觉胸闷胸痛，性急烦躁，纳呆，大便干，小便不利。查体：咽赤，喉核不大，心率100次/分，早搏20次/分。舌红，苔薄白，脉促。证属少阳三焦枢机不利，治宜疏利三焦、调达上下。上方加瓜蒌15g，茯苓20g。7剂，日1剂，水煎服。

三诊：患儿胸痛缓解，唯心烦，多汗，纳呆，寐差。查体：咽赤，喉核不大，舌质红，苔薄黄，脉结代，心率96次/分，早搏10次/分。上方减瓜蒌、茯苓，以西洋参易人参，加黄芪20g，麦冬10g，以扶助正气、养心安神。21 剂，水煎服。

四诊：患儿已无不适症状。查体：心率 98 次 / 分，无早搏。辅助检查：24 小时动态心电图正常，超声波示左心功能检查正常，心肌酶谱正常。

随诊至 2019 年 12 月，各项体征、理化检查均正常。

【按语】

小柴胡汤首见于《伤寒论》第 96 条："伤寒五六日，中风，往来寒热……嘿嘿不欲饮食，心烦喜呕，或胸中烦而不呕……或心下悸，小便不利……或咳者，小柴胡汤主之。"在肠道病毒性心肌炎的整个病理过程中，可见上、中、下三焦之证候，其病机为少阳三焦枢机不利。《伤寒论》第 101 条曰："伤寒中风，有柴胡证，但见一证便是，不必悉具。"根据中医辨证施治理论，采用小柴胡汤治疗病毒性心肌炎，无论在临床症状的改善，还是在心电图改变的恢复，其疗效均显著。在临床常规治疗病毒性心肌炎，一般采用清热解毒、补益心之气血阴阳两大治则。然清解之药用量不当易伤正，补益之药用量不当易碍邪。故以疏利三焦之法治疗小儿病毒性心肌炎，亦获满意疗效。本方为和解少阳之主方，柴胡为少阳专药，轻清升散，疏邪透表，为君药。黄芩寒，善清少阳相火，故为臣配合柴胡，一散一清，共解少阳之邪。半夏和胃降逆，散结消痞，为佐药，助君臣药攻邪之用。人参、甘草为佐，生姜、大枣为使益胃气，生津液，和营卫，既扶正以助祛邪，又实里而防邪入。

本案方中取小柴胡汤全方，加连翘以清热解毒、利咽消肿，共奏和解少阳、透邪于外之效。二诊时患儿咽赤，喉核不大，胸闷胸痛，纳呆，小便不利，故加瓜蒌、茯苓以宽胸除烦，淡渗通利。三诊时患儿胸痛缓解，故减瓜蒌、茯苓，以西洋参易人参，并加黄芪、麦冬以养阴敛汗，扶助正气，养心安神。

心者，五脏之主宰，属性为火，其证有心阳（气）虚、心阴（血）虚之异，火有亢盛、内炽、上炎、下移之别。因此，心病不限于本经，常可影响上下、左右，涉及其他脏器，传肺及肾，灼肝损脾，三焦总领五脏六腑、内外左右上下之气，三焦通利则内外左右上下皆通也，从而印证了"治不专于治心，调理他脏以治心"的原则。故认为，疏利五脏六腑的总领——三焦之气、解少阳之郁以治心之法，为小儿病毒性心肌炎的中医药治疗开辟了新途径。

儿童善太息案

刘某，女，10岁，2020年9月8日初诊。患儿因"善太息十余天"就诊。患儿于10天前因考试失误出现善太息，未经系统治疗。现症见善太息，胸闷，胁肋胀痛，头部颠顶胀痛不适，心烦，口苦，饮食偏肉食，夜卧不安，大便干，汗可。查体：神清合作，呼吸平稳，舌红，苔黄，脉弦数。

中医辨证属肝胆郁热。先予心理疏导，后开方药疏肝理气，清胆泄热，予龙胆泻肝汤为底方加减，处方：龙胆草10g，柴胡10g，香附10g，黄芩10g，车前子10g，竹茹10g，陈皮10g，厚朴10g，生地黄10g，白芍6g，甘草6g。7剂，日1剂，水冲服。嘱患儿家属注意儿童心理活动，做好疏导工作。

二诊：患儿自述善太息较前减轻，仍有两胁胀痛，头部颠顶胀痛不适，食少，神疲乏力，舌质红，苔白腻，脉弦滑。改用逍遥丸为底方进行加减：柴胡10g，当归10g，白芍6g，茯苓10g，白术10g，牡丹皮10g，栀子10g，郁金10g，甘草6g。7剂，日1剂，水冲服。

三诊：患儿症状明显缓解，予停药，随访两月未复发。

【按语】

儿童虽较成人少有情志内伤，但儿童神气怯弱，心理尚未健全，情绪不稳定，对外来刺激缺乏应激能力，易出现气机紊乱，脏腑功能失调。儿童生性执拗，极易激怒，若所欲不遂，常哭闹不休，或郁怒不语。朱丹溪谓"小儿易怒，肝病最多"，郁怒不解，则伤肝及胆而发病。《灵枢·胀论》曰："胆胀者，胁下痛胀，口中苦，善太息。"临床发病前多有精神情绪方面的诱因。治疗须耐心做家长及患儿的思想工作，进

王雪峰小儿病学术思想及经验辑要

行心理疏导后，辅以药物治疗。日常生活中，家长要注意患儿的内心活动，多与患儿进行良性交流，减轻患儿的心理压力。

方用龙胆泻肝汤加减。此方出自《医方集解》，为清热剂，具有清泻肝胆实火，清利肝经湿热之功效。本方证由肝胆实火上攻，肝经湿热循经下注所致。治宜泻肝胆实火，清下焦湿热。方中龙胆草大苦大寒，上泻肝胆实火，下清下焦湿热，为君药。黄芩、栀子苦寒泻火，燥湿清热，为臣药。泽泻、木通、车前子清热利湿；生地黄、当归滋阴养血，既补肝胆实火所伤之阴血，又可防方中苦燥渗利之品损伤阴液；柴胡疏畅肝胆，与生地黄、当归相伍，恰适肝"体阴用阳"之性，共为佐药。甘草调和诸药，为使药。本案方中未用泽泻、木通、当归、栀子，加用陈皮、厚朴理气宽胸，白芍柔肝缓急，香附理气疏肝，竹茹清热利湿，黄芩清热燥湿，柴胡疏肝解郁，车前子清热利湿，甘草调和全方，诸药共行利水渗湿清胆泄热之功。

二诊时，肝胆郁热已清，但患儿出现食少、神疲乏力等脾虚症状，予以逍遥散加减。逍遥丸出自《太平惠民和剂局方》，方中柴胡疏肝解郁，以顺肝性；当归、白芍养肝血，柔肝体，帮助柴胡恢复肝的顺达之性；白术、茯苓益气健脾，促进气血生化；甘草配合茯苓、白术以益气健脾，配白芍以缓急止痛；诸药相配，体现了肝脾同治，重在治肝之法。加用郁金疏肝解郁，牡丹皮、栀子清热凉血。甘草调和诸药。

夜惊症案

马某，女，6岁，2017年2月11日初诊。患儿以"间断夜眠哭闹惊醒四年余"来诊。患儿于四年前无明显诱因出现夜惊，未经系统治疗。现症见夜间入睡2小时左右突然坐起，似受惊吓，表情惊恐，意识蒙眬，1～2分钟后能自行缓解，严重甚至出现手脚乱动，尖叫，哭喊，全身盗汗，少许头痛，昨日呕吐1次胃内容物，无腹痛，纳欠佳，大便硬，常遗尿。患儿平素胆小，情志抑郁易怒，饮食不节，其父母脾气急躁，对患儿学习成绩要求高。查体：神清合作，呼吸平稳，山根显

青筋，面色潮红，体胖，舌体淡，舌尖红，边有齿印，苔黄厚腻，脉弦缓。

中医诊断为夜惊，辨证为肝郁脾虚证。治以疏肝解郁，健脾安神为法。处方：太子参30g，麦冬10g，五味子3g，连翘10g，夏枯草10g，淡竹叶10g，莱菔子10g，黄连2g，麸炒枳壳10g，醋龟甲20g（先煎），制远志10g，生龙骨30g（先煎），生牡蛎30g（先煎），丹参10g，白芍10g。7剂，每日1剂，水煎后分3次饭后温服。

二诊：患儿夜眠哭醒次数减少，脾气较前好转。来诊时腼腆有笑容，纳欠佳，大便软，舌淡红，边有齿印，苔白稍厚。予上方去黄连、莱菔子。续服14剂。嘱咐家长在治疗期间，夜晚让患儿安静入睡，鼓励患儿多接触朋友，不刺激患儿情绪，关心患儿，均衡饮食。经治疗后，诸症皆除，随访3月未复发。

【按语】

该患儿平素胆小，情志抑郁易怒，肝气容易失调，其父母脾气急躁，影响患儿，使肝气郁结在里，平素饮食不节，造成脾虚，则纳欠佳，望诊可见山根显青筋；郁结过久则化生里热，热扰心神，故出现睡眠不安，夜中哭醒的症状。小儿脾常不足，而患儿平素饮食不节，使脾胃运化失司，引动体内痰湿，进一步加重脾虚，脾虚使清气不能上升，浊气而不能走下，出现头晕；脾虚无以运化水湿，湿与热结，故见齿痕舌，厚腻苔。而小儿患病已久，肝郁久克脾，脾虚又进一步加重了肝郁，肝郁化热，热久则伤及阴分，故出现面色潮红、盗汗。若滥用升发肝气之药，则升发太过，而下降不及，导致气逆，甚至肝亢，故本案方中用生龙骨、生牡蛎以疏肝平肝；太子参补益脾气；淡竹叶、夏枯草、黄连、连翘共奏清心火，清肝热，散郁开结之效。莱菔子、枳壳下气通便，与太子参一同合用，使补而不滞。远志宁心安神。龟甲、麦冬取之养血滋阴之功；丹参降君火之气，则土温而水不泛溢，使脾运不碍。白芍、五味子防莱菔子、枳壳、龙骨、牡蛎等下降太过。全方共有疏肝解郁，健脾行气，兼补气阴之功。二诊时患儿诸症减轻，去黄连、莱菔子；纳食欠佳，考虑脾虚不能运化食物，食积内生。嘱咐家长给予精神

王雪峰小儿病学术思想及经验辑要

安慰，造就舒适入睡环境，安慰患儿情绪，肝气疏泄得畅，饮食有节，则疗效得以巩固。

儿童多发性抽动症案

王某，男，7岁，2018年01月25日初诊。患儿因"清嗓、耸肩半年余"就诊。患儿半年前始发清嗓、耸肩，未经系统治疗。现症见患儿清嗓（进食后明显），耸肩，咧嘴，手足心热，纳差，睡眠正常，盗汗，大便正常，小便正常。家长自诉患儿平素急躁易怒，且胆怯。查体：神清合作，呼平，口腔溃疡，扁桃体无肿大，咽部充血，舌质红，苔薄黄，脉数。既往患有哮喘，腺样体肥大（已切除）。

诊断为多发性抽动症，辨证属肝火犯肺。治以平肝息风，宣肺开窍。方用天麻钩藤饮合泻白散加减，处方：炙桑白皮10g，炒杏仁5g，前胡10g，芦根10g，桔梗10g，黄芩10g，钩藤10g，五味子6g，百合10g，炙杷叶6g，郁金10g，合欢10g，葛根10g，全蝎3g，白芍10g，麦冬10g，玄参10g，桑枝10g。7剂，日1剂，水煎早晚温服。

二诊：患儿咳嗽2天，喉间痰鸣，鼻塞，无流涕，无发热，咧嘴，耸肩减轻，咬衣领，盗汗，纳可，便可。舌质红润，苔白厚，脉数。处方：炙桑白皮10g，炒杏仁5g，芦根10g，桔梗10g，黄芩10g，茯苓10g，麦冬10g，紫苏子10g，莱菔子10g，川贝母2g，五味子6g，全蝎3g，金银花10g，桑枝10g。14剂，日1剂，水煎早晚温服。金莲清热泡腾片2盒，1片/次，日2次泡服。嘱家长注意日常护理，避免患儿接触或食入致敏物质。

三诊：患儿盗汗好转，清嗓、耸肩减轻，打嗝，寐可，纳可，二便可，无急躁易怒。舌质红，苔白厚，脉数。处方：炙桑白皮10g，芦根10g，桔梗10g，黄芩10g，麦冬10g，金银花10g，淡竹叶10g，玄参10g，石菖蒲10g，远志10g，半夏6g，竹茹6g，葛根10g，白芍10g，全蝎3g。14剂，日1剂，水冲服。

四诊：患儿清嗓、打嗝好转，耸肩减轻，无盗汗，纳可，二便可。

舌质红，苔黄厚腻，脉数。效不更方，14剂，日1剂，水冲服。随访观察，至今未复发。

【按语】

此例患儿有儿童哮喘病史，平素急躁易怒，五志过极，致肝亢风动，木火刑金，肺失肃降，金鸣异常，而见发声抽动。泻白散出自《小儿药证直诀》，主治清泻肺热，止咳平喘。天麻钩藤饮出自《中医内科杂病证治新义》，主治肝阳偏亢、肝风上扰证，治以平肝息风为主，佐以清热安神、补益肝肾之法。

本案中炙桑白皮、炒杏仁、前胡清肺化痰止咳；桔梗以宣通肺气，利咽喉；钩藤入肝经，善于清热平肝，黄芩苦寒，长于清泻肺火，二者配伍使肝肺之火得以清泻；芦根清热生津，除烦止呕；玄参清热凉血，滋阴降火；麦冬养阴润肺；白芍养血柔肝；郁金、合欢疏肝解郁，养心安神；五味子生津止咳，固表止汗；百合、枇杷叶化痰止咳；葛根生津止渴。因患儿耸肩，加用桑枝，祛风湿而善达四肢经络，通利关节。全蝎祛风止痉，现代药理学研究表明全蝎具有对抗惊厥、抗癫痫的作用。配合菖麻熄风片以平肝息风、豁痰息风。

二诊时，患儿因偶遇风寒出现咳嗽，喉间痰鸣，重在清肺化痰。遂减钩藤、百合、枇杷叶、郁金、合欢、白芍、玄参、前胡、葛根之平肝、疏肝、滋阴之品；加紫苏子、莱菔子、川贝母以养阴化痰止咳，加金银花以清热解毒，茯苓以健脾宁心，配合金莲清热泡腾片以清热解毒，止咳祛痰。

三诊时，患儿症状均减轻，但出现打嗝，此时邪气以除，重在疏肝解郁，清肺化痰。遂加半夏、竹茹化痰降逆止呕，加石菖蒲以豁痰开窍，加淡竹叶、玄参以清热解毒，加远志安神祛痰，加葛根退热升阳，加白芍敛阴柔肝，配合菖麻熄风片。

四诊时，患儿抽动症状基本消失，故予上方继续服用，一月后症状消失，随访至今，未见复发。同时，在整个治疗过程中，予患儿配伍菖麻熄风片口服以平肝息风、豁痰止痉、安神宁志。

儿童多发性抽动症是一种以慢性多发运动性抽动和（或）发声性

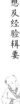

抽动为特征的神经精神性疾病，该病发病率为 0.05% ～ 3%，近年来有明显增加的趋势。多发性抽动症病程长，病情易反复，由于本病初起之时，家长多不引起重视，只认为是不良习惯，无须治疗。而老师认为学生顽皮，上课注意力不集中，对学生进行批评教育，使患儿心理受伤，病情加重，治疗时更困难。目前西医治疗儿童多发性抽动症疗效显著，易于复发，且西药副作用较大。在用药的同时，要注意其心理治疗，家长改善对患儿教育方式，减轻患儿压力，适量运动，如此则临床疗效显著。

儿童发声性抽动案

王某，男，9 岁，2019 年 3 月 12 日初诊。患儿因"清嗓 2 年余，喉部发声 10 余天"就诊。患儿于 2 年前无明显诱因出现清嗓，未经系统治疗，10 余天前因感受风邪出现喉部发声，于医院就诊，诊断为"抽动障碍"，予"静灵口服液"口服（具体用药不详），效不显。现症见患儿偶眨眼，偶咳嗽，清嗓，喉部发声（平均每分钟发声 12 次），饮食偏肉食，汗可，夜卧不安，手足心热。患儿平素急躁易怒，且父亲脾气暴躁，经常打骂患儿。既往患慢性咽炎。查体：舌质红，少苔，有剥脱，脉数。

诊断为抽动 - 秽语综合征，证属外风引动内风。治以疏风解表，息风止动，采用中药配合针灸治疗。处方：郁金 10g，合欢花 10g，青葙子 10g，蔓荆子 10g，石菖蒲 6g，远志 6g，茯神 10g，珍珠母 10g，生龙骨 10g，煅牡蛎 10g，金银花 10g，白芍 10g，木蝴蝶 10g，全蝎 2g，沉香 1g。21 剂，日 1 剂，水冲服。嘱患儿父亲改变与患儿的交流方式。

二诊：患儿无咳嗽、眨眼，喉部发声明显好转，仅睡前偶有，偶张嘴。舌质淡红，少苔，有剥脱，脉数。询问家属得知，近日父亲未打骂患儿。上方加麦冬 10g，五味子 6g。14 剂，日 1 剂，水冲服。配合中成药菖麻熄风片，2 片 / 天，2 次口服。

针灸治疗，头部取百会、廉泉，躯体取膻中。肢体取内关、合谷、太冲。操作：患儿采取仰卧体位，用 0.25mm 的 1 寸毫针，予局部常规消毒后取百会，向后平刺 0.5 寸，捻转至得气后留针。廉泉向上直刺 0.5～0.8 寸，得气后留针。其余各穴采用常规取穴针刺手法。在达到针刺深度有针感后，留针 20 分钟，期间每隔 5～10 分钟行针。患儿仅首诊当天针刺治疗 1 次，针刺治疗结束后，患儿喉部发声频率明显降低。

针药联用，治疗 1 月余，抽动发声渐止，患儿回校上课。后随访未复发。

【按语】

本例患儿因父亲长期以来的教育方式错误，经常遭严重打骂，导致患儿情志不遂，今又感受风邪，外风引动内风遂引发喉部发声严重。用郁金、合欢花疏肝行气，调畅情志；青葙子、蔓荆子以清肝明目；咳嗽及喉部发声用金银花、木蝴蝶，两药入肺经，疏风清热，宣肺利咽；石菖蒲以豁痰开窍；全蝎归肝经，用以搜风通络；白芍以柔肝滋阴；生龙骨以镇惊安神，平肝潜阳；茯神、煅牡蛎、珍珠母、远志以宁心安神；沉香入肾经，用以降气纳气。

二诊时患儿喉部发声症状基本消失，故予上方加麦冬、五味子养阴固本后继续巩固。配合针刺督脉、任脉、肝经等经穴，针药合用，疗效显著。廉泉是任脉、阴维脉的交会穴，任脉气血在此冷缩而降，主治喉咽部疾患。中成药菖麻熄风片是黑龙江省名老中医卢芳教授多年的临床经验方，组方包括白芍、天麻、石菖蒲、远志、珍珠母，具有平肝息风，豁痰止痉，安神宁志的功效，在临床用药范围内应用是安全可靠的。

儿童抽动-秽语综合征迁延难愈，由于本病初起时，家长认为是儿童天性顽劣，老师认为学生不专注于课堂为不愿学习的表现，遂加以指责，不仅延误治疗，更加重病情。如果孩子长期受到情感上的压抑，精神紧张，以及处于严厉的家庭环境，会导致治疗更加困难。临床上常见部分患儿出现症状反复的现象，此时医生和家长不应过分焦虑，应耐心对待。日常生活中家长要注意患儿的内心活动，多与患儿进行良性交

王雪峰小儿病学术思想及经验辑要

流，减轻患儿的心理压力，配合适量运动，劳逸结合，如此临床疗效显著。

儿童发作性睡病案

一、土虚木亢案

许某，男，10岁，2018年10月18日初诊。患儿因"多睡2年余"就诊。患儿于两年前无明显诱因出现多睡，曾就诊北京某医院睡眠中心诊断为发作性睡病，口服"专注达"1片，1次/天，疗效不佳。现症见患儿晨起疲劳不易醒，白天易睡，1～2次，每次30分钟，中午必须午睡，夜间易醒，醒后入睡困难，入睡时出现手足抖动，甚至肌肉抽搐，睡后踢打喊叫，多梦、梦语，曾出现睡眠时幻觉，大笑无力。平素头闷如裹，神疲乏力，便溏不爽（2～4次/天），小便正常，自汗重。患儿自发病起体重迅速增加，其母诉患儿平时情绪抑郁，烦躁易怒，易惊恐，不欲言语，面部表情麻木、淡然，且平时嗜食肥甘厚味之品。母亲曾有发作性睡病病史，现已无嗜睡症状。查体：舌质淡，舌体胖大，边尖有齿痕，苔白厚腻，脉弦滑。理化检查：头颅CT、脑电图、头颅MRI均未见明显异常。

中医辨证为土虚木亢证，治以健脾化湿，安神解郁。处方：黄芪20g，茯苓20g，焦白术15g，山药10g，西洋参10g（单煎），焦山楂10g，神曲10g，麦芽10g，郁金10g，合欢10g，石菖蒲6g，远志6g，生龙骨30g，生牡蛎30g，炙甘草3g，黄芩10g。15剂，日1剂，水煎服。

二诊：患儿多睡、乏力、自汗等症状均有所好转，但自诉现有头痛、目眩等症状。详细了解病史，发现10天前患者头部受到外伤，于当地医院就诊，头部CT等检查均正常，但此后时有头痛眩晕等症状。舌质暗红，舌心苔剥脱，脉数。遂于上方减黄芩，加白芷10g，藁本

10g，川芎 10g。10 剂，日 1 剂，水煎服。

三诊：患者头痛、眩晕、多梦、夜卧不安症状减轻。上方加五味子 10g，麦冬 6g。15 剂，日 1 剂，水煎服。

四诊：患儿多梦好转，头痛头晕症状均已好转，微自汗出，舌质红、苔白厚。西药"专注达"药量减半，并无不适症状。上方加薏苡仁 10g，浮小麦 15g，佩兰 6g。

五诊：患儿白天已无嗜睡症状，且早晨能自主起床。舌质红，苔薄白、脉沉。西药逐渐减少药量，停药观察，随访至今未发作。

【按语】

此例患儿平素愿食肥甘厚腻食物，且情绪抑郁、烦躁易怒，为脾胃虚弱，湿热阻滞，清阳不升；肝郁气滞，肝郁更加重脾虚，郁遏清阳发为嗜睡。本方中黄芪、西洋参、山药健脾益气，升发清阳；茯苓健脾利水渗湿；白术益气健脾、燥湿利水，常为"脾脏补气健脾第一要药"。张隐庵亦曰："凡欲补脾，则用白术。"由于患儿平时好食肥甘厚腻之品，有饮食积滞之象，故加入焦山楂、神曲、麦芽，以助消化油腻肉食积滞；黄芩清热燥湿，善清中上焦湿热；石菖蒲、远志开窍安神，现代药理研究表明石菖蒲具有兴奋中枢神经系统、镇静催眠的作用；郁金，合欢解郁安神；多梦易惊易醒，加生龙骨、生牡蛎以镇惊安神；炙甘草调和诸药。

二诊时，患儿由于头部受外伤导致头痛，故加白芷、藁本引药入经，川芎活血化瘀行气止痛，湿热之象已消，故减黄芩。三诊时患儿头痛、眩晕、多梦、夜卧不安症状减轻，此时加五味子与麦冬滋阴清热，养心安神。四诊时患儿多梦、健忘、头晕等症基本已愈，微有自汗出，故于上方加浮小麦、薏苡仁、佩兰除脾经湿热。多药并举，共行健脾化湿，解郁安神之功效。

二、肺脾两虚案

宫某，男，8 岁，2018 年 6 月 25 日初诊。患儿因"多睡半年余"

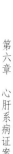

就诊。患儿于半年前无明显诱因出现多睡，曾被诊断为"发作性睡病"，拒绝口服西药，遂来就诊。病来猝倒 2～3 次，食欲亢进，嗜食肥甘厚味，体重增长超过 10kg。现症见白天多睡，上午睡 1 次，约 40 分钟，无午睡，下午睡 1 次，约 40 分钟，无夜间入睡困难，夜间易醒 3～4 次，醒后无入睡困难。睡时肢体抽动，踢打喊叫，多梦，打鼾。平素注意力不集中，神疲乏力，少气懒言，运动及情绪激动后乏力明显，便溏不爽（2～3 次/天），小便正常，手足心热，自汗重，鼻塞，夜间尤甚。查体：舌质红，舌体胖大，边有齿痕，舌苔白厚腻，脉滑数。相关理化检查：MSLT 示 5 次小睡有 3 次进入 REM 期睡眠，SOREM 平均潜伏期为 30 秒，平均睡眠潜伏期为 4.6 分钟。头颅 CT、脑电图、头部 MRI 均未见明显异常。喉镜示增殖体肥大，占后鼻孔约 3/4。

西医诊断为发作性睡病。中医辨证为肺脾两虚证。治以健脾化湿、理气宣肺。处方：郁金 10g，合欢 10g，石菖蒲 6g，远志 6g，黄芪 10g，黄芩 10g，麦冬 10g，五味子 6g，茯苓 10g，白芍 10g，炙甘草 3g，全蝎 3g，金银花 10g，益智仁 10g，淡竹叶 10g，薄荷 6g，辛夷 6g。14 剂，日 1 剂，水煎服。嘱饮食结构合理。

二诊：患儿多睡、乏力、自汗、鼻塞等症状均有所好转，但仍有症状，患儿手足心热症状明显。舌淡红，苔薄白，上方加竹茹 10g，菊花 10g，知母 6g，生龙骨 10g，珍珠母 10g。14 剂，水煎服。

三诊：患儿多睡、乏力、自汗症状基本缓解，急躁易怒，大便质稀，上方加白术 10g，焦三仙 10g，山药 10g，佛手 6g，薏苡仁 6g。14 剂，日 1 剂，水煎服。

四诊：患儿症状明显改善，上方加瓜蒌 6g 以巩固疗效。28 剂，日 1 剂，水煎服。后随访患儿，至今未发作。

【按语】

此患儿平素嗜食肥甘厚味，便溏不爽，鼻塞打鼾，乏力体虚，为肺脾气虚，痰湿阻滞，脾失健运，清阳不升，肺失宣降，气机不利，上蒙清窍，发为嗜睡。《严氏济生方》中曰："夫鼻者，肺之所主，职司清也，调适得宜，则肺脏宣畅、清道自利。"本方用薄荷、辛夷祛风通窍；

五味子、麦冬养阴敛肺止汗；金银花、淡竹叶清肺泄热，则肺得宣降；郁金、合欢、白芍解郁安神；石菖蒲、远志、益智仁开窍安神；全蝎息风止痉，则夜卧得安；舌质红，则用黄芩清热燥湿；黄芪、茯苓健脾益气；甘草调和诸药。

二诊时，患儿症状均有改善，方中加菊花、竹茹、知母清热凉血；生龙骨、珍珠母镇静安神，加强夜间睡眠疗效。三诊时，患儿急躁易怒、大便质稀症状明显，方用郁金、合欢解郁安神，茯苓、白术、焦三仙、山药、佛手、薏苡仁等药益气健脾除湿。四诊时，患儿症状明显好转，方加瓜蒌清热；石菖蒲、远志安神，巩固疗效。继服药1月余，诸症消失。

发作性睡病属中医范畴的"多寐""嗜睡"，病程缠绵，病情复杂。由于本病发作时，患者的警觉性与肌张力下降，严重影响学习、生活与作业能力，甚至危及患儿生命，使患儿及家长产生心理负担。本病近年来发病率不断提升，引起临床医生的日益关注。

三、气虚痰阻案

张某，男，12岁，2003年3月来诊。因贪睡半年就诊。患儿半年前无明显诱因出现多睡，初始每日3～4次，渐发展为10余次，睡眠可发作于任何时间，多发于上课中、行走时及饭后，每次睡眠时间10～30分钟，睡眠时多梦，醒后不能记住梦境，每次发作后可振作1～3小时。曾服用过甲氯芬酯、哌甲酯等，未见明显疗效。体格检查：患儿体胖，多睡，对答切题。心肺无异常、肝脾不大、四肢脊柱及神经系统检查均未见异常。舌淡，苔白腻，脉缓。相关理化检查：未见异常。

西医诊断：发作性睡病。中医诊断：多寐（气虚痰阻）。治则：健脾益气，化痰醒神。针刺：双侧足三里、三阴交、丰隆、内关、神门及百会，同时灸双侧足三里，留针15～20分钟，期间醒针1次，灸10～15分钟。每日1次。连续3天时，睡眠次数明显减少，连续10天基本治愈，随访2月余，未复发。

王雪峰小儿病学术思想及经验辑要

【按语】

本病在中医属于多寐范畴。《灵枢·寒热病》云："阴跷、阳跷，阴阳相交。阳入阴，阴出阳，交于目锐眦。阳气盛则瞋目，阴气盛则瞑目。"提示本病主要病机为阳虚阴盛所致。阳主动，阴主静，阴盛则多寐。阴盛原因多为痰湿内困。病例为素体脾虚，脾失健运，痰浊内生。故以健脾为主，脾健则痰自消。取穴以脾胃经为主，佐以心经及心包经，体现中医心主神明的理论。另外，督脉总督诸阳，为阳脉之海，取督脉百汇穴以平衡阴阳。

四、肝气郁结案

肖某，女，15岁，2003年10月来诊。主诉为多睡2月余，加重15天。患儿2个月前与同学发生口角后出现睡意频发，多发于课堂上，似睡似醒，每日3～7次不等，睡眠时间5～15分钟。伴有善太息，心烦易怒。半个月前无明显诱因症状加重，任何时候均可入睡，睡眠频率及每次睡眠时间都有加重，且患儿自觉时有胸闷耳鸣发生，未经系统治疗来诊。体格检查：患儿神清合作，呼平，心肺未见异常，肝脾不大，神经系统检查未见异常。舌暗红，苔白，脉弦略数。相关理化检查：未见异常。

西医诊断：发作性睡病。中医诊断：多寐（肝气郁结）。治则：疏肝理气，清泻肝火，醒神。针刺：风池、太冲、内关、神门、阳陵泉、膻中，留针15～20分钟，期间醒针1次。每日1次。连续7天时，睡眠次数明显减少，连续14天基本治愈，随访至今，未复发。

【按语】

本例为肝气郁结，气郁生痰。治以疏肝理气为主，肝气疏则气机调和，郁痰自消。取穴以肝胆经为主，佐以心经及心包经。并配以膻中，其为心包经募穴及气会，调节一身之气机，共奏疏肝理气之功。两例比较得出，痰为本病主要的病理产物，但病因病机各有不同，治疗时应审证求因。同时，应充分理解并应用中医心主神明的理论治疗本病，即可获得较满意的疗效。

汗 证 案

尹某，女，7岁，2018年4月20日初诊。患儿因"多汗五年余"就诊。患儿近五年来体质虚弱，容易感冒，白天稍动则汗出，夜卧初寐时头颈背部汗出如洗，未予系统治疗。现症见多汗，动则汗出，盗汗，四肢不温，手足冷，睡眠欠佳，夜卧不安，寐中时有龄齿，纳食一般，口中时有异味，大便1～2日1次，干结成球，小便正常。查体：神清合作，精神可，舌质淡红苔黄，心肺查体未见异常。

中医诊断为汗证，辨证为肺卫不固证。治当补肺固表，调和营卫。予以玉屏风散合桂枝龙骨牡蛎汤加减，处方：炙黄芪15g，白术10g，防风5g，煅龙骨20g（先煎），生牡蛎20g（先煎），桂枝3g，白芍10g，枳实6g，栀子6g，牡丹皮10g，黄芩10g，炙甘草3g。14剂，水煎服，每日1剂，早晚分服。

二诊：服药2周后，患儿汗出较前好转，手足转温，大便已基本正常。营卫渐和，食滞已消，但肺气尚虚，遂以原方去枳实、栀子，加陈皮10g调治。14剂。

三诊：患儿汗出明显好转，大便正常，家长要求调理治本，减少感冒发作。连服上方4周，随访半年，未见复发。

【按语】

玉屏风散出自《究原方》，主治表虚自汗，亦治虚人腠理不固，易感风邪。方中黄芪甘温，内补脾肺之气，外可固表止汗，白术健脾益气，助黄芪以加强益气固表之功，佐以防风走表而散风邪，合黄芪、白术以益气祛邪。黄芪得防风，固表而不致留邪；防风得黄芪，祛邪而不伤正，补中寓疏，散中寓补，共调营卫。桂枝甘草龙骨牡蛎汤出自《金匮要略》。方中桂枝调和营卫，温通经脉，加龙骨、牡蛎潜镇摄纳，还能重镇安神，收敛固涩。

本例患儿给予黄芪补脾肺之气、固表止汗，白术补脾益气，共助黄芪益气固表敛汗；防风合黄芪、白术以益气祛邪，固表止汗。煅龙骨、生牡蛎潜镇摄纳，重镇安神，收敛固涩，协同收敛固涩敛汗；桂枝调和营卫，温通经脉；白芍疏肝养脾，调畅脾气，使得脾气健运，食积消退。小儿汗证为儿科常见病，内因责之为肺脏娇嫩，外因责之为感受外邪，主要病机为"不在邪胜而在正虚"。患儿口中有异味，夜寐欠安，寐中时有〖HZ（〗〖XC齿介.TIF；Z0.1mm；Y0.2mm〗〖HZ）〗齿，大便干系脾失健运、食滞积热所致，故治疗上补肺固表与消积清热并举。方以玉屏风散合桂枝甘草龙骨牡蛎汤，补肺固表止汗，同时加栀子、牡丹皮、枳实、黄芩，共助清热消积除滞。

二诊时，患儿汗出好转，大便基本正常，营卫渐和，食滞已消，故以补肺固表，调和营卫为大法，以初诊方为基础去枳实、栀子此类清热消滞之品，加陈皮继以理气健脾。三诊患儿汗出明显好转，大便正常，营卫已和，食滞不再，脾气健运。家长要求调理治本，减少感冒发作。此后以糖浆间断服用，巩固疗效，以达"治病求本"之效。

第七章 肾系病证案

小儿遗尿案

刘某，男，5岁，2018年8月20日初诊。患儿因"夜间尿床5年"就诊。患儿于五年前无明显诱因出现尿床，未经系统治疗。现症见夜间尿床，1周2~3次，尿量多，精神紧张或受斥责时出现尿失禁，小便清长，易疲乏，纳差，腹胀满，眠可，大便可。查体：神志清楚，呼吸平稳。面黄少华，舌淡，苔白略厚，脉沉细。辅助检查：尿常规、微量元素及腰骶椎X线均未见异常。

西医诊断为原发性遗尿。中医诊断为遗尿，辨证为脾肾亏虚证。治以益肾温阳，健脾益气。方选缩泉丸合桑螵蛸散加减，处方：桑螵蛸10g，龟甲10g，山药10g，益智仁10g，菟丝子10g，当归10g，龙骨10g，鸡内金10g，茯神10g，五味子6g，焦山楂10g，覆盆子6g。7剂，日1剂，水煎服。

二诊：患儿情绪紧张时已无尿失禁，偶遗尿，次数较前减少，食欲稍增，晨起口中异味，日间精神萎靡，夜寐不安。查体：舌淡红，苔白略厚，脉沉细。上方加石菖蒲10g，远志6g，白术10g，继服7剂。

三诊：患儿无尿失禁及遗尿，咽干，咽痒，纳眠可，大便调。查体：咽部充血，舌淡红，苔薄白，脉略数。上方加玄参10g，牛蒡子10g，连翘10g。继服7剂，巩固治疗。

【按语】

缩泉丸出自《妇人大全良方》，由益智仁、乌药、山药组成。方中山药补肾固精；益智仁温补肾阳，收敛精气；乌药温肾散寒。三药合用，肾虚得补，寒气得散，共奏补肾缩尿之功。桑螵蛸散出自《本草衍义》，由桑螵蛸、远志、石菖蒲、龙骨、人参、茯神、当归、龟甲组成。方中桑螵蛸甘咸平，补肾固精止遗，为君药；臣以龙骨收敛固涩，且镇心安神；龟甲滋养肾阴，补心安神；桑螵蛸得龙骨则固涩止遗之力增，得龟甲则补肾益精之功著；佐以人参大补元气，配茯神合而益心气、宁心神；当归补心血，与人参合用，能补益气血；石菖蒲、远志安神定志，交通心肾，意在补肾涩精、宁心安神的同时，促进心肾相交。

患儿自幼遗尿，尿量多、清长，并伴有尿失禁，均提示其肾阳不足、肾气亏虚。面色少华，易疲乏，纳差，腹胀满则属脾气虚弱，舌淡、脉沉细均为脾肾亏虚之表现。故辨证为脾肾亏虚，治以益肾温阳，健脾益气，方予缩泉丸合桑螵蛸散加减。方中桑螵蛸温肾助阳，纳气缩尿；山药健肺、脾、肾三脏；当归补心血；益智仁温脾暖肾；菟丝子固精缩尿；茯神健脾安神；鸡内金、焦山楂消食化积开胃；覆盆子、五味子增强固精缩尿之功；龟甲补肾益精；龙骨收敛固涩。

二诊时，遗尿次数减少，口中异味，精神倦怠，加用石菖蒲、远志以醒神开窍；白术健脾益气。三诊时，患儿已无遗尿，出现咽干、咽痒，脉数，查咽部充血，故加玄参、牛蒡子清热利咽；连翘利咽散结，清食积之内热。嘱其家长注意患儿的心理调护及饮食、行为调理，防止病情反复。

紫癜性肾炎案

王某，男，9岁，2018年5月6日初诊。患儿因"反复皮肤瘀点瘀斑1年余，加重伴咳嗽2天"就诊。患儿1年前出现双下肢皮肤瘀点瘀斑，高出皮面，按之不褪色，可见肉眼血尿，就诊于某儿童专科医院，诊断为"紫癜性肾炎"，予激素等对症治疗，症状缓解后出院。出院后按疗程口服"美卓乐"治疗，紫癜反复出现。2天前，患儿因外感再发双下肢瘀点瘀斑，色鲜红，较密集，遂来就诊。现症见双下肢皮肤紫癜鲜红稠密，可见肉眼血尿，咳嗽少痰，大便干燥，2～3天一行。查体：神志清楚，呼吸平稳，咽红，扁桃体Ⅲ度肿大，舌红，苔黄腻，脉浮数。辅助检查：尿检示红细胞2913.6/UL，隐血（+++），尿蛋白（+++），24小时尿蛋白定量2048.2mg。

西医诊断为紫癜性肾炎。中医诊断为尿血，辨证为外感风热，邪毒壅盛证。治宜清凉解表，解毒化斑。予以犀角地黄汤合白虎汤加减，处方：生石膏10g，水牛角10g，生地黄10g，牡丹皮6g，赤芍6g，白花蛇舌草10g，紫草10g，知母10g，白芍10g，炙甘草3g。7剂，每日1剂，煎取汁150mL，分2次温服。

二诊：患儿双下肢皮肤紫癜仍鲜红稠密，仍见肉眼血尿，咳嗽减轻，便干好转。查体：咽红、扁桃体Ⅱ度肿大好转，舌红，苔腻，脉滑数。尿检示红细胞1910.8/UL，隐血（+++），尿蛋白（++）。予小蓟饮子加减，处方：小蓟10g，生地黄10g，牡丹皮10g，藕节10g，紫草10g，白花蛇舌草10g，地榆炭10g，生甘草6g，蒲黄炭10g，侧柏炭10g。14剂，用法同前。

三诊：患儿皮肤瘀斑瘀点明显减少，无肉眼血尿，不咳，咽不红，纳可，大便润。查体：舌质红，苔薄，脉细。尿检隐血（++），尿蛋白（-）。予甘露饮加减，处方：生地黄10g，天冬10g，麦冬10g，石斛10g，牡丹皮10g，甘草6g，焦栀子10g，砂仁6g，白术10g，茯苓10g。14剂，用法同前。

四诊：患儿皮肤瘀斑消失，面色欠华，胃纳差，易疲劳。查体：舌质淡红，苔薄腻，脉沉迟无力。尿蛋白（-），尿检红细胞（-）。上方减栀子、砂仁，加黄芪10g，山药10g，芡实10g，姜半夏6g，陈皮6g，川芎10g，泽泻10g。14剂，用法同前。

后期原方巩固治疗，补肾健脾，益气养阴，病情基本缓解。随访至今未复发。

【按语】

本病初起多由外感引发，表现为实证、热证，为紫癜性肾炎急性期。起病突然，临床除外感表证，同时可见皮肤紫癜鲜红稠密，尿镜检红细胞增多，舌质红，苔黄腻，脉滑数。急则治标，采用犀角地黄汤合白虎汤加减。犀角地黄汤出自《备急千金要方》，由犀角、生地黄、芍药、牡丹皮组成。其中犀角（现以水牛角代）咸寒，直入血分，清心、凉血、解毒，使热清血宁，为君药。生地黄清热凉血，养阴生津，既助君药清解血分热毒，又可复已伤之阴血，为臣药。赤芍、牡丹皮清热凉血，活血散瘀，既能增强凉血之力，又可防止留瘀之弊，共为佐药。白虎汤出自《伤寒论》，由知母、石膏、甘草、粳米组成。两方共用，取其清气凉血，解毒化斑之效。

二诊时，患儿血尿症状明显，此为湿热蕴结下焦，膀胱气化不利，损伤膀胱血络。方选小蓟饮子加减，本方出自《玉机微义》，方中小蓟、生地黄凉血止血、清下焦热为主药；蒲黄、藕节止血消瘀为辅药；因病势下迫，宜因势利导，故佐以滑石、木通、淡竹叶、栀子清下焦热结，利下通淋，当归活血和营，共为佐药；甘草缓急止痛，调和诸药为使。合而用之，共奏凉血止血，利尿通淋之功，可治血淋尿血之证。本案方中小蓟、紫草、白花蛇舌草、地榆炭、蒲黄炭、侧柏炭凉血止血；生地黄、牡丹皮、藕节清热凉血；生甘草调和诸药。

三诊时，患儿瘀斑、瘀点减轻，气阴两虚为治疗之要，故以甘露饮健脾利湿，益气养阴。全方滋养阴液而不助湿，除湿热却不伤阴，凡上中下阴虚湿热之证加减用之多能获益。

四诊时，患儿皮肤瘀斑、血尿完全消失，临床症见面色欠华，胃纳差，易疲劳，舌质淡红，苔薄腻，脉沉迟无力。此为疾病迁延日久所得。故减上方栀子、砂仁，加黄芪、山药、陈皮、芡实补肾健脾，益气养阴；姜半夏、川芎、泽泻健脾利湿。

神经性尿频案

一、脾肾两虚案

王某，男，5岁，2017年9月13日初诊。患儿因"日间小便频数半年余"就诊。患儿半年前无明显诱因下出现小便频数，未予系统治疗。现症见日间尿频，每日八次，夜间无或仅一次，偶有尿意窘迫，无尿痛，尿色清，每次尿量较少，无淋漓不尽感，患儿平素喜食肉类，大便可，寐可。查体：神清合作，呼吸平稳，形体偏瘦，面色少华，目胞微肿，舌质淡，苔薄白，脉沉细。辅助检查：尿常规检查、骶尾正位片均正常。

西医诊断为神经性尿频。中医诊断为尿频，辨证为脾肾两虚证。治以健脾固肾。予以参苓白术散和济生肾气丸加减，处方：黄芪10g，山萸肉10g，茯苓10g，炒白术10g，枸杞子10g，黄精10g，炒麦芽10g，焦山楂10g，鸡内金10g，麦冬10g，玉竹10g，陈皮6g，炙甘草3g。14剂，日1剂，水煎早晚温服。

二诊：患儿日间小便次较前减少，有六七次，偶有尿意窘迫，活动后易汗出，晨起偶有喷嚏，纳食较差，夜寐不安，多梦，大便干结难下，3～4日1次。查体：舌质红，苔薄白，脉沉细。继续予中药煎剂口服，药用：黄芪10g，黄精10g，山萸肉10g，枸杞子10g，茯苓10g，炒白术10g，炒枳壳10g，煅牡蛎10g，薄荷6g，麦冬10g，玉竹10g，陈皮6g，天花粉10g，炙甘草3g。14剂，日1剂，水煎早晚温服。

三诊：患儿日间尿频较前好转，有五六次，每次尿量较少，基本无尿频，可自主憋尿，自汗较前明显好转，纳食可，夜寐安，大便正常。查体：舌淡红，苔薄白，脉细弱。患儿病情较前好转，尿频症状基本消失，予中药煎剂口服，前方去天花粉，继服4周巩固治疗。

【按语】

参苓白术散首次记载于《太平惠民和剂局方》中，由人参、白术、茯苓、山药、白扁豆、甘草、桔梗、薏苡仁、莲肉组成。人参、白术、茯苓益气健脾渗湿为君。配伍山药、莲子肉助君药以健脾益气，兼能止泻；并用白扁豆、薏苡仁助白术、茯苓以健脾渗湿，均为臣药。更用砂仁醒脾和胃，行气化滞，是为佐药。桔梗宣肺利气，通调水道，又能载药上行，培土生金；炒甘草健脾和中，调和诸药，共为佐使。全方具有补脾胃、益肺气的功效。济生肾气丸出自《张氏医通》卷十六，由肉桂、附子、牛膝、熟地黄、山茱萸、山药、茯苓、泽泻、车前子、牡丹皮组成，其中地黄滋补肾阴，少加肉桂、附子助命门之火，以温阳化气，乃"阴中求阳"之意；山茱萸、山药补肝益脾，化生精血；牛膝滋阴益肾；泽泻、茯苓利水渗湿，并可防地黄之滋腻；牡丹皮清肝泄热，车前子清热利湿，四药补中寓泻。诸药共奏温肾化气，利水消肿之功。全方合用具有温肾化气，利水消肿的功效。

此患儿日间遗尿，辨证为脾肾两虚型，治以健脾固肾，选用参苓白术散合济生肾气丸加减。其中黄芪、茯苓、白术扶固脾气；黄精补益脾肺两脏之气；山萸肉、枸杞子益肾填精，固肾止遗；茯苓、白术补气健脾，渗湿利水，诸药共奏益气固摄之效。辅以枳壳、陈皮润肠通便，消食导滞；麦冬、玉竹养阴润燥，以防本方温燥太过，损伤阴液；甘草补脾益气，调和诸药。全方健脾、固肾，有益气固摄、缩尿止遗之功。

二、肾虚湿热案

张某，男，11岁，2017年11月18日初诊。患儿因"日间尿频尿急近1个月"就诊。患儿近1个月前无明显诱因出现小便次数增加，未经系统治疗。现症见：日间尿频，甚则十几分钟一次，伴尿急，无尿痛，尿液不清，偶有尿不尽感，学习紧张时症状加重，平素易疲乏，盗汗，手足心热，纳食一般，口渴多饮，大便调。查体：神清合作，呼吸平稳，面红，舌淡红，苔薄黄腻，脉濡细数。辅助检查：尿常规、腹部

B超未见异常。

西医诊断为神经性尿频。中医诊断为尿频，辨证为肾虚湿热证。治当以益气固肾、清利湿热为主，予缩泉丸合萆薢渗湿汤加减：黄芪10g，芡实10g，益智仁10g，山药10g，乌药10g，川萆薢10g，石菖蒲10g，车前子10g，黄柏10g，白术10g，六神曲6g，远志6g，郁金6g。14剂，日1剂，水煎早晚温服。

二诊：患儿小便次数较前减少，尿液清长，无明显尿急及尿不尽感，口渴不显，夜间盗汗稍好转，纳食一般，舌淡红，苔薄黄，脉濡数。继续予中药煎剂口服，原方去车前子、黄柏，加菟丝子10g，枸杞子10g，覆盆子10g，金樱子10g，五味子10g。14剂，日1剂，水煎早晚温服。

三诊：患儿尿频明显好转，疲乏、盗汗较前明显好转，纳食可，夜寐安，大便正常，舌淡红，苔薄白，脉濡细。继予上方服用4周，后尿频未见复发。

【按语】

缩泉丸出自《妇人大全良方》，由益智仁、乌药、山药组成。方中山药补肾固精；益智仁温补肾阳，收敛精气；乌药温肾散寒。三药合用，肾虚得补，寒气得散，共奏补肾缩尿之功。萆薢分清饮出自《杨氏家藏方》卷九，由益智仁、川萆薢、石菖蒲、乌药组成。其中，萆薢利湿而分清化浊，为治白浊之要药，故以为君。石菖蒲辛香苦温，化湿浊以助萆薢之力，兼可祛膀胱虚寒，用以为臣。佐入益智仁、乌药温肾散寒。益智仁能补肾助阳，且性兼收涩，故用之温暖脾肾，缩泉止遗；乌药温肾散寒，除膀胱冷气，治小便频数，用以为佐使。全方合用具有温肾利湿，分清化浊的功效。

本例患儿为学龄期儿童，处于神经性尿频的好发年龄段，根据其临床表现，排除精神性及器质性疾病，诊断为神经性尿频。分析其证候，以肾气不足为本，以湿热下注为标。患儿无明显外感湿热的表现，其湿热主要由水液输布障碍，水聚下焦，化生而来，湿热日久，又伤及肾阴。治疗应在益气固肾的基础上，佐以清利湿热。首诊时以缩泉丸合

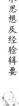

萆薢渗湿汤为主方加减，益智仁温补脾肾，温暖下元，收敛精气，涩精缩尿；乌药顺气开郁，除膀胱肾间冷气，助阳气恢复，增强固摄约束之功；山药、黄芪健脾补肺，共奏温肾缩尿之功；川萆薢、车前子、黄柏清利下焦湿热；石菖蒲、远志、郁金开窍醒神；白术、芡实健脾化湿；六神曲消积滞。全方兼顾补肾、健脾、清热、利湿之功。

二诊时，患儿湿热已除，原方去车前子、黄柏，加菟丝子10g，枸杞子10g，覆盆子10g，金樱子10g，五味子10g。菟丝子温阳补虚，枸杞子滋补肝肾，阴中求阳，覆盆子补益之余兼有收敛，金樱子温肾固摄，五味子补中寓涩，标本兼治，使下元得固，尿频自止。

儿童难治性肾病案

杨某，男，10岁，2018年8月20日初诊。患儿因"反复浮肿2年余"就诊。患儿于2年前无明显诱因出现浮肿，就诊于当地医院，确诊为"肾病综合征"。自患病以来共计复发5次，每因激素减量病情即有反复，多次接受足量激素治疗。现症见眼睑浮肿，腰膝酸软无力，乏力，自汗，盗汗，手足心热，夜卧不安，梦语，大便略干，偶有腿痛。现口服"美卓乐"1片，晨起顿服。查体：神清合作，呼吸平稳，满月脸，舌质淡有齿痕，脉沉细。

西医诊断为小儿难治性肾病。中医诊断为水肿，辨证为气阴两虚证。治以益气养阴，化湿清热。方以六味地黄丸加减，处方：黄芪10g，茯苓10g，焦白术10g，山药10g，知母10g，山茱萸10g，麦冬10g，熟地黄10g，枸杞子10g，牡丹皮10g，炙甘草3g。14剂，日1剂，水煎服，早晚温服。

二诊：患儿因前日受凉出现咽痛，晨起打喷嚏，自汗如前，盗汗、手足心热减轻，眼睑浮肿减轻，大便略干，舌尖红，苔淡黄，脉浮数。现口服"美卓乐"1片，晨起顿服。予上方加金银花10g，连翘10g，炒枳壳6g。7剂，日1剂，服法同前。

三诊：患儿咽痛、打喷嚏好转，乏力，自汗，盗汗，夜卧不安，手足心热，纳差，大便先干后正常，小便可，急躁易怒，舌红，苔白腻，脉细数。现口服"美卓乐"1片，晨起顿服。予上方去金银花、连翘，加覆盆子10g，陈皮10g。14剂，日1剂，服法同前。

四诊：患儿眼睑浮肿好转，描述自汗、盗汗减轻，纳差，大便先干后正常，腹胀，晨起口臭，急躁易怒，舌红，苔白厚，脉数。现口服"美卓乐"1片，隔日顿服。予上方去覆盆子，加鸡内金10g，焦三仙10g，木香6g，郁金10g。14剂，日1剂，服法同前。

五诊：患儿大便好转，腹胀好转，口臭减轻，舌红，苔薄白，脉数。现口服"美卓乐"1/4片，隔日顿服。予上方继服14剂，日1剂，服法同前。

后继以益气养阴，化湿清热为大法，中药口服调理6个月，激素逐渐减至停药。

【按语】

本案例为小儿激素依赖型肾病，患儿患病多年且激素应用日久，该患儿产生激素依赖的主要原因为激素应用日久，外源性阳刚之品久用而出现"壮火食气"的临床表现。所以，治疗本病的关键是养阴清热益气。方选六味地黄丸加减。六味地黄丸出自《小儿药证直诀》，由熟地黄、酒萸肉、牡丹皮、山药、茯苓、泽泻等组成。方中重用熟地黄，滋阴补肾，填精益髓；山萸肉补养肝肾，并能涩精；山药补益脾阴；泽泻利湿泄浊；牡丹皮清泄相火；茯苓淡渗脾湿。全方共奏滋阴补肾之功。

本案方中麦冬、山茱萸、熟地黄、枸杞子滋阴益肾；山药平补肺、脾、肾三脏；牡丹皮、知母清热养阴；焦白术、黄芪、茯苓健脾利湿；炙甘草调和诸药。二诊时，患儿因就诊前受凉，出现咽痛，晨起打喷嚏，加金银花、连翘、枳壳以疏散风热，理气通便。三诊时，患儿外感症状已清，但自汗，盗汗，纳差明显，故去金银花、连翘，加覆盆子、陈皮以益肾填精，健脾助运。四诊时，患儿自汗，盗汗减轻，腹胀，晨起口臭，急躁易怒明显，故以上方去覆盆子，加鸡内金、焦三仙、木香、郁金以理气清肝，健脾助运。五诊时，其余症状好转，唯余阴虚内热指征，故继以清热养阴为大法继续治疗。

急性肾小球肾炎案

王某，男，13 岁，2017 年 10 月 18 日初诊。患儿因"血尿 7 个月"就诊。患儿 7 个月前感冒后发现肉眼血尿，就诊于当地某医院，诊断为急性肾小球肾炎，给予"泼尼松"每日 40mg，"肾炎康复片"每次 4 片，每日 3 次。患儿服用激素一段时日后，出现轻微库欣综合征表现，并偶感胃痛，故家长停服西药，求助于中医。现症见精神疲惫，心烦气短，头重身困，面色潮红，口干口苦，纳差，小便色黄，大便可，寐可。查体：神志清楚，呼吸平稳，面色潮红，心肺听诊未见异常，舌质淡暗，苔黄腻，脉细数。辅助检查：尿常规分析检查，连续 3 次离心尿沉渣示红细胞每高倍镜 20 个，24 小时尿蛋白定量（－），尿红细胞形态检查显示红细胞形态为肾小球性，血生化检查显示血尿素氮，肌酐均正常。

西医诊断为急性肾小球肾炎。中医诊断为尿血，辨证为气阴两虚兼湿热证。治以益气养阴，清利湿热。予以加味清心莲子饮合小蓟饮子加减，处方：黄芪 10g，莲子心 10g，芡实 10g，小蓟 10g，侧柏炭 10g，地骨皮 10g，茯苓 10g，黄芩 10g，炙甘草 3g，血余炭 10g。14 剂，每日 1 剂，水煎早晚温服。

二诊：患儿自觉头身困重症状减轻，五心烦热有所缓解，饮食量渐增，偶有胃脘部不适，未见肉眼血尿，舌质淡，苔白腻，脉细数。复检尿常规，红细胞每高倍镜 10 个，隐血（＋），尿蛋白（－）。上方减莲子心，加延胡索 10g，山药 10g。14 剂，用法同前。

三诊：患儿除手足心热外无其他不适，舌质淡，少苔，脉数。复查尿常规示隐血（－）。上方加生地黄 10g，女贞子 10g，枸杞子 10g。14 剂，用法同前。

四诊：患儿自述无不适症状，继服原方加槐杞黄颗粒一个月以巩固治疗，电话随访嘱定期复查尿常规，随访 1 年余，未复发。

【按语】

加味清心莲子饮出自《一盘珠》卷四，由黄连、生地黄、当归、远志、茯神、酸枣仁、石莲肉、黄柏、麦冬、甘草组成。黄连苦寒清心除烦；莲子养心安神；生地黄甘苦而寒，清热凉血，滋阴生津；当归、远志、酸枣仁养心安神；茯神益心气而安心神；黄柏味苦性寒，清热泻火；麦冬滋阴清热；甘草调和诸药。全方具有补气养阴、清心涩精、清热利湿等功效。小蓟饮子出自《严氏济生方》："下焦热结，尿血成淋。"小蓟饮子由生地黄、小蓟、滑石、木通、蒲黄、藕节、淡竹叶、当归、山栀子、甘草组成。其中，小蓟清热凉血止血，又可利尿通淋；生地黄甘苦性寒，凉血止血，养阴清热；蒲黄、藕节助君药凉血止血，并能消瘀；滑石、竹叶、木通清热利水通淋；栀子清泻三焦之火；当归养血和血；甘草缓急止痛。患儿气阴两虚症状明显，脾气虚无力下达州都，湿热之邪不得蠲除，故用清心莲子饮合小蓟饮子加减，重在补气，又加大了清热利湿，涩精止血之力。

本案方中黄芪补肺脾，固卫气；莲子心、芡实、茯苓利水渗湿；小蓟、侧柏炭、地骨皮、血余炭凉血止血；黄芩清肺热；炙甘草调和诸药。二诊时，患儿五心烦热有所缓解，并出现胃脘部疼痛的症状，故减莲子心，加延胡索、山药，活血止痛，益气健脾。三诊时，患儿湿热渐去，加生地黄、女贞子、枸杞子，着重滋肾阴，清虚火。四诊时，患儿已无不适，效不更方，加服槐杞黄颗粒巩固治疗。前后四诊，服药后获愈。

孤立性血尿案

孙某，男，13岁，2017年11月10日初诊。患儿因"血尿7个月"就诊。患儿7个月前感冒后发现肉眼血尿，就诊于当地某医院，诊断为"急性肾小球肾炎"。给予"泼尼松"每日40mg，"肾炎康复片"每次4片，每日3次。患儿服用激素一段时日后，出现轻微库欣综合征表现，

王雪峰小儿病学术思想及经验辑要

并偶感胃痛，故家长停服西药，求助于中医。现症见肉眼血尿，精神疲惫，心烦气短，头重身困，口干口苦，纳差。查体：神志清楚，呼吸平稳，面色潮红，舌红，苔薄黄，脉细数。辅助检查：尿常规检查显示，连续 3 次离心尿沉渣示红细胞每高倍镜 20 个，24 小时尿蛋白定量（－），尿红细胞形态检查显示红细胞形态为肾小球性；血生化检查显示血尿素氮，肌酐均正常。

西医诊断为小儿孤立性血尿。中医诊断为尿血，辨证为气阴两虚兼湿热证。治以益气养阴，清利湿热。予以加味清心莲子饮加减，处方：黄芪 10g，党参 10g，莲子 10g，芡实 10g，白茅根 10g，小蓟 10g，侧柏叶 10g，地骨皮 10g，茯苓 10g，黄芩 10g，益母草 10g，炙甘草 3g。14 剂，日 1 剂，水煎早晚温服。

二诊：患儿自觉头身困重症状减轻，五心烦热有所缓解，饮食量渐增，偶有胃脘部不适，未见肉眼血尿，舌质红，苔薄，脉细数。复检尿常规：红细胞每高倍镜视野 10 个，隐血（＋），尿蛋白（－）。上方加延胡索 10g，白芍 10g，车前子 10g。14 剂，用法同前。

三诊：患儿自述除手足心热外，其余症状消失，舌质红，苔薄白，脉数。2018 年 1 月 18 日尿常规检查显示隐血（－）。二诊方加生地黄 10g，女贞子 10g，枸杞子 6g。14 剂，用法同前。

2018 年 2 月 18 日电话随访，患儿诸症消失，嘱定期复查尿常规，随访 1 年余，未复发。

【按语】

清心莲子饮出自《太平惠民和剂局方》："是致小便白浊，或有泄，遗沥涩痛，便赤如血。""常服清心养神，秘精补虚，滋润肠胃，调顺血。"加味清心莲子饮由黄连、生地黄、当归、远志、茯神、酸枣仁、石莲肉、黄柏、麦冬、甘草组成。黄连苦寒清心除烦；莲子养心安神；生地黄甘苦而寒，清热凉血，滋阴生津；当归、远志肉、酸枣仁养心安神；茯神益心气而安心神；黄柏味苦性寒，清热泻火；麦冬滋阴清热；灯心草清热利水除烦；甘草调和诸药。

患儿气阴两虚症状明显，脾气虚无力下达州都，湿热之邪不得蠲除，故用加味清心莲子饮，重在补气，又加大了清热利湿，涩精止血之力。首方中用黄芪、党参补中益气，健脾化湿；莲子、芡实、茯苓、益母草利水渗湿；白茅根、小蓟、侧柏叶、地骨皮凉血止血；黄芩清肺热；炙甘草调和诸药。全方共奏益气养阴，清利湿热之功。二诊时患儿出现腹部疼痛，加延胡索、白芍缓急止痛；车前子利湿清热。三诊时患儿唯有手足心热，在前方基础上生地黄、女贞子、枸杞子滋肾阴，清虚热以巩固疗效。

第八章 瘫痪性疾病案

脑性瘫痪案

患儿张某，男，于2016年7月14日，以"至今2岁2个月独走不稳"为主诉入院。患儿系母孕40周加3天剖宫产，出生时体重3450g，身长51cm，否认生后窒息、黄疸病史。患儿出生后6个月，家长发现患儿较同龄儿童发育迟缓，7.5个月时前往医院间断康复训练半年，效果明显。家长携患儿复查，诊断为"发育迟缓"，建议康复训练。患儿生后4.5个月能抬头，6个月能翻身，6.5个月能腹爬，10个月能独坐，10.5个月能四肢爬，1岁能扶走，最近偶能独走7～8步，步态不稳。

入院时症见：患儿肢体拘挛僵直活动不利。查体：可独坐，弓背坐，双下肢肌张力高，双下肢肌力稍差，独站未见尖足，偶能独走7～8步，步态不稳，双手能大把抓物，手指分离差，不会拇食指捏拿，不喜言语，偶可叫"妈妈"，追视尚可。头颅MRI结果显示：双侧侧脑室稍大，后角变窄，体部稍平行；后角旁白质变薄，胼胝体稍薄，形态未见确切异常，髓鞘化未见明显异常；透明隔腔宽达13mm，且壁稍向两侧膨，额顶部脑外间隙及前纵裂宽，侧裂稍宽。

中医诊断：五迟五软五硬（肝强脾弱）。西医诊断：小儿脑性瘫痪（痉挛型）。康复方案：①抑木扶土推拿疗法，以通经络、强腰脊，每日1次，每次30分钟；②抑木扶土针刺疗法，不留针，隔日1次，连续治疗1个月，休疗2周；③运动疗法，隔日1次；④作业疗法，每日1

次，每次 30 分钟；⑤头针疗法，留针 30 分钟，每日 1 次，连续治疗 1 个月，休疗 2 周。患儿治疗 1 个月后肌张力有所降低，肌力稍有提高，能较好地完成治疗师要求的动作，独走稳定性较来诊时明显提高，独走时步距稍有改善，双手的精细活动差，语言发育落后，能简单地说出单音。继续治疗 3 个月后，患儿能走，但行走稍慢，快走姿势略有异常，可以说简单的单字。

【按语】

患儿来诊时 2 岁余，独走不稳，有双下肢肌张力高、尖足等异常姿势，语言发育落后。因此，治疗重点为促进运动发育，改善异常姿势，使他在"会"的基础上，实现"美"。中医针灸、推拿等与现代运动疗法、作业疗法等相互结合，可共同改善患儿运动功能，促进发育。针刺穴位选取，根据输合配穴原则，同时以阳明经穴位为主。阳经中输穴属木，合穴属土。如选取合穴足三里、阳陵泉、委中，输穴如陷谷、足临泣，通过泻输补合，达到抑木扶土的作用。配穴选用风市，以改善患儿剪刀步；选用太冲、解溪，以改善尖足状态；头针配合廉泉、哑门、金津、玉液等穴，以改善患儿语言障碍。

小儿脑瘫属于沉疴顽疾，有的甚至需要终身进行康复治疗。国内外关于脑瘫的治疗方法呈现多样化特点，且各有优缺点。中医药尤其是针灸，在治疗脑瘫方面显示了独特优势。在现代康复医学中，针刺、推拿配合现代康复疗法治疗痉挛型脑瘫疗效显著。痉挛型脑性瘫痪可归属于中医五迟、五软、五硬，辨证属肝强脾弱。针对此证所创立的输合配穴（抑木扶土）针刺法，为解决痉挛型脑瘫患儿足膝以下姿势异常问题提供了临床参考，有望能促进脑瘫患儿的康复。

面 瘫 案

患儿，男，11 岁。于入院前 3 天无明显诱因始发口角㖞斜，左眼闭合不严，无发热，无肢体运动障碍，诊为"周围性面神经麻痹"。患儿入院后给予常规处理，并予红霉素静脉滴注，抗支原体感染治疗。同时施针灸推拿疗法，具体如下：

取穴以患侧地仓透颊车、阳白透鱼腰、迎香透睛明、颧髎透四白为主穴，远端配穴取健侧合谷。面部穴位采用四针八穴透刺法。面部针刺早期手法宜轻，平补平泻；后期手法稍加重，留针期间行针2次，以泻为主。合谷穴以泻法为主，可以去除阳明、太阳经络之邪气。留针30分钟，每天1次，1周休疗1天。施针后，以艾条艾灸针刺穴位，温和灸配合雀啄灸。以患儿面部皮肤出现红晕为度，使患儿局部有温热感而无灼痛感为宜。按摩时，偏重于患侧面部，先以抹法、摩法、擦法等放松患侧面肌，然后以稍重手法如按、揉、点等作用于相关穴位。同时注意提拉口角和眉毛。按摩以面部发红发热为度，30分钟/次，日1次。

患儿治疗1周后，左侧口角出现上翘迹象，左眼闭合较好，左侧额纹出现，仅鼓腮时稍漏气。治疗2周后，患儿表现为咧嘴时口角稍向右歪，双侧额纹基本对称，左眼闭合基本正常，双侧鼻唇沟对称，基本痊愈。继续针灸、推拿巩固治疗2天后，患儿痊愈出院。

【按语】

周围性面神经麻痹，俗称"面瘫"。中医学认为，多因卫阳不固，经脉空虚，邪气侵入阳明、少阳之脉，以致经气阻滞、经筋失养、肌肉纵缓不收而发病。临床表现为无明显诱因出现一侧面部口眼㖞斜，额皱纹消失，眼裂增大，闭目困难，鼻唇沟变浅，鼓腮时口角漏气，进食时食物残渣易滞留于病侧齿颊之间，以及饮水时水易自病侧口角流出等。

本例患儿病因不明，考虑为风寒侵袭面部，腠理疏松，脉络空虚，致面部肌肉纵缓不收而发病。鱼腰为奇穴，主治眼部病证；四白、地仓、颊车为足阳明胃经穴位；颧髎、迎香分别为手太阳、手阳明经穴位；睛明为足太阳膀胱经穴位；阳白为足少阳胆经穴位。以上穴位具有疏调经气之作用，又在神经解剖面神经周围支走行处，支配面部肌肉运动，为治疗面瘫之要穴。配远端手阳明经之原穴合谷，为循经取穴，且"面口合谷收"，急性期用泻法可以去除阳明、太阳经络之邪气。诸穴配合，使阳明、少阳之经气得以疏通。采用透刺法，在保证疗效的同时，减少针刺，减轻患儿痛苦。针刺后予以艾灸，加强温经通络的作用，按摩则进一步使面部肌肉放松，加快神经、肌肉的新陈代谢，从而有利于炎症的吸收。临床实践证明，针灸、推拿并用治疗儿童周围性面神经麻痹，疗效确切。

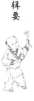

第九章 其他儿科疾病案

幼年类风湿关节炎案

金某，女，8岁，2019年10月25日初诊。患儿因"双手指关节肿胀，疼痛有晨僵1周"就诊。患儿于一周前无明显诱因出现双手指关节肿胀，疼痛。曾以幼年类风湿关节炎（多关节型RF阴性）为诊断，收入院治疗，予"头孢美唑钠（悉畅）"静脉滴注，口服"萘普生、氨甲蝶呤"治疗。理化检查：血常规示血小板$373×10^9$/L，余未见异常；免疫球蛋白及补体示C3：0.985g/L，C4：0.243g/L；DD：1212μg/L。现症见双手指关节肿胀，疼痛有晨僵，遇热疼痛减轻，食少，善太息。查体：神清合作，呼吸平稳，舌质红，有瘀斑，苔白腻，脉数。

西医诊断为类风湿关节炎。中医诊断为痹证，辨证为风寒湿痹。治宜祛风胜湿，活血化瘀。方用独活寄生汤加减，处方：独活10g，羌活10g，寄生10g，桑枝10g，桂枝10g，赤芍10g，鸡血藤10g，钩藤10g，忍冬藤10g，红花10g，川芎10g，焦三仙10g，大枣10g，牛膝7.5g，黄芪15g，炙甘草5g，生姜3片。14剂。煎服方法：中药浸泡30分钟后，用武火煮沸后改成文火再煎20分钟，将药汁倒出，再加入冷水煎第2次，煮沸15分钟后，将药汁倒出与前次药汁混合，每日1剂，少量频服。嘱患儿每剂汤药煎煮后，剩余中药残渣加水煮沸后，置双手于药液上方熏蒸，待水温降到适宜温度，即以药液淋洗或浸洗患处，每日2次，每次30分钟。嘱患儿避风寒。

二诊：患儿双手指晨僵减轻，双下肢活动受限，食少，舌质淡红，苔白，有剥脱，脉数。上方减羌活、桑枝、忍冬藤、钩藤、红花、川芎、大枣，加杜仲 5g，续断 10g，威灵仙 10g，木瓜 10g，白术 10g，茯苓 15g，山药 20g。17 剂，继续自行熏洗治疗。

三诊：患儿双手指关节晨僵症状消失，双下肢麻木感减轻，双膝关节活动时无力，遇热缓解，偶有善太息，乏力，食欲好转，舌质淡红，有瘀斑，苔少而白，脉数。上方减焦三仙、白术，加肉桂 10g，忍冬藤 10g。30 剂，继续自行熏洗治疗。

四诊：患儿晨僵已消失，肘关节时有疼痛，食欲好转，舌质淡红，苔薄白，脉数。继服前方，继续自行熏洗治疗。现患儿处于定期随访中，病情稳定无复发。

【按语】

患儿初诊辨为风寒湿痹，治宜祛风胜湿，活血化瘀。方用独活寄生汤加减，此方出自《备急千金要方》，书中云其"治腰背痛，独活寄生汤。夫腰背痛者，皆由肾气虚弱、卧冷湿地当风得之，不时速治，喜流入脚膝，为偏枯冷痹缓弱疼重，或腰痛挛脚重痹，宜急服此方"。《医方考》云此方："是方也，独活、寄生、细辛、秦艽、防风、桂心，辛温之品也，可以升举肝脾之气，肝脾之气升，则腰膝弗痛矣；当归、熟地黄、白芍、川芎、杜仲、牛膝者，养阴之品也，可以滋补肝肾之阴，肝肾之阴补，则足得血而能步矣；人参、茯苓、甘草者，益气之品也，可以长养诸脏之阳，诸脏之阳生，则冷痹去而有力矣。"

本方中独活、羌活合用祛风胜湿；因肾主骨，用桑寄生、牛膝补益肝肾；桑枝、桂枝温经通络，且走四肢关节；邪气闭阻经络，影响气血运行，故用红花、川芎、赤芍、鸡血藤活血化瘀，通利关节，即所谓"治风先治血，血行风自灭"。用忍冬藤通经活络，消经络中风热的作用；鸡血藤、钩藤、忍冬藤三种藤类药，取象比类，可走经络通利关节；黄芪益气活血通络；生姜发散可走肌表，将诸药引至病变部位；焦三仙健脾和胃消食，兼顾脾胃之气；炙甘草、大枣调和诸药。

二诊时，患儿上肢症减，下肢出现症状，故上方减羌活、桑枝、钩藤、忍冬藤、红花、川芎、大枣。考虑患儿经西药治疗伤及气阴，导致脾肾气阴两虚，"气为血之帅"，气行则血行，气不足，则血瘀更甚，故此时应重视扶正。治疗以滋阴补肾，健脾益气为主，佐以祛风胜湿，活血化瘀之品，加茯苓、白术、山药健脾利湿，消肿止痛，即所谓"脾旺能胜湿，气足无顽麻"。患儿食少，舌苔有剥脱，提示损及肝肾，且伤及脾肾气阴，故加杜仲、续断补益肝肾。古有"性猛急，盖走而不守，宣通十二经络"，且现代研究表明，威灵仙总皂苷具有显著抗炎镇痛作用，故加威灵仙、木瓜利湿健脾，疏筋活络。独活、牛膝、木瓜有引药下行的作用，缓解下肢症状。

三诊时，患儿食欲好转，故上方减焦三仙、白术。因邪气滞留日久阻碍气血运行，故有气滞血瘀之象，膝关节活动无力，又加肉桂温通血脉，忍冬藤通经活络。小儿脏腑娇嫩，形气未充，抗病力弱，易感邪发病，故培土生金，金固则外邪无路可入。本病治疗时间较长，常反复发作，患儿需中西医结合治疗，而大多数抗风湿药都有损害胃肠道作用，导致患儿食欲减退。因此顾护脾胃，养其后天，增强机体抗病能力，是治疗本病及防止本病复发的重要思想。本病大多用活血之品，易于伤阴，故佐以滋阴补肝肾之品，以达到活血不伤正的效果。

四诊时，患儿症状明显好转，下肢症状消失，晨僵消失，肘关节时有疼痛，食欲好转，疗效显著，效不更方。

中药熏洗是本病的辅助疗法，也是重要的治疗环节。其利用药物作用及温热刺激，通过皮肤黏膜进入体内，使毛细血管扩张，促进血液及淋巴液的循环，改善周身组织的营养，使机体免疫功能增强，产生抗炎镇痛的效果，促使炎症及代谢产物的吸收，有利局部炎症的消散，达到缓解疼痛，恢复功能的效果。外治中药熏洗与内服中药相结合，缩短疗程，无毒副反应，易被患儿接受。

急性鼻窦炎案

王某，女，11 岁，2018 年 3 月 14 日初诊。患儿因"鼻流浊涕 1 周"

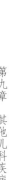

就诊。1周前该患儿因受凉出现鼻流清涕，后转为浊涕，曾就诊于耳鼻喉科，诊断为"急性鼻窦炎"，给予西药外用滴鼻，未见好转。现症见鼻流浊涕，黏稠而味臭，伴头晕，头痛，口苦，纳可，二便可。查体：上额窦压痛（＋）。辅助检查：X光片示上额窦炎性改变。舌红，苔黄厚腻，脉细数。

西医诊断为急性鼻窦炎。中医诊断为鼻渊，辨证为胆经郁热。治以清泻肝胆，宣通鼻窍，并佐以散风疏邪为法。予取渊汤加减，处方：柴胡10g，玄参10g，当归10g，浙贝母6g，栀子6g，薄荷6g，辛夷10g，苍耳子10g，荆芥6g，羌活6g，黄芩10g，川芎10g，蔓荆子10g，炙甘草3g。6剂，水煎内服。2剂后患儿头痛，头晕及口苦消失；4剂后涕少，臭味减轻；5剂后偶有流涕，色白夹黄；6剂后涕消痊愈。

【按语】

急性鼻窦炎是鼻窦化脓性炎症，属中医学"鼻渊"的范畴，临床上以鼻流浊涕，量多不止为主要特征。中医学认为，小儿鼻渊的发病机理主要有外感风寒、风热，胆经郁热，脾胃湿热，肺气虚寒等几个方面，而胆经郁热所致小儿鼻渊临床最为常见。取渊汤出自清代医家陈士铎所著《辨证奇闻》，由辛夷、当归、柴胡、浙贝母、栀子、玄参6味药组成。辛夷宣通鼻窍，为治鼻渊之圣药；玄参善泻无根浮游之火，柴胡、栀子清泻肝胆实火，浙贝母善清郁结之火，当归补脑填精，滋润肠燥。小儿肺常不足，肺开窍于鼻，故小儿较成人更易受外邪侵袭，犯之于鼻。加之小儿为纯阳之体，外感之邪极易从阳化热而入里，所以胆经郁热在小儿鼻渊中较为多见。

本案中辛夷、苍耳子宣通鼻窍；玄参、柴胡、栀子、黄芩清泻实火；浙贝母清热化痰；荆芥、羌活疏风散邪；当归、川芎活血行气，祛风止痛；蔓荆子、薄荷疏散风热，清利头目；炙甘草调和诸药。全方共奏清泻肝胆，宣通鼻窍，散风疏邪之功。

变应性皮炎案

一、风湿热夹杂案

毕某，男，9岁，2019年4月5日初诊。患儿因"皮疹反复发作6年"就诊。患儿于六年前无明显诱因出现皮疹，未经系统治疗。现症见患儿手腕、肘部湿疹红痒，搔之出血，结血痂，春季多发，唇周肿而痒，口角生疮，厌食蔬菜，偏肉食，纳可，大小便正常，形体壮实。查体：神清合作，呼吸平稳，手腕、肘部湿疹，舌红，苔黄腻，脉细滑。

西医诊断为变应性皮炎。中医辨证为风湿热夹杂之证。治宜祛风止痒、清热除湿。方选消风散合地肤子散加减，处方：荆芥6g，金银花10g，牡丹皮6g，丹参10g，苦参6g，白鲜皮10g，地肤子10g，紫花地丁10g，淡竹叶10g，生地黄10g，黄芩10g。7剂，水冲服。

二诊：皮疹红痒，搔之出血减轻，纳佳便调，厌食蔬菜，舌红，苔黄腻，脉滑数。上方加蝉蜕6g，甘草3g。7剂，水冲服。外洗方：金银花30g，赤芍15g，牡丹皮15g，丹参15g，蒲公英15g，土茯苓30g，蝉衣10g，豨莶草10g，地肤子10g。7剂。

三诊：皮疹红痒递减，偏肉食，厌蔬菜，舌红，苔薄黄腻，脉数。上方加赤芍10g。14剂，水冲服。外洗方：上方去蒲公英，加苍术30g，紫花地丁30g。14剂。

【按语】

患儿嗜食肥甘，脾胃受损，脾失健运，湿热内蕴，加之春令外感风热之邪，内外合邪，浸淫肌肤而成。湿疹易诊而难治，尤其是急性湿疹发作，皮肤出现红斑、丘疹、糜烂、渗出，往往伴有剧烈的疹痒。治宜祛风止痒，清热除湿，方用消风散合地肤子散加减治疗。消风散以祛风为主，配伍祛湿、清热、养血之品，祛邪之中兼顾扶正。《外科正宗》

云其："治风湿浸淫血脉，致生疥疮，瘙痒不绝，及大人小儿风热隐疹，遍身云片斑点，乍有乍无并效。"

本方荆芥之辛散透达，疏风散邪，使风去则痒止；苦参、地肤子、白鲜皮清热燥湿，祛风止痒；金银花、竹叶、黄芩、紫花地丁清热解毒凉血；风热内郁，易耗伤阴血，湿热浸淫，易瘀阻血脉，故以牡丹皮、丹参、生地黄养血活血行血，并寓"治风先治血，血行风自灭"之意。

二诊时症状同前，以清热解毒、祛风止痒汤剂外洗，配合中药内服，并加蝉衣辛散疏风，甘草调和诸药。治疗后，湿疹明显减少，疗效显著。三诊时，加赤芍以凉血活血，再以巩固治疗1月，患儿湿疹基本痊愈。在临床中常应用清热解毒、祛风利湿之药外洗，结合内服中药，治疗湿疹疗效显著。外治药物可直达病所，发挥局部直接的治疗作用，内外合治故能效如桴鼓。

二、风湿热夹杂案

王某，男，8岁，2019年2月15日初诊。患儿因"皮疹2年"就诊。患儿2年前海边旅游回来后，全身皮疹瘙痒，春季多发，虽经多方治疗，症情仍反复不愈。现症见手足掌面发红，躯干部红色丘疱疹，奇痒搔抓，影响睡眠，患处可见大片渗出液，结痂，心烦不宁，夜寐不安，纳少溲黄，大便偏干。患儿过敏体质，幼时奶癣史。查体：神清合作，呼吸平稳，手足掌面发红，躯干部红色丘疱疹，舌红，苔黄腻，脉细滑。

西医诊断为湿疹。中医辨证为风湿热夹杂之证。治以清热利湿，解毒祛风。方选四妙丸合消风导赤汤加减，处方：荆芥6g，防风6g，苍术10g，苦参10g，蝉蜕6g，赤茯苓15g，薏苡仁10g，白鲜皮10g，地肤子10g，川柏10g，川牛膝10g，金银花10g。7剂，水冲服。

二诊：患儿症状同前，两颊红疹，面色欠润，手足掌面红，手足汗多，易蜕皮，舌红，苔薄黄腻，脉滑数。上方去苍术，加黄芩10g，荆芥10g，防风10g，木瓜6g。7剂，水冲服。

三诊：患儿全身湿疹递减，渗出液渐少，夜眠转安，面色转润，纳增便调。近日流涕嚏少，舌淡红，苔薄黄腻，脉数。处方：六君子汤，加蝉蜕 6g，桔梗 6g，薏苡仁 10g，赤芍 10g，桑枝 10g，当归 10g，牡丹皮 10g，丹参 10g，川牛膝 10g。14 剂，水冲服。

四诊：患儿躯干部皮疹基本消退，手足湿疹少发，手足汗减，手指蜕皮，纳便均调，舌淡红，苔薄黄，脉数。处方：荆芥 6g，赤芍 10g，蝉蜕 6g，金银花 10g，薏苡仁 10g，当归 10g，丹皮 10g，丹参 10g，太子参 10g，黄芪 10g，桑枝 10g，川牛膝 10g。14 剂，水冲服。

【按语】

患儿变应性皮炎反复发作 2 年，湿邪留恋，现急性发作，风湿热三邪搏结于皮肤而致渗出瘙痒。急则治其标，以消风导赤汤合四妙丸加减治之。消风导赤汤清热利湿，解毒祛风。《医宗金鉴》云："治婴儿由于胎中血热，出生后复感风邪，致生奶癣，头顶或眉端痒起白屑，形如疥癣者。"四妙丸出自《成方便读》卷三，有清热利湿，强筋壮骨之功效。

本方中荆芥、防风、蝉衣、苦参、白鲜皮、地肤子以祛风除湿止痒；金银花清热解毒；赤茯苓、四妙丸清热利湿，使湿邪从小便而出。二诊症状无明显改善，上方辨证准确，故继守原方出入治疗。荆芥、防风加大剂量，增强祛风止痒效果；黄芩清上中二焦之火，清热燥湿；木瓜化湿和胃。诸药配伍，药证合拍，故复诊时症状明显好转，湿疹减少。因病久脾虚失运，不能制水，水湿内生，而外湿未蠲，病转慢性期。方用六君子汤，合用当归、赤芍、牡丹皮等补气养血活血之品，以补气健脾，除湿养血，活血祛风；紫苏梗行气宽中，气行则血畅；丹参活血凉血，清心除烦；桑枝祛湿行气通络；蝉衣辛凉散风，止痒；薏苡仁、川牛膝合用，利湿行血。

四诊时，躯干部皮疹基本消退，手足湿疹少发，治宜攻补兼施。荆芥、蝉衣祛风除湿；金银花清热解毒；川牛膝、薏苡仁以健脾除湿；赤芍、牡丹皮、丹参、当归养血活血，血行则风散；太子参、黄芪共用，健运中焦，顾护后天之本；桑枝通经活络。湿疹表现虽在皮肤，其根源则在中焦脾胃，脾胃功能正常与否，直接关系到本病的症状轻重，所以健脾养胃十分重要。若长期使用苦寒燥湿之品，易伤阴耗血，故在临床中多选用生地黄、当归等滋阴养血而不助湿，茯苓、薏苡仁健脾除湿而不伤阴的药物，用于反复不愈的湿疹疗效较好。全方以顾护脾胃之本，清除湿热积聚之根，标本兼治，寓意颇深。

荨麻疹案

史某，男，2 岁，2019 年 8 月 12 日初诊。患儿因"周身出现皮疹两周"就诊。患儿 2 周前周身出现皮疹，未予特殊治疗。现症见四肢、躯干可见团块状皮疹，疹色发红，局部皮肤灼热，瘙痒甚，遇热加重，未见发热、恶寒等，纳少，多汗，大便干，小便黄。查体：四肢、躯干可见团块状皮疹，疹色发红，咽红，舌红，苔薄黄，指纹紫于风关。

西医诊断为荨麻疹。中医诊断为隐疹，证属风热犯表证。治以疏风清热，凉血解毒。方用消风散合银翘散加减，处方：金银花 10g，连翘 10g，葛根 10g，白芷 10g，川芎 10g，生石膏 10g，牡丹皮 10g，地肤子 10g，白鲜皮 10g，蝉蜕 6g，苦参 6g，防风 10g，荆芥穗 10g，炙甘草 3g。7 剂，日 1 剂，水煎服。嘱患儿家长，勿让患儿进食辛腥发散之品，尽量勿搔抓皮肤。

二诊：患儿瘙痒减轻，时有皮疹，咽痛消失，纳少，汗可，二便正常，舌红，苔薄黄，指纹淡紫不显于风关。上方去石膏、苦参、白芷，加鸡内金 10g，神曲 10g。14 剂，日 1 剂，水煎服。

三诊：患儿皮疹基本消失，瘙痒缓解，纳差缓解，睡眠尚可，舌红，苔薄黄，指纹淡紫不显于风关。上方减蝉蜕、荆芥，加麦冬 10g，五味子 10g。14 剂，日 1 剂，水煎服。

【按语】

荨麻疹多是由风热之邪侵袭人体，浸淫血脉，内不得疏泄，外不得透达，郁于肌肤腠理之间所致，故见皮肤瘙痒不绝、疹出色红，或抓破后，津水流溢等。治宜疏风为主，佐以清热除湿之法。消风散出自《外

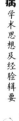

王雪峰小儿病学术思想及经验辑要

科正宗》，由当归、生地黄、防风、蝉蜕、知母、苦参、胡麻、荆芥、苍术、牛蒡子、石膏、甘草、木通组成。其中以荆芥、防风、牛蒡子、蝉蜕之辛散透达，疏风散邪，使风去则痒止；苍术祛风燥湿；苦参清热燥湿；木通渗利湿热；石膏、知母清热泻火；当归、生地黄、胡麻仁养血活血；甘草清热解毒，和中调药。银翘散出自《温病条辨》，重用连翘、银花为君药，既有辛凉解表，清热解毒的作用，又具有芳香避秽的功效。薄荷、牛蒡子可以疏散风热，清利头目，且可解毒利咽；荆芥穗、淡豆豉有发散解表之功，若无汗者，可以加大用量，助君药发散表邪，透热外出；竹叶清热除烦，清上焦之热，且可生津；芦根功在清热生津；桔梗可宣肺止咳；甘草调和诸药。全方共奏辛凉透表，清热解毒之功。

本案中予金银花、连翘辛凉透邪，清热解毒；加以石膏清热泻火、收湿；配以葛根、荆芥、蝉蜕、防风、白芷辛散透达，疏风散邪。"痒自风而来，止痒必先疏风"，共达透邪清热，疏风止痒之效。川芎、苦参辛温香燥，走而不守，既能行散，又入血分，配以牡丹皮活血祛瘀；地肤子、白鲜皮清热利湿，祛风止痒；甘草调和诸药。诸药配伍，共行散风散热、祛湿止痒之功。

二诊时，患儿皮肤灼热减轻，故去清热重剂之石膏，皮疹瘙痒减轻，去清热燥湿之苦参、白芷；患儿纳少，加鸡内金、神曲以健胃消食，增加食欲。三诊时，患儿诸症基本消失，故减疏风散热、解表透疹之蝉蜕、荆芥穗；为固护阴津，加麦冬、五味子以治病求本，标本兼治，固本溯源。

过敏性紫癜案

王某，男，11岁，2019年4月14日初诊。患儿因"双下肢斑疹半年余"就诊。患儿半年前因感冒发热出现双下肢红色斑疹，压之不褪色，于当地某医院诊断为"过敏性紫癜"。先后口服"泼尼松片，西替利嗪"，静脉滴注"头孢他啶，维生素C，甲强龙"，双下肢肿痛逐渐消

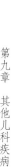

失，但斑疹仍时有反复。现症见口干喜饮，精神疲惫，大便尚可，小便偏黄。查体：神志清楚，呼吸平稳，心肺听诊未见异常，双下肢有紫斑，口唇红赤，舌红，少苔，有裂纹，脉数。

西医诊断为过敏性紫癜。中医诊断为紫癜，辨证为血热妄行证。治以清解热毒，凉血化斑。予以犀角地黄汤合六味地黄丸加减，处方：水牛角10g，生地黄10g，牡丹皮10g，赤芍10g，玄参10g，山药10g，茯苓10g，黄芩6g，甘草3g。7剂，日1剂，水煎早晚温服。

二诊：患儿服药后紫癜渐隐，渴饮好转，口唇色转淡红，舌红，少苔，有裂纹，脉数。治以清热凉血化斑。上方加麦冬10g，知母10g。14剂，服法同前。

三诊：患儿双下肢瘀斑消退，无新增瘀点瘀斑，渴饮好转，口唇淡红，舌红，苔薄白，有裂纹，脉数。上方减水牛角、赤芍，加墨旱莲10g，女贞子10g。14剂，服法同前。

该患儿后期予以益气养阴生津之法调理，双下肢紫斑未再复发，也未曾出现腹痛及关节痛等症状。其间多次检查血常规、尿常规，均未见明显异常。

【按语】

犀角地黄汤出自《外台秘要》，由犀角（水牛角代替）、生地黄、芍药、牡丹皮组成。其中，犀角凉血清心解毒，为君药；生地黄凉血滋阴生津；赤芍、牡丹皮清热凉血、活血散瘀，故为佐药。全方共奏清热解毒、凉血散瘀之功。六味地黄丸出自《小儿药证直诀》，由熟地黄、酒萸肉、牡丹皮、山药、茯苓、泽泻等组成。方中重用熟地黄，滋阴补肾，填精益髓；山萸肉补养肝肾，并能涩精；山药补益脾阴；泽泻利湿泄浊；牡丹皮清泄相火；茯苓淡渗脾湿。全方共奏滋阴补肾之功。

本例患儿素体阴虚火旺，里热较甚。一旦为风热温邪所侵，邪热内传入营，内外邪热炽盛，以致血热伤络，离经妄行，发于肌表而现紫癜。治宜清解热毒，凉血化斑为主，故选犀角地黄汤合六味地黄丸为主方，并随症加减。方中重用水牛角（代犀角）清心泻火，凉血解毒；玄参、生地黄滋阴凉血生津，既能助水牛角清热凉血，又能养血；

黄芩、赤芍、牡丹皮凉血止血，活血散瘀，使血止不留瘀；茯苓、山药益气健脾；甘草调和诸药。二诊时瘀斑逐渐消失，加麦冬、知母益气生津。三诊时已无热象，故去水牛角、赤芍，加墨旱莲、女贞子滋阴填精。

下 篇

方药心得

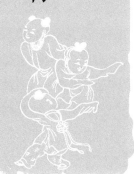

第十章 膏方应用体会

　　膏方是将药材反复进行煎煮，提取药汁，去掉药渣，将汤药浓缩，添加胶类、糖类等药物，研制成半流体形状的剂型，也称为煎膏，或者膏滋和膏剂。膏方具有药效平和、效力持久、注重整体且服用方便、口感较好的特点，不仅可以补虚，而且可以纠偏却病，适合体质虚弱或慢性疾患人群长期服用。以往多认为小儿为纯阳之体，不可妄投补益，且膏方滋腻不宜小儿服用，故多用于成人，尤其是老年人。小儿脏腑娇嫩，患病后易损正气，导致虚证或虚实夹杂，或先天禀赋不足、脏腑虚弱，亦适合运用膏方调补。近代名医秦伯未谓："膏方者，盖煎熬药汁成脂溢，而所以营养五脏六腑之枯燥虚弱者，故俗亦称膏滋药。"

膏方组方原则

　　立法纠偏，平衡阴阳。名医秦伯未谓："膏方非单纯补剂，乃包含纠偏却病之义。"小儿生长发育迅速，具有"稚阴稚阳"的生理特点。故小儿膏方的制定，不仅注重辨证论治，亦结合小儿特殊生理特点，以恢复患儿机体的阴阳平衡为治疗目标，重在调补，而非大补、纯补，以达"阴平阳秘，精神乃治"的目的。

一、调补三脏，尤重脾胃

小儿脏腑娇嫩，形气未充，五脏六腑皆不足，其中以肺、脾、肾三脏不足最突出。小儿肺脏娇嫩，卫表不固，最易外感六淫邪气，故肺系疾患最为常见。脾主运化，小儿脾常不足，运化力弱，与自身生长发育的需求不相适应，且饮食不知自调，故多患脾胃疾病。肾为先天之本，藏精，主生长发育生殖及脏腑气化，肾气充足对小儿的生长发育尤为重要。故小儿膏方多从肺、脾、肾三脏调补为主。脾属太阴，后天之根本，生化之源泉，四季脾旺则不受邪。胃属阳明，主腐熟，为水谷之海，有胃气则生，无胃气则死，胃气的强弱与小儿生理休戚相关。然小儿脾胃常常不足，而膏方的消化吸收也有赖于脾胃功能的正常运转，因此临床用药更须细心顾护。

二、以平为期，补中寓攻

小儿疾病的发作期多以实证为主，缓解期多虚实夹杂、本虚标实。小儿膏方多应用在疾病的缓解期和恢复期，辨清何脏虚损为主，补益脏腑、气血，调整阴阳，辅以药物去除痰湿、食积、郁热、瘀阻等实邪，标本兼治。小儿膏方重在调补而非滋补，故多以四君、六君、玉屏、六味等较为平和的方剂用作底方，并结合体质、兼夹证等进行加减，选药平和，药味、剂量适中，收膏以素膏、蜜膏为主。慎用鹿角胶、附子等峻剂，避免过犹不及，反致阴阳失衡。《温病条辨·解儿难》曰："其用药也，稍呆则滞，稍重则伤，稍不对证，则莫知其乡。"

膏方组方特点

临床上膏方主要由五部分组成：中药饮片、细料药、胶类、糖类及辅料。小儿因疾病及用药特点不同于成人，其膏方组方亦有特殊之处。

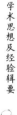

一、中药饮片

膏方的主要成分是中药饮片。在进行四诊后，遵照辨证论治的理论，依据患者的体质与症状，确定方剂中药处方"君臣佐使"的药物成分。小儿膏方中最常用的中药饮片如下：

君药，主要为补益药物。益气药：西洋参、黄芪、山药、黄精等；补血药：当归、熟地黄、首乌、龙眼肉、桑葚等；滋阴药：麦冬、沙参、玉竹、石斛、枸杞子等；温阳药：肉苁蓉、补骨脂、菟丝子等。

臣药，辅助和治疗药物。止咳化痰药：杏仁、百部等；清热类药：知母、玄参、黄芩等；芳香化湿药：白豆蔻、苍术、厚朴等；淡渗利湿药：茯苓、金钱草、车前子等；温里散寒药：制附子、肉桂等；安神药：煅牡蛎、酸枣仁等；平肝息风药：天麻、白蒺藜等；祛风湿药：秦艽、羌活、独活等。

佐药，辅佐药物。理气类药：木香、陈皮、佛手、柴胡、香附等；消食类药：山楂、六神曲、麦芽、鸡内金等。

使药，引经药物和调和药物。调和药物：甘草等；引经药物：柴胡、桔梗、升麻、牛膝等。小儿体属于纯阳，临床多选用甘淡属性的药品进行调理，方中的药味要比通常处方中的药味多，一般一剂小儿膏方大概有30味左右中药，每味药的剂量一般在50～200g，要达到一料膏方药物服用的时间（1～2个月）。

二、细料药

细料药指的是价格昂贵、疗效突出、贵重药材的统一称呼，如参茸类，也叫细贵药材，是方剂中突出膏方补虚作用的主要成分。小儿膏方中常用的细料药主要有以下几类。参类：西洋参、红参等；贵重的动物药：鹿茸、紫河车、蛤蚧等；贵重的植物药：川贝母、三七、铁皮石斛；贵重的菌藻类药：冬虫夏草、灵芝；药食两用的补益药：黑芝麻、胡桃仁、龙眼肉。

大多数细贵药材的加工方法是于成膏时直接添加。部分细贵药材要求另外进行煎煮，不能和其他药材同煮，细贵药材的剂量较少，其煎煮析出的有效成分容易被其他剂量大的药材吸收，不利于补益的效果，可采取单独煎、炖、烊冲等方法，使不同的药材充分发挥其效用。膏方中的细贵药材并不是多多益善，应该根据实际情况选择，切忌滥用细贵药材。

三、胶类

胶类是提取动物的皮肉、骨头、角与甲等作为原材料，放入水中进行煎煮，提取汤药，去掉药渣，不断蒸发浓缩，最终形成胶状样的物体。胶类形状不固定，常温下颜色是半透明状的，遇热溶解，溶于水，化成胶样物质。制造膏方时适当添加胶类物质，有利于协助膏方成型，提高膏方的黏滞程度。另外，胶类自身同样具备良好的药效。制造膏方所需的胶类，包括鳖甲胶、阿胶、鹿角胶、龟甲胶等，这是制造膏方时最常见的药材。胶类不但是膏方配伍补益的主要成分，而且有利于膏方定型。所有的胶类物质在膏方的配伍与使用时，应该严格根据不同药材各自的效用与特点，从患者的体质出发，依照辨证论治的原则选择用药。儿童常用的有阿胶、龟甲胶、鳖甲胶、鹿角胶等。胶类不仅是补益药的重要组成部分，还能保证收膏效果。临床上可单用一胶，也可按一定比例数胶合用。小儿膏方中最常用的胶类是阿胶。一般一剂小儿膏方中胶类总量为200～400g，量少了膏方太稀薄，量多了膏方就会冻结得太硬，难以服用。

四、糖类

膏方中添加糖类能遮盖药材苦涩的味道，有利于膏方的使用，并且糖类可起到补益的效果，糖类与胶类都能够协助膏方定型。膏方中常用的糖类有冰糖、白糖、红糖、饴糖、蜂蜜等。小儿膏方中以冰糖最佳，冰糖不但口味鲜甜，而且有健脾润肺功效。一料膏方中用糖量应根据具

王雪峰小儿病学术思想及经验辑要

体情况而定，一般不超过中药提取浓缩所得清膏的 3 倍（通常用冰糖 500g 左右）。

五、辅料

黄酒是膏方加工时必需的佐料，常用在浸泡动物胶类物质上。酒可解除腥味，去除膻味，膏方适当添加酒类能够达到矫味的效果。膏方中会选取动物类的胶样物质，用黄酒浸泡半天，能消除这些胶的腥臭气味。用酒浸泡胶类药材不但能够去除药材的腥味，同时可以提高药材在体内的运动吸取效果。一剂小儿膏方中用 200g 左右胶类，一般需用黄酒 250mL。在收膏之前，预先将所需的胶类用黄酒浸泡一定时间使胶软化，再隔水加热将胶烊化，然后趁热加入药汁中收膏。

膏方常用药赏析

1. 党参

【性味】甘，平。

【归经】归脾、肺经。

【功能主治】补中益气，健脾益肺。治脾肺虚弱，气短心悸，食少便溏，虚喘咳嗽，内热消渴。

【注意】不宜与藜芦同用；有实邪者忌服。

2. 太子参

【性味】甘、微苦，平。

【归经】归脾、肺经。

【功能主治】补肺生津，益气健脾。治脾虚体弱，病后虚弱，气阴不足，自汗口渴，肺燥干咳。

【注意】表实邪盛者不宜用。

3. 黄芪

【性味】甘，微温。

【归经】归肺、脾经。

【功能主治】补气固表，利水消肿，托毒排脓，敛疮生肌。治气虚乏力，食少便溏，中气下陷，久泻脱肛，便血崩漏，表虚自汗，气虚水肿，痈疽难溃，久溃不敛，血虚萎黄，内热消渴；慢性肾炎蛋白尿，糖尿病。

【注意】表实邪盛者不宜用。

4. 山药

【性味】甘，平。

【归经】归肺、脾、肾经。

【功能主治】健脾，补肺，固肾，益精。治脾虚泄泻，久痢，肺虚喘咳，虚热消渴，遗精，带下，小便频数。

【注意】有实邪者忌服。

5. 黄精

【性味】甘，平。

【归经】归脾、肺、肾经。

【功能主治】补中益气，健脾，润肺，益肾。治虚损寒热，肺痨咳血，体虚食少，腰膝酸软，内热消渴。

【注意】中寒泄泻、痰湿痞满气滞者忌服。

6. 当归

【性味】甘、辛，温。

【归经】归心、肝、脾经。

【功能主治】补血和血，调经止痛，润燥滑肠。治月经不调，经闭腹痛，血虚萎黄，眩晕心悸，痿痹，痈疽疮疡，跌仆损伤，肠燥便难。

【注意】湿阻中满及大便溏泄者忌服。

7. 熟地黄

【性味】甘，微温。

【归经】归肝、肾经。

【功能主治】滋阴补血，益精填髓。治阴虚血少，崩漏下血，月经不调，腰膝痿弱，劳嗽骨蒸，遗精，消渴，精血亏虚，耳聋目昏。

【注意】脾胃虚弱、气滞痰多、腹满便溏者忌服。

8. 何首乌

【性味】苦、甘、涩，微温。

【归经】归肝、心、肾经。

【功能主治】制何首乌补肝肾，益精血，乌须发，壮筋骨，化浊降脂；用于血虚萎黄、眩晕耳鸣、须发早白、腰膝酸软、肢体麻木、高脂血症。生何首乌解毒消痈，截疟，润肠通便；用于疮痈肿痛，瘰疬，久疟体虚，肠燥便秘。

【注意】大便溏泄及有湿痰者忌用。

9. 龙眼肉

【性味】甘，温。

【归经】归心、脾经。

【功能主治】益心补脾，养血安神。治虚劳羸弱，失眠健忘，惊悸怔忡。

【注意】湿盛中满者忌用。

10. 桑葚

【性味】甘、酸，寒。

【归经】归心、肝、肾经。

【功能主治】滋阴补血，生津润燥。治肝肾阴亏，心悸失眠，目暗耳鸣，内热消渴，便秘。

11. 麦冬

【性味】甘、微苦，微寒。

【归经】归心、肺、胃经。

【功能主治】养阴润肺，清心除烦，益胃生津。治肺燥干咳，肺痿劳嗽，虚劳烦热，心烦失眠，消渴，热病津伤，便秘。

【注意】脾胃虚寒泄泻、胃有痰饮湿浊，以及暴感风寒咳嗽者均忌服。

12. 沙参

【性味】甘，凉。

【归经】归肺、胃经。

【功能主治】清肺养阴，益胃生津。治肺热咳嗽，阴虚劳嗽，胃阴不足，咽干口燥。

【注意】不宜与藜芦同用；风寒咳嗽禁服。

13. 玉竹

【性味】甘，微寒。

【归经】归肺、胃经。

【功能主治】养阴润燥，生津止渴。治热病阴伤，咳嗽烦渴，虚劳发热，内热消渴。

【注意】胃有痰湿气滞者忌服。

14. 石斛

【性味】甘，微寒。

【归经】归胃、肾经。

【功能主治】生津益胃，清热养阴。治热病伤津，口干烦渴，病后虚热，肾阴亏虚，目暗不明，骨蒸劳热。

【注意】温热病早期阴未伤者、湿温病未化燥者、脾胃虚寒者均禁服。

15. 枸杞子

【性味】甘，平。

【归经】归肝、肾经。

【功能主治】滋肾补肝，益精明目。治肝肾阴亏，腰膝酸软，头晕耳鸣，目眩不明，虚劳咳嗽，消渴，阳痿遗精。

【注意】外邪实热，脾虚有湿及泄泻者忌服。

16. 补骨脂

【性味】辛、苦，温。

【归经】归肾、脾经。

【功能主治】补肾助阳，固精缩尿，纳气平喘，温脾止泻。治肾虚冷泻，遗尿滑精，阳痿，腰膝冷痛，肾虚喘嗽，五更泄泻。外用治白癜风、斑秃。

【注意】阴虚火旺、大便秘结者忌服。

17. 菟丝子

【性味】辛、甘，平。

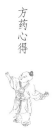

【归经】归肝、肾、脾经。

【功能主治】补益肝肾，固精缩尿，明目，止泻。治肝肾不足，腰膝酸痛，遗精尿频，目昏耳鸣，消渴，脾肾虚泻。外用治白癜风。

18. 苦杏仁

【性味】苦，微温；有小毒。

【归经】归肺、大肠经。

【功能主治】降气止咳平喘，润肠通便。治咳嗽喘满，胸满痰多，肠燥便秘。

【注意】阴虚咳嗽及大便溏泄者慎用。婴儿慎用。

19. 百部

【性味】甘、苦，微温。

【归经】归肺经。

【功能主治】润肺下气止咳，杀虫灭虱。治风寒咳嗽，百日咳，老年咳喘，头虱，体虱，蛲虫病，皮肤疥癣，湿疹。

20. 半夏

【性味】辛，温；有毒。

【归经】归脾、胃、肺经。

【功能主治】燥湿化痰，降逆止呕，消痞散结。治湿痰寒痰，咳喘痰多，痰饮眩悸，痰厥头痛，胃气上逆，呕吐反胃，胸膈胀满，梅核气。外用治痈疽肿毒，瘰疬痰核，毒蛇咬伤。

【注意】不宜与川乌、制川乌、草乌、制草乌、附子同用；一切血证及阴虚燥咳、津伤口渴者慎用。

21. 知母

【性味】苦、甘，寒。

【归经】归肺、胃、肾经。

【功能主治】滋阴降火，润燥滑肠。治烦热消渴，骨蒸劳热，肺热咳嗽，内热消渴，大便燥结。

【注意】脾胃虚寒、大便溏泄者慎用。

22. 玄参

【性味】甘、苦、咸，微寒。

【归经】归肺、胃、肾经。

【功能主治】滋阴降火，清热凉血，解毒散结。治热病伤阴，温毒发斑，舌绛烦渴，骨蒸劳热，夜寐不宁，津伤便秘，咽喉肿痛，瘰疬，目赤肿痛，白喉，痈肿疮毒。

【注意】不宜与藜芦同用；脾胃有湿及脾虚便溏者忌服。

23. 黄芩

【性味】苦，寒。

【归经】归肺、胆、脾、大肠、小肠经。

【功能主治】清热燥湿，泻火解毒，止血，安胎。治湿温暑湿，湿热痞满，泻痢，黄疸，壮热烦渴，肺热咳嗽，吐血衄血，崩漏，目赤肿痛，胎动不安，痈肿疔疮。

24. 苍术

【性味】辛、苦，温。

【归经】归脾、胃、肝经。

【功能主治】燥湿健脾，祛风散寒，明目。治湿阻中焦，脘腹胀满，泄泻，水肿，风湿痹痛，外感风寒，夜盲症。

【注意】阴虚内热，气虚多汗者忌服。

25. 厚朴

【性味】苦、辛，温。

【归经】归脾、胃、肺、大肠经。

【功能主治】行气，燥湿，消积，消痰平喘。治胸腹痞满胀痛，反胃呕吐，宿食不消，腹胀便秘，痰饮喘咳。

【注意】气虚津亏者及孕妇慎用。

26. 茯苓

【性味】甘、淡，平。

【归经】归心、脾、肺、肾经。

【功能主治】渗湿利水，健脾，宁心安神。治小便不利，水肿胀满，痰饮咳逆，脾虚泄泻，惊悸不安，健忘失眠。

【注意】虚寒精滑或气虚下陷者忌服。

27. 金钱草

【性味】甘、淡、咸，微寒。

【归经】归肝、胆、肾、膀胱经

【功能主治】利湿退黄，利尿通淋，消肿解毒。治湿热黄疸，胆胁胀痛，热淋，石淋，尤擅治胆结石、肾结石、膀胱结石，小便涩痛，毒蛇咬伤，疔疮肿毒。

【注意】脾虚泄泻者忌生服。

28. 车前子

【性味】甘，寒。

【归经】归肝、肾、肺、小肠经。

【功能主治】利水清热，渗湿止泻，明目，祛痰。治热淋涩痛，水肿胀满，暑湿泄泻，咳嗽痰热，目赤障翳。

【注意】肾虚精滑者及孕妇慎服。

29. 肉桂

【性味】辛、甘，大热。

【归经】归肾、脾、心、肝经。

【功能主治】补火助阳，温通血脉，散寒止痛，引火归原。治肾阳不足，命门火衰，腰膝冷痛，肢冷脉微，虚寒吐泻，寒疝奔豚，经闭癥瘕，阴疽流注，虚阳浮越，上热下寒。

【注意】不宜与赤石脂同用；阴虚火旺，里有实热，有出血倾向者及孕妇慎服。

30. 煅牡蛎

【性味】咸，微寒。

【归经】归肝、胆、肾经。

【功能主治】收敛固涩，制酸止痛。治自汗盗汗，遗精滑精，崩漏带下，瘰疬，瘿瘤，胃痛泛酸。

31. 酸枣仁

【性味】甘、酸，平。

【归经】归心、肝、胆经。

【功能主治】养心补肝，宁心安神，敛汗，生津。治虚烦不眠，惊悸怔忡，健忘多梦，烦渴，体虚多汗。

【注意】凡有实邪郁火者慎服。

32. 天麻

【性味】甘，平。

【归经】归肝经。

【功能主治】息风止痉，平抑肝阳，祛风通络。治小儿惊痫动风，破伤风，眩晕头痛，肢体麻木，半身不遂，风湿痹痛。

【注意】气血虚甚者慎服。

33. 木香

【性味】辛、苦，温。

【归经】归脾、胃、大肠、三焦、胆经。

【功能主治】行气止痛，健脾消食。治中寒气滞，脘腹胀痛，食积不消，下痢里急后重，黄疸，寒疝疼痛。

【注意】阴虚火旺者慎服。

34. 陈皮

【性味】苦、辛，温。

【归经】归肺、脾经。

【功能主治】理气健脾，燥湿化痰。用于脘腹胀满，食少吐泻，呃逆，咳嗽痰多，胸痹。

【注意】内有实热、舌赤少津者慎用。

35. 佛手

【性味】辛、苦、酸，温。

【归经】归肝、脾、胃、肺经。

【功能主治】疏肝理气，和胃止痛，燥湿化痰。治气滞胀痛，胃脘痞满，呕吐，噎膈，痰饮咳喘。

【注意】阴虚有火，无气滞症状者慎用。

36. 柴胡

【性味】辛、苦，微寒。

【归经】归肝、胆、肺经。

【功能主治】疏散退热，疏肝解郁，升举阳气。治寒热往来，胸满

王雪峰小儿病学术思想及经验辑要

胁痛，月经不调，口苦耳聋，头痛目眩，疟疾，下利脱肛，子宫下垂。

【注意】真阴亏损、肝阳上亢者忌用或慎用。

37. 白芍

【性味】苦、酸，微寒。

【归经】归肝、脾经。

【功能主治】养血调经，柔肝止痛，敛阴收汗，平抑肝阳。治胸腹胁肋疼痛，泄泻腹痛，自汗盗汗，阴虚发热，月经不调，崩漏，带下，头痛眩晕。

【注意】不宜与藜芦同用；阳衰虚寒之证不宜使用。

38. 山楂

【性味】酸、甘，微温。

【归经】归脾、胃、肝经。

【功能主治】消食健胃，行气散瘀，化浊降脂。治肉食积滞，胃脘胀满，泻痢腹痛，瘀血经闭，产后瘀阻，心腹刺痛，疝气疼痛，高脂血症。

【注意】脾胃虚弱而无积滞、胃酸分泌过多者慎用。

39. 谷芽

【性味】甘，平。

【归经】归脾、胃经。

【功能主治】行气消食，健脾开胃。治食积不消，脘腹胀满，脾虚食少，肝郁胁痛。

40. 麦芽

【性味】甘，平。

【归经】归脾、胃经。

【功能主治】行气消食，健脾开胃，回乳消胀。治食积不消，脘腹胀满，食欲不振，肝郁胁痛，乳胀不消。

41. 鸡内金

【性味】甘，平。

【归经】归脾、胃、小肠、膀胱经。

【功能主治】消食健胃，涩精止遗，通淋化石。治食积胀满，呕吐泻痢，疳积，小儿疳积，遗精遗溺，石淋涩痛。

42. 桔梗

【性味】苦、辛，平。

【归经】归肺经。

【功能主治】宣肺，祛痰，利咽，排脓。治外感咳嗽，胸闷不畅，咽喉肿痛，肺痈吐脓，胸满胁痛，癃闭，便秘。

【注意】阴虚久嗽、气逆及咳血者忌用。

43. 升麻

【性味】辛、微甘，微寒。

【归经】归肺、脾、胃、大肠经。

【功能主治】升阳，发表透疹，清热解毒。治时气疫疬，头痛发热，喉痛，口疮，斑疹不透，中气下陷，久泻久痢，脱肛，妇女崩漏，子宫脱垂。

【注意】上盛下虚、阴虚火旺及麻疹已透者忌用。

44. 牛膝

【性味】甘、苦、酸，平。

【归经】归肝、肾经。

【功能主治】生用活血通经，利尿通淋，引血下行；治经闭痛经，胞衣不下，产后瘀血腹痛，跌打损伤，淋证，小便不利，痈肿口疮。熟用补肝肾，强筋骨；治腰膝骨痛，四肢拘挛，痿痹。

【注意】孕妇慎用。

第十一章　经方验方应用体会

安神定志丸

安神定志丸出自清代的《医学心悟》，由茯苓、茯神、人参、远志、石菖蒲、龙齿、朱砂组方。主治心胆气虚，心神不宁证，症见精神烦乱，失眠，梦中惊醒，怵惕，心悸胆怯，舌质淡，脉细弱。安神定志丸有安神定志、益气镇惊的功效。

人之寤寐，由心神控制，而营卫阴阳的正常运作是保证心神调节寤寐的基础。每因饮食不节，情志失常，劳倦、思虑过度及病后、年迈体虚等因素，导致心神不安，神不守舍，不能由动转静等不寐病证。不寐的病因很多，但其病理变化，总属阳盛阴衰，阴阳失交。一为阴虚不能纳阳，二为阳盛不得入阴。

《黄帝内经》将阴阳失调导致失眠的病机概述如下三种：一为阴亏，阴液不足，则无以涵养及制约阳气，阳气外浮，则发为不寐；二为阳盛，阳气太盛则阴液相对不足，亦使阳气浮越于外而不寐；三为邪气阻滞，如痰饮水湿阻碍"阴阳交通"之道，阴阳不交则不寐。

人体阴阳二气对睡眠与觉醒活动的调节，是依靠营卫之气的运行实现的，即营卫之气运行以调节睡眠–觉醒的规律性是其具体体现。《黄帝内经》将营卫失和以致失眠的病机归结为"邪气内扰，卫不入阴"及"营气衰少，卫气内伐"。《灵枢·邪客》云："今厥气客于五脏六腑，则卫气独卫其外，行于阳不得入于阴。行于阳则阳气盛，阳气盛则阳跷陷；不得入于阴，阴虚，故目不瞑。"昼卫其外，夜安其内，是卫气正常出入阴阳的规律。倘若邪气作用于人体，则卫气与邪交争于外，浮于体表，而不能正常入阴，则夜间不得安守，故不寐。不寐可有肝火扰心证、痰热扰心证、心脾两虚证、心肾不交证、心胆气虚证。

安神定志丸对心胆气虚型的不寐证有一定疗效，症见虚烦不寐，触事易惊，终日惕惕，胆怯心悸，伴气短乏力，倦怠乏力，舌淡，脉弦细。

【案例】

任某，女，2016年1月11日初诊。主诉：白天多睡，夜间少寐四年余。现病史：四年前无明显诱因始发白天多睡，夜间少寐，曾被诊断为"发作性睡病"，口服哌甲酯、专注达1年余。现症见：白天多睡，夜间少寐，多梦，梦中易惊，胆怯，鼻塞，身软，乏力，大便干，舌质淡红，苔黄厚腻，有剥脱。

予安神定志丸加减：麦冬10g，玄参10g，淡竹叶10g，夜交藤10g，酸枣仁10g，石菖蒲10g，远志10g，柏子仁10g，五味子10g，生龙骨、生牡蛎各30g。水煎服，日一剂。半月后复诊，夜间入睡困难好转，大便偏干好转，易惊好转，继服半月。

【体会】

不寐的治疗当以补虚泻实，调整脏腑阴阳为原则。实证泻其有余，如疏肝泻火，清化热痰，消导和中；虚证补其不足，如益气养血，健脾补肝益肾。在此基础上加以安神定志，如养血安神，镇惊安神，清心安神。

天王补心丹

天王补心丹出自《校注妇人大全良方》，由生地黄、人参、丹参、玄参、白茯苓、远志、桔梗、五味子、当归、天冬、麦冬、柏子仁、酸

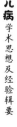

枣仁、朱砂组方。天王补心丹有补心安神，滋阴养血的功效。主治阴虚血少，心神不宁证，症见虚烦少寐，心悸神疲，梦遗健忘，大便干结，口舌生疮，舌红少苔，脉细数。

癫痫的发生，大多由于先天因素，或七情失调，脑部外伤，饮食不节，劳累过度，或患他病之后，造成脏腑失调，痰浊阻滞，气机逆乱，风阳内动所致。癫痫的主要病机为风阳痰瘀，蒙闭清窍，壅塞经络，神明失守。治法主要有息风化痰法、祛瘀化浊法、镇惊安神定志法、补虚法等，还有从痰论治、从瘀论治、从风论治、从肝论治、从肾论治、从脾论治等。癫痫日久，心肾精血亏虚，髓海不足，脑失所养。

天王补心丹治疗心肾亏虚证的癫痫，症见癫痫频发，神思恍惚，心悸，健忘失眠，头晕目眩，两目涩干，面色晦暗，耳轮焦枯不泽，腰膝酸软，大便干燥，舌质淡红，脉沉细而数。

【案例】

张某，男，10岁，2015年6月1日初诊。主诉：反复身体抽搐，角弓反张2年，加重3天。现病史：患儿于2年前无明显诱因始发抽搐，角弓反张，曾被诊断为"癫痫"，口服德巴金口服液、开普兰两年。现症见：全身抽搐缓解，颈项强直缓解，神思恍惚，健忘，纳少，夜卧不安，汗多，梦多，易惊，大便干，小便黄。既往有湿疹、肺炎、反复呼吸道感染。舌质红，苔黄厚腻。

予天王补心丹加减：生地黄10g，玄参10g，麦冬10g，石膏30g，生龙骨、生牡蛎各30g，石菖蒲6g，远志6g，郁金10g，合欢10g，全蝎3g，栀子10g，丹参10g，茯苓10g，焦三仙各10g，五味子10g。水煎服，日1剂。半月后复诊，大便干好转，汗多好转，继服一个月。

【体会】

《古今名医方论》曰："心者主火，而所以主者神也。神衰则火为患，故补心者必清其火而神始安。"故用天王补心丹滋阴养血、补心安神。癫痫的治疗宜分标本虚实，频繁发作时，以治标为主，着重清肝泻火，豁痰息风，开窍定痫，平时则补虚以治其本，宜益气养血，健脾化痰，滋补肝肾，宁心安神。

桑螵蛸散和缩泉丸

桑螵蛸散是北宋寇宗奭《本草衍义》中之经典方，是备受历代医家推崇的涩精止遗剂。缩泉丸是出自《魏氏家藏方》的止遗名方。桑螵蛸散和缩泉丸均有固涩止遗之功，都是治疗小便频数或遗尿的常用方。由于两方病因、病机、主症相似，在临床运用两方时常会出现选择困难。

桑螵蛸散主证多为肾气不摄，以致小便频数或遗尿，而肾之精气不足，不能上达于心，导致心神不宁。总病机为心肾不足，故宜调补心肾，涩精止遗。"正气寒之则遗尿，正气虚之则不禁"，缩泉丸主证是肾气不足，导致下元虚冷，膀胱虚寒不能约束之小便频数或遗尿不禁，属下元虚寒证，故宜温肾散寒止遗。

桑螵蛸散是治心肾两虚，水火不交之小便频数及遗尿、遗精的常用方。其主治脉症多为尿频或遗尿，遗精，心神恍惚，舌淡苔白，脉细弱等。而缩泉丸为治下元虚寒之小便频数、遗尿的常用方。其主治脉症多为小便频数或遗尿不禁，舌淡，脉沉弱等。药物组成，桑螵蛸散以桑螵蛸与龟甲、龙骨、茯神等为伍，偏于调补心神，而缩泉丸以益智仁与乌药为伍，重在温肾散寒。

【案例】

李某，女，8 岁，2016 年 2 月 22 日初诊。患儿 2 个月前无明显诱因始发尿床，夜卧不安，手足心热，盗汗，小便频数，大便正常，胃脘部不适，曾查血常规、CT 等均无异常。查体：患儿脐周部疼痛，面白，舌质红少苔，脉细数。

证属心肾两虚，脾胃虚弱，拟调补心神为主治法，配以健脾消食、滋养胃阴之法。主方桑螵蛸散加减：黄连 3g，木香 10g，茯苓 10g，焦白术 10g，焦三仙各 10g，佛手 10g，乌梅 10g，黄芩 10g，益智仁 10g，炙甘草 10g，麦冬 10g，知母 10g。水煎服，日 1 剂。服 4 剂后，患儿遗尿明显好转，胃脘部不适减轻，睡眠可，盗汗减少，诸症减轻。继服 4 剂后，遗尿未再出现，胃脘部无不适感，手足汗出止。后继服 3 剂，以巩固其疗效。一个月后随访观察，遗尿未再复发，状态良好。

【体会】

桑螵蛸散和缩泉丸均有固涩止遗之功效，都是治疗小便频数或遗尿的常用方。但桑螵蛸散主治心肾两虚证，偏于调补心神。而缩泉丸主治下元虚寒证，重在温肾散寒。

归脾汤和补中益气汤

归脾汤是宋代严用和《济生方》中之经典方，是备受历代医家推崇的补益剂。补中益气汤为《脾胃论》中的经典补益剂。归脾汤与补中益气汤均有补脾益气之功效，皆治疗脾气虚弱之证。两者药物组成相似，都含有黄芪、甘草、人参、当归、白术。两方相同点为同属经典补益剂，均有补脾益气之功效，皆治疗脾气虚弱之证，药物组成都含有黄芪、甘草、人参、当归、白术。

《医方集解》云："血不归脾是妄行，心者，脾之母也。气壮则能摄血，血自归经，而诸证悉除矣。"出血症者，乃因脾虚而不能统血，心主血而藏神，脾主思而藏意，心脾气血两虚则神无所主，意无所藏，故归脾汤为健脾养心与益气补血兼施之法。《内外伤辨惑论》曰："补中之剂，得发表之品而中自安；益气之剂，赖清气之品而气益倍，此用药有相续之妙也。"脾主升清，脾虚则清阳不升，中气下陷，故补中益气汤为补中益气、升阳举陷之法。

归脾汤治疗心脾气血两虚、脾不统血之证，其主治多为心悸怔忡，盗汗虚热，气短乏力及便血，皮下紫癜等。补中益气汤治疗脾胃气虚、气虚下陷、气虚发热之证，其主治多为体倦肢软，大便稀溏，脱肛，崩漏及身热自汗等。

【案例】

李某，男，4岁，2014年4月28日初次就诊。患儿于2月前无明显诱因出现鼻出血，颜面部皮肤瘀点瘀斑，色淡红，针尖大小，压之不褪色，散在分布，曾就诊于医院，确诊为"血小板减少性紫癜"并进行治疗。2天前患儿眼周皮肤出现淡红色瘀点。查体：患儿神情正常，面色少华，双肺呼吸音粗，舌质淡红，苔白，指纹淡，咽充血。

方用归脾汤加减：焦白术10g，茯苓15g，黄芪10g，龙眼肉10g，酸枣仁10g，党参10g，木香3g，炙甘草5g，当归10g，远志10g，大枣15g。水煎服，日1剂。并配合激素治疗。服10剂后，患儿皮肤原出血点渐褪，无新出血点出现，继服3剂巩固后，患儿周身皮肤无瘀点瘀斑及皮疹，眠实，二便可，复查血常规正常。两个月后随访观察，紫癜未再复发，状态良好。

【体会】

归脾汤与补中益气汤均有补脾益气之功效。药物组成相似，都含有黄芪、甘草、人参、当归、白术。但归脾汤重在养心安神，益气生血，主治心脾气血两虚之神志不宁及脾不统血之失血证。而补中益气汤重在补气升阳，主治脾胃气虚，中气下陷及气虚发热之证。

华 盖 散

华盖散出自宋代《太平惠民和剂局方》，药物组成为：麻黄、杏仁、赤茯苓、桑白皮、陈皮、紫苏子、炙甘草。华盖散由麻黄汤变易而来，方中又有三拗汤的影子，但此方止咳平喘之力较麻黄汤强，发散之力较麻黄汤弱，三拗汤专攻风寒喘咳，华盖散则在其基础上又加用理气祛痰，止咳降气之药，应用范围更广。

历代医家常用此方治疗临床中的咳喘诸症。《太平惠民和剂局方》有言如下："论伤寒喘急者，皆因风寒，邪乘于肺，经气上盛发喘，可

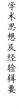

与华盖散也。""凡感风寒暴嗽，咳唾稠黏，胸膈不利，可与华盖散也。""论热嗽，胸膈不快，气壅上盛，脸赤口舌干者，可与华盖散也。""喘急气促，睡卧不得者，与定喘汤、华盖散之类。"从上四条可见华盖散适用于风寒伤肺兼咳、喘、满诸症，从"风寒暴嗽""咳唾稠黏""热嗽，气壅上盛"可以看出华盖散对咳喘兼见热痰、寒痰皆适宜。对于"纯阳之体"的小儿感受寒邪出现咳喘，无痰或少痰者尤为适宜。

【案例】

患者，男，8岁，2015年12月17日初诊。患儿反复咳嗽2个月加重伴喘息3天，曾予西药头孢、地氯雷他定和宣肺平喘的中药口服，但咳嗽每到晨起、夜间加重。3天前在夜间可闻及喘息声。现症见：咳嗽，少痰，晨起、夜间加重，气促，胃纳一般，大便干，小便正常，有盗汗。查体：神清合作，呼吸急促，面色无华，目窠黑，咽部充血，两肺可闻及少量哮鸣音，舌质红，苔薄白，脉数。

本病证属正虚邪实，病位在肺肾，治以扶正祛邪，宣肺平喘。方用华盖散合生脉饮加减：党参10g，麦冬10g，五味子6g，炙麻黄6g，杏仁10g，炙桑白皮10g，紫苏子10g，莱菔子10g，茯苓10g，陈皮6g，甘草3g，玄参10g，牛蒡子10g。3剂水煎服，日1剂。

二诊：夜间喘息消失，咳嗽渐消，大便略干，盗汗减轻。前方去炙麻黄，加浮小麦15g，焦三仙各10g，7剂水煎服，以调善后。

三诊：偶咳，大便正常，盗汗好转，呼吸平稳，两肺呼吸音略粗，未闻及哮鸣音，舌质红，苔薄白，脉微数。上方继服7剂。随访2个月未复发。

【体会】

咳嗽变异性哮喘的患儿因咳嗽时间久，以致肺气耗伤。平时如饮食不当，喜食辛味损伤阴津，或先天阳盛于阴，可见气阴不足之证如盗汗、面色无华、舌质红、苔黄、脉数等，其咳嗽加重时，可见感受风邪兼气阴不足之证。华盖散能宣肺解表、止咳平喘，用于感受风邪之咳喘。生脉饮能益气生津、敛阴止汗，多用于久咳肺虚、气阴两伤之证。

从现代医学机理来看讲，咳嗽变异性哮喘加重伴喘息时是以支气管平滑肌痉挛为主。而生脉饮能兴奋交感神经，从而反射性抑制副交感神经使迷走神经张力降低，使支气管平滑肌松弛；华盖散中之麻黄含有麻黄碱，有类似肾上腺素的拟交感神经作用，能激动 β_2 受体，引起支气管扩张。两方合用后能起协同作用，使痉挛的支气管平滑肌松弛，使狭窄的支气管扩张，从而有利于支气管哮喘急性发作的缓解。但是，麻黄不可长期服用，以免降低 β_2 受体活性，同时麻黄解表之力强，易致表虚，使儿童易感外邪。

龙胆泻肝汤和泻青丸

　　龙胆泻肝汤是清代汪昂《医方集解》之名方，是广受推崇的清肝泻火剂。泻青丸是出自《小儿药证直诀》的清肝泻火常用方。龙胆泻肝汤与泻青丸主治同属肝胆实火上炎之证，都以清泻为法，且药物组成相似，都含有龙胆草、山栀、当归。两方相同点，同属足厥阴肝经之实火证；临床皆以头痛目赤、烦躁易怒、脉数有力为主症；都以清肝泻火为法；都含有龙胆草、山栀、当归。不同点在于龙胆泻肝汤为足厥阴、少阳药。《医宗金鉴》曰："胁痛口苦，耳聋耳肿，乃胆经之为病也。筋痿阴湿，热痒阴肿，白浊溲血，乃肝经之为病也。"其主治之证为肝胆实火上炎，或湿热循经下注所致，故宜清泻肝胆实火，清利肝经湿热并兼滋养阴血，为苦寒清利之方。而泻青丸方证乃肝经郁火所致，故主疏散肝胆郁火，为火郁清泻之剂。

　　龙胆泻肝汤是肝胆实火上炎、肝经湿热下注证的主方，其主治脉症多为头痛目赤、胁痛、小便淋浊、舌红苔黄腻、脉弦数有力等。而泻青丸主治肝经火郁证，其主治脉症多为目赤肿痛，烦躁易怒，尿赤便秘，脉洪实等。

【案例】

　　于某，男，11 岁，2016 年 2 月 22 日初次就诊。患儿反复咳嗽三年，

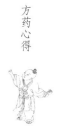

胁痛二月，近一周加重。咳嗽黄痰，好清嗓，胁痛口苦，烦躁易怒，手足心热，自汗，大便秘结。查体：患儿面红，舌质红，苔黄厚腻，脉弦数，

证属肝火犯肺证，拟清肝泻火为治法。方用龙胆泻肝汤加减：炙桑白皮 10g，炒杏仁 10g，麦冬 10g，玄参 10g，炙枇杷叶 6g，浮小麦 15g，水煎服，日 1 剂。服 3 剂后，患者胁痛明显减轻，咳嗽次数减少，大便秘结改善。继服 3 剂后，无胁痛，咳嗽明显缓解，手足汗出止，脾气明显改善，大便正常。后继服 3 剂，以巩固其疗效。一个月后随访观察，咳嗽清嗓未再出现，脾气明显改善，状态良好。

【体会】

龙胆泻肝汤与泻青丸均为泻肝经实火之剂，二者药物组成相似，都含有龙胆、山栀、当归。但龙胆泻肝汤泻火之力较强，并能清利湿热兼滋阴养血，主治肝胆实火上炎，肝经湿热下注之证。而泻青丸泻火之力较弱，但能疏散肝经郁火，主治肝经郁火之证。

托里消毒散和托里透脓汤

托里消毒散是清代吴谦所编修《医宗金鉴》中之名方，是备受历代医家推崇的消毒剂。托里透脓汤与托里消毒散同属补托法的主要代表方剂，都以益气活血脱毒为法。两者药物组成相似，都含有人参、当归、白术、白芷、甘草、黄芪。由于两方病因、病机、方药、主证相似，在运用时会出现困难。两方相同点为同属补托法的主要代表方剂，临床皆以疮疡体虚邪盛为主证，都以益气活血脱毒为法，均含有人参、当归、白术、白芷、甘草、黄芪。不同点在于托里消毒散证属气血不足、邪毒内闭，有补益气血、脱毒消肿的功效，用于疮疡体虚邪盛、脓毒不易外达者。托里透脓汤有滋补气血、托毒排脓的功效，用于肿疡脓成不溃者。托里消毒散主治疮疽元气虚弱，或行攻伐，不能溃散，属气血不足证。其主治脉症多为疮口脓水稀薄，伴面色萎黄、神疲倦怠、舌淡苔薄

等。托里透脓汤主治痈疽诸毒，内脓已成，不穿破者。其主治脉症多为痈肿漫肿无头，脓成不溃，或溃后久不愈合，舌淡苔薄等。

【案例】

佟某，男，4岁，2016年3月7日初次就诊。患儿反复咳嗽1年，加重发热半个月，喉间痰鸣，腹胀，厌食，盗汗，大便干燥日1次，小便频，偏黄，急躁易怒，患有重度脓毒症，肝大，脾大，皮下肉芽脓肿。查体：患儿面色无华，舌质淡，苔薄黄，脉细，体温38.0℃。

证属气血不足、邪毒内闭犯肺，拟补益气血、脱毒消肿、清泄肺热为治法。方用托里消毒散加减：麦冬10g，胖大海5g，乌梅10g，牡丹皮10g，淡竹叶10g，蒲公英10g，白及10g，薄荷10g，石膏20g，炒牛蒡子10g，桑白皮10g，前胡10g，紫苏子10g，莱菔子10g，水煎服，日1剂。服3剂后，患儿热退，咳嗽减轻，精神状态良好，诸症减轻。继服4剂后，偶尔咳嗽，体温正常，盗汗减轻，脾气改善明显，后继续服用，以巩固其疗效。而后随诊随观察，发热未再复发，状态良好。

【体会】

托里消毒散与托里透脓汤同属补托法的主要代表方剂，都以益气活血脱毒为法。但托里消毒散证属气血不足、邪毒内闭，偏重补益气血、脱毒消肿的功效，而托里透脓汤有滋补气血、托毒排脓的功效，更重于肿疡脓成不溃者。

健脾丸和保和丸

健脾丸是明代王肯堂所刊《证治准绳》中之名方，是备受历代名家所喜的健脾消食代表方。保和丸为出自元代朱震亨《丹溪心法》中的消食化滞经典代表方。两者均具有化积导滞的作用，主治因食积内停，气机失畅，致使脾胃升降失司的各种食积证。两者同属消法，均治疗脾胃

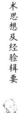

升降失司之食积证，方剂中都含有茯苓、山楂、神曲、陈皮。

《医方集解》云："夫脾胃受伤，则需补益，饮食难化，则宜消导，合斯二者，所以健脾也。"健脾丸不只消食止泻，更侧重健脾和胃的功效。因脾虚失运，食积内停所致气机不畅，故以健脾与消食共举。《素问》有言："饮食自倍，肠胃乃伤。"保和丸则以消食和胃为主。食停中脘，胃气难降所致脘腹不适，故宜消食化滞，理气和胃。健脾丸为健脾消食剂，适用于脾虚食积证，症见食少难消、脘腹痞闷、体乏、消瘦、便溏等。保和丸为消食化滞剂，适用于食积内停证，症见脘腹痞满胀痛、恶心呕吐、反胃吞酸等。

【案例】

刘某，男，12 岁，于 2016 年 1 月 21 日初诊。患儿于 8 个月前出现胸闷气短，腹痛，食欲不振，不思进食，肌肉消瘦，乏力，大便偏干，小便短黄，盗汗，寐差。血常规示贫血，腹部专科检查未见异常。查体：通过测量身高体重，发现患儿生长发育较同龄儿童明显较为缓慢，面色少华，舌质红，苔黄，脉数。

本病属厌食症，拟为健脾和胃，消食止痛治法，方用健脾丸加减，水煎服，日 1 剂。服 6 剂后，患儿再无腹痛、胸闷气短症状，食欲明显好转，睡眠改善。继服 6 剂后，食欲恢复正常，体重较初诊增加 1 公斤，睡眠充足，盗汗止。1 个月后随访观察，食欲佳，生长发育状态良好。

【体会】

健脾丸与保和丸均治消食证，病因、病机、方药相似，但健脾丸更侧重健脾和胃，加以补脾化湿之方药，适用于脾虚食积证。而保和丸以消为主，加以和胃降逆之方药，更适用于消食化滞证。

二 陈 汤

二陈汤出自宋代《太平惠民和剂局方》，由唐代孙思邈《备急千金要方》温胆汤变化而来，方由半夏、橘红、茯苓、甘草组成。方中半夏、橘红以陈久者良，故以"二陈"名之。

《太平惠民和剂局方》卷四载其主"治痰饮为患，或呕吐恶心，或头眩心悸，或中脘不快，或发为寒热，或因食生冷，脾胃不和"。卷九又述及"素有痰饮者，二陈汤之类服之为佳"，进一步证实"痰饮"为二陈汤主治病证，且明确痰饮家当服二陈汤或其类方。

痰既是病理产物，又是致病因素，可表现为诸多症状。《类证治裁》中指出："在肺则咳，在胃则呕，在心则悸，在头则眩，在背则冷，在胸则痞，在胁则胀，在肠则泻，在经络则肿，在四肢则痹，变换百端。"可见痰无处不到。

对于痰饮在咽喉的鼻后滴漏综合征，亦可用此方加用散邪利咽的药物治疗。

【案例】

患者，男，6岁，2016年2月15日初诊。患儿3个月前因受凉出现咳嗽，伴流涕，家长自予药物头孢、抗病毒合剂后流涕好转，但仍咳嗽不已，曾先后就诊于当地医院，予中西药物交互治疗3个月，咳嗽一直不除。就诊时症见：日间咳嗽较重，夜间咳轻，咽痒，咳痰不爽，咽喉部有滴流感，阵发性咳嗽，咳则难止，纳差，大便稀。查体：神清合作，呼吸调匀，面色㿠白，咽部暗红，咽后壁少许淋巴滤泡增生，舌质红，苔白厚腻，脉滑数。双肺听诊呼吸音清。血常规示：白细胞5.1×10^9/L，中性粒细胞百分比55.15%，淋巴细胞百分比39.41%。

本病证属鼻后滴漏综合征之脾虚痰盛证，治以健脾化痰，利咽止咳。予二陈汤加减：陈皮6g，清半夏6g，茯苓10g，甘草5g，生姜6g，紫菀10g，前胡10g，炒杏仁10g，桔梗10g，炙桑白皮10g，薄荷10g，焦白术10g，山药10g，薏苡仁10g。3剂，水煎服，日1剂。

二诊：偶咳，痰消，咽不痒，滴流感消失，大便稀好转，舌质红苔薄白。上方减半夏、薄荷，加焦三仙各10g。3剂，水煎服。

三诊：偶咳，大便正常，食欲好转，咽部无充血。效不更方，继服4剂。

【体会】

二陈汤为治痰之要方。痰在肺则为咳，在咽喉则阻塞肺之门户，痰阻则气塞，气不顺痰更不能消，痰气互结于咽喉，而出现清嗓子、咳嗽的临床表现。《证治汇补》有言："脾为生痰之源，肺为贮痰之器。"《杂病源流犀烛》又曰："肺不伤不咳，脾不伤不久咳。"故二陈汤对于久咳兼见喉间痰鸣者尤为适宜。

黄连温胆汤

温胆汤首先出自孙思邈的《备急千金要方》，是由半夏、陈皮、炙甘草、竹茹、枳实、生姜组成。宋代陈无择在《三因极一病证方论》中又加入茯苓、大枣，而减生姜之量。全方具有清胆和胃、理气化痰之功，主治胆胃不和，痰热内扰，如虚烦不眠或呕吐呃逆，以及惊悸不宁、癫痫等症。

而黄连温胆汤是在温胆汤的基础上加用黄连，首见于《六因条辨》。《备急千金要方》中言："治大病后虚烦不得眠，此胆寒故也，宜服温胆汤方。"可见，孙思邈创方本义是用此方治疗失眠，认为其病机要点为"胆寒"。关于"胆寒"的证候，《备急千金要方》曰："左手关上脉阳虚者，足少阳经也。病苦眩厥痿，足趾不能摇，不能起，僵仆，目黄，失精，名曰胆虚寒也。"药物组成总体上起到清热化痰的作用，但病机却是胆寒。二者似乎矛盾，但在正常情况下，肾中相火温煦周身，须通过手足少阳经方能布达周身。若痰浊阻滞胆经，则阻碍相火的布散，因而会出现"胆寒"诸症。痰阻则化热，火性炎上，"痰热"扰心；痰阻则相火敷布不周而"胆寒"。此"痰热"为"胆寒"之因，"胆寒"为"痰热"之果。从此看来，温胆汤的病机最终还是"痰热"。

从方剂组成来看，方中温性药物不占优势，生姜、半夏、陈皮略具辛温之性，而枳实苦辛寒、竹茹甘微寒、甘草甘平，整体功效起到清疏痰热的作用。从药物的寒凉之性，亦可反映出温胆汤的"痰热"病机。

但是，痰热易致胆寒，故温胆汤虽为清热化痰方剂，在临证运用时，却不可过于苦寒，只需略清其郁热，开其痰塞，恢复少阳胆火温升之性为宜。

【案例】

患儿，女，4 岁，因"反复咳嗽 2 个月，加重伴呕吐 3 天"于 2015年 12 月 16 日初诊。症见：咳嗽，咳痰不爽，痰色黄且黏稠，夜间咳重，伴恶心呕吐，口渴多饮，面赤唇红，夜卧不安，胃纳不佳，口臭，大便干，小便调，口唇红，舌质红，苔黄腻，脉滑数。

本病证属胃热炽盛，胃气上逆。治宜清热安胃，降逆止咳。药用：黄连 3g，陈皮 6g，姜半夏 6g，茯苓 10g，枳壳 6g，竹茹 6g，前胡 10g，芦根 10g，桔梗 6g，黄芩 10g，旋覆花 10g，炙甘草 3g，瓜蒌10g，焦三仙各 10g。6 剂，水煎服，日 1 剂。

二诊：恶心、呕吐明显好转，咳嗽减轻，少痰，无口臭，大便正常，口渴好转，舌质红苔黄。上方减旋覆花、瓜蒌、半夏、黄连，加炙桑白皮、炙紫菀。

【体会】

温胆汤乃经典名方，组方精练，以立意深、易变通为其独到之处。综合全方来看，化痰而不过燥，除热而不过寒，使痰热得化，胆热得清，胃气和降。方名温胆者，罗东逸谓之"和即温也，温之者，实凉之也"。本方应用范畴较广，只要病机不离"痰热"二字，证属胆胃不和，痰热内扰，均可在本方基础上加减运用。

银翘散

银翘散源于清代医家吴鞠通所著的《温病条辨》，是治疗风温、温热，以及某些杂病属于邪在卫分、上焦，治当辛凉清解者的代表方剂。该方是在《温病条辨》卷一中首次出现，"太阴风温、温热、温疫、冬

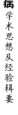

温，但热不恶寒而渴者，辛凉平剂银翘散主之"。银翘散由连翘、金银花、桔梗、薄荷、竹叶、生甘草、荆芥穗、淡豆豉、牛蒡子组成。其组方依据是根据《黄帝内经》"风淫于内，治以辛凉，佐以苦甘"之说，称为辛凉解表法。外感温热毒邪，卫表郁闭，肺失清肃。治当以辛凉透散以畅其表，清泄肺热并解其毒，宣降肺气以复其清肃。

银翘散是辛凉透表，清热解毒的主方，主治温病初起，症见发热无汗，或有汗不畅，微恶风寒，头痛口渴，咳嗽咽痛，舌尖红，苔薄白或薄黄，脉浮数。本方所主证候乃温热邪气初犯肺胃所致。温者，火之气，其犯人体，从口鼻而入，直通于肺，正如《温热论》所谓"温邪上受，首先犯肺"。吴鞠通云："凡病温者，始于上焦，在手太阴。"亦是此意。肺卫相通，肺合皮毛，所以温病初起，多见发热，头痛，微恶风寒；邪郁卫分，腠理闭塞，故汗出不畅或无汗；喉为肺之门户，温热上熏口咽，损伤津液，故见咽痛、口渴；温邪犯肺，肺失清肃，故咳嗽。

因外感温邪而发热不久，症见摇头咬牙，两目上视，欲作抽搐，烦躁口渴，舌质红苔黄燥，脉浮数或指纹紫。此时虽见惊风之症，可以不服定惊药，但以辛凉解表，如银翘散。

【案例】

张某，男，4岁，2016年1月4日初诊。患儿一个月前无明显诱因始发高热惊厥，抽搐，体温高达39℃，于当地医院给予抗生素治疗，出院一周后再次发热，体温38.6℃，一天热退。三天前再次发热，自服百蕊颗粒，未收效。现症见：发热，抽搐，流清涕，恶寒，打喷嚏，口渴，咽痛，呕吐，腹痛，盗汗，纳可，夜寐可，大便正常，小便偏黄。既往有湿疹，急性中耳炎，反复呼吸道感染。查体：神清合作，心肺听诊无异常，唇红干裂，舌质红有瘀斑，苔白厚腻，脉数。

本病证属风热动风，拟疏风清热，息风定惊为治法。方用银翘散加减：薄荷6g，石膏20g，金银花10g，芦根10g，桔梗10g，荆芥穗6g，淡竹叶10g，辛夷10g，茯苓10g，陈皮6g，焦白术6g，佛手6g，前胡10g，桑白皮10g，竹茹10g，生龙骨、生牡蛎各30g。水煎服，日1剂。

服 3 剂后，患儿热退，无抽搐，恶寒、打喷嚏症状明显改善。两个月后随访，高热未复发，无惊厥抽搐。

【体会】

小儿惊厥即为惊风，一般分为急惊风和慢惊风两大类，外感时邪引起的为急惊风。小儿脏腑娇嫩，肌肤薄弱，腠理不密。风热之邪外侵肌表，邪易入里，郁而化火生热，火甚生痰，热极生风，导致发惊，痰滞交结胸中，阻气机升降之道，风邪恶外以痰滞为据点，热升则不得降，邪热夹心肝之火上凌，冲击及脑而致惊搐。高热为生风之源，热势减则惊风自止。治疗这类证候，以解热为第一要义，故治疗急惊风，在表偏风热者，多用银翘散加减。高热不退者，加生石膏、羚羊角粉清热息风；喉间痰鸣者，加天竺黄、瓜蒌皮以化痰热；咽喉肿痛，大便秘结者，加生大黄、黄芩清热泻火；神昏抽搐较重者，加服小儿回春丹清热定惊。

银翘散与桑菊饮

银翘散和桑菊饮是清代吴鞠通《温病条辨》中之名方，是备受历代医家推崇的辛凉解表剂。银翘散属辛凉三剂中的"辛凉平剂"，重用辛凉清热之药金银花、连翘，配以疏风利咽、清利解毒之品，以辛凉透表、清热解毒。桑菊饮为"辛凉轻剂"，以桑叶、菊花为君药疏散风热，配以宣肺止咳之药，以疏风清热、宣肺止咳。二者都是治疗温病初起的辛凉解表剂，临床皆以发热、口渴、舌尖红、苔薄白、脉浮数为主症。两方药物组成中都有连翘、桔梗、甘草、薄荷、芦根。但银翘散的透表清热之力强，而桑菊饮肃肺止咳之功大。故临床应用上应"辛凉平剂"与"辛凉轻剂"加以鉴别，以防误诊。

《温病条辨》中说："太阴风温、温热、温疫、冬温，但热不恶寒而渴者，辛凉平剂银翘散主之。"银翘散主因外感温热邪毒而致的卫表郁闭，肺失清肃之证。温热邪毒郁闭，故多发热而不恶寒，温热上熏口

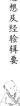

咽，损伤津液，故多口渴。同篇中还说："太阴风温，但咳，身不甚热，微渴者，辛凉轻剂桑菊饮主之。"指出桑菊饮证的病邪为风温之邪，邪热袭肺，肺失清肃，故见咳嗽，受邪轻浅，津伤不重，故身热不甚，微渴。故桑菊饮的主要病机为邪犯肺络，肺卫失宣。银翘散主治脉症多为发热无汗，或有汗不畅，微恶风寒，头痛口渴，咳嗽咽痛，舌尖红，苔薄白或薄黄，脉浮数。桑菊饮主治脉症多为但咳，身热不甚，口微渴，舌尖红，苔薄白或薄黄，脉浮数。

【案例】

张某，女，4岁，2016年1月4日初诊。患者于3日前无明显诱因出现咳嗽，发热，最高温度达38.6℃，到医院查肺炎支原体抗体阳性（1∶180），衣原体抗体阳性，血常规示 WBC3.7×10⁹/L，淋巴细胞百分比56.5%，予红霉素静脉滴注。查体：患儿一般情况尚可，现患儿仍发热，体温37.8℃，咳嗽，喉间痰鸣，咽喉肿痛，鼻塞，流清涕，口渴，无汗，舌红，苔黄，脉数。

本病证属温邪犯肺，拟辛凉透表，清热解毒为治法。方用银翘散加减：金银花10g，薄荷6g，桔梗10g，炙枇杷叶10g，桑白皮10g，炒杏仁5g，前胡10g，芦根10g，竹茹10g，茯苓10g，黄芩10g，生龙骨、生牡蛎各30g，麦冬10g，甘草10g。水煎服，日1剂。

服7剂后，患儿体温正常，咳嗽，喉间痰鸣，咽喉肿痛症状减轻。继服3剂后，上述症状皆减轻。后改服金振口服液早晚各服一支，服用一周以巩固其疗效。一个月后随访观察，发热、咳嗽、咽喉肿痛未再复发，状态良好。

【体会】

银翘散与桑菊饮均属辛凉解表剂，但桑菊饮证主为风热咳嗽轻症，伴身热不甚；银翘证为温病初起，是感染温热邪毒导致的发热无汗、咽喉肿痛。二者感染病邪不同，病情严重程度不同，但临床症状相似，应根据患者临床实际症状，分清症状的主次，加以鉴别，以防误诊。

清气化痰丸

清气化痰丸是明代吴崑《医方考》中的方子，是历代医家常用的清热化痰剂。清气化痰丸是由瓜蒌仁、陈皮、黄芩、杏仁、枳实、茯苓、胆南星、半夏组成，能够清热化痰、理气止咳，主治热痰证。

在临床的疾病治疗中，亦可以清气化痰丸为主方的基础上进行加减，治疗小儿反复呼吸道感染疾病的感染期。近年来，由于小儿自身调护不当及外界环境等因素，小儿反复呼吸道感染疾病也在逐渐增多。《医方考》曰："气之不清，痰之故也，能治其痰，则气清矣。"指出了痰与气的关系，即痰对气的影响，肺气不得宣发肃降，皆因痰的阻滞，痰清则气行。同时也说明了痰热病发病的病因病机与治疗。痰热证多由外感风热或风寒化热，热灼津液，炼液为痰，痰阻于肺，肺失宣肃。治疗以清热化痰为主，痰热清则肺气行，肺失宣肃症状亦得以消。清气化痰丸是治疗痰热证的主方，其主治脉症多为咳嗽痰黄，咳之不爽，胸膈痞满，小便短赤，舌质红，苔黄腻，脉滑数等。

【案例】

王某，女，8岁，2016年1月11日初诊。患者于三年前无明显诱因始发咳嗽，伴发热，曾就诊于儿童医院，诊断为"支原体肺炎"，予阿奇霉素、红霉素静脉滴注，症状好转。后反复咳嗽三年。现患儿咳嗽，喉间痰鸣，咳黄痰，晨起加重，鼻塞，流黄涕，纳可，寐可，二便正常。查体：神志清楚，合作，听诊两肺呼吸音粗，偶闻及干鸣音。

本病证属痰热阻肺，拟以清热化痰、理气止咳为治法。方用清气化痰丸加减：瓜蒌10g，黄芩6g，炒杏仁3g，前胡10g，炙桑白皮10g，桔梗10g，鱼腥草10g，茯苓10g，紫菀10g，芦根10g，麦冬10g，五味子10g。水煎服，日1剂。

服7剂后，患儿咳嗽好转，咳痰量减少，舌质红，苔黄厚腻，脉数。听诊两肺呼吸音粗，未闻及干鸣音。继服7剂后，患儿咳嗽明显好转，舌质淡，苔白厚腻，脉数。

后在原方基础上减五味子、瓜蒌，加山药 10g。另服玉屏风散早晚各一袋，以及槐杞黄颗粒，早晚各一袋，以巩固其疗效。一个月后随访观察，咳嗽未再复发，状态良好。

【体会】

清气化痰丸中药物组成以清热化痰药为主，佐以理气药。组方思想主清热化痰，热清痰消则气行，气行则肺之宣肃功能得以恢复。中医辨证应分清因果主次，加以施治。该思想正如对病例中患儿的治疗，患儿为反复上呼吸道感染的感染期，邪实为主，祛邪为主，邪去后处于恢复期时，应抓住补益的时机以扶正，使"正气存内，邪不可干"。故后期加用玉屏风散、槐杞黄颗粒补益正气。

清金化痰汤与桑白皮汤

清金化痰汤来源于明代叶文龄所著《医学统旨》，由黄芩、栀子、知母、桑白皮、瓜蒌仁、贝母、麦冬、橘红、茯苓、桔梗、甘草组方。全方有化痰止咳，清热润肺之功，主治痰浊不化，蕴而化热之证。桑白皮汤来源于明代张景岳所著《景岳全书》，由桑白皮、半夏、紫苏子、杏仁、贝母、栀子、黄芩、黄连组方。全方有清泄肺热，降气化痰之功，主治痰热壅盛，咳喘痰多之证。两方都是治疗痰火证，药物组成均有桑白皮、栀子、黄芩、贝母，主症多见咳嗽咳痰、咳痰黄稠、口渴欲饮、舌红苔黄脉数等。

《医学统旨》有言："清金化痰汤，因火者，咽喉干痛，面赤，鼻出热气，其痰嗽而难出，色黄且浓，或带血丝，或出腥臭。"清金化痰汤适用于咳嗽的痰热郁肺证，主症多见咳嗽，喉间痰鸣，痰多质黏厚或稠黄，咳吐不爽，或有热腥味，或咳血痰，胸胁胀满，咳时隐痛，面赤，或有身热，口干而黏，欲饮水，舌质红，舌苔薄黄腻，脉滑数。《景岳全书·喘促》中记载："外无风寒而惟火盛作喘，或虽有微寒而所重在火者，宜桑白皮汤。"桑白皮汤适用于喘证的痰热郁肺证，喘咳气涌，胸部胀痛，痰多质黏色黄，或夹有血色，伴胸中烦闷，身热，有汗，口渴而喜冷饮，面赤，咽干，小便赤涩，大便或秘，舌质红，舌苔薄黄或腻，脉滑数。

【案例】

张某，男，7岁，2015年6月20日初诊。主诉是反复咳嗽两年。患儿于两年前无明显诱因始发咳嗽，反复发作，曾被诊断为"过敏性咳嗽"，予头孢、喜炎平静脉滴注，效果一般。现症见：咳嗽，喉间痰鸣，运动后咳嗽加重，遇冷空气打喷嚏，鼻痒，鼻塞，呕吐，白天汗多，手足心热，纳可，夜卧不安，大便正常，小便偏黄。查体：神清合作，咽部充血明显，两侧扁桃体Ⅱ度肿大，双肺呼吸音粗，偶闻干鸣音。舌红苔白脉数。

本病证属痰热咳嗽，拟以清热化痰，润肺止咳之法。方用清金化痰汤加减：桑白皮10g，炒苦杏仁10g，前胡10g，芦根10g，桔梗10g，黄芩10g，炙紫菀10g，麦冬10g，枇杷叶10g，瓜蒌10g，竹茹6g，五味子6g，钩藤10g，辛夷6g，浮小麦10g。水煎服，日1剂。

一周后，患儿咳嗽减轻，呕吐症状无，鼻塞症状减轻，夜寐改善。继服一周，巩固疗效。三个月后随访观察，患儿未再复发，状态良好。

【体会】

咳嗽的中医病因不外乎外感与内伤。外感多为风邪，"风为阳邪，易袭阳位"，而肺位于上焦，故风邪每多犯肺，又易夹寒、夹热、夹痰、夹燥等，以致肺脏宣肃失令，升降失常，症见咳嗽、咳痰、喘息等。肺主鼻，鼻为肺之窍，肺气失宣，则鼻塞。外感咳嗽，多为风热犯肺或风寒入里化热所致；内伤咳嗽，主要是痰热壅肺、痰浊郁而化热或肝火犯肺，灼津为痰而致。故痰热咳嗽总的病机是外感内伤病理因素致热痰储于肺，肺失宣降，气逆于上，冲击气道，发出声音或咳出痰液的症状，且常伴有阳热特点。如咳嗽频剧气粗，甚则气急喘促，痰多咳出不爽，痰黏稠或稠黄，伴或不伴发热，口干咽痒，喉燥咽痛，舌红苔薄黄或黄腻，脉数或滑数等。外邪入侵，每多犯肺，肺失清肃，发为咳喘、鼻塞，急性加重时因复感风热，使痰与热结，壅阻肺气，治当清肺化痰。肺为贮痰之器，痰湿蕴肺，遇感引触，转从热化，则可表现为痰热咳嗽，痰出则咳减。

两方虽均能治疗痰热咳嗽，但也有一定的区别。清金化痰汤主要侧重于清化热痰，平肺气；桑白皮汤则更着重于肃肺平喘止咳，清热化痰。

沙参麦冬汤与桑杏汤

沙参麦冬汤与桑杏汤是清代吴鞠通《温病条辨》中之名方，都是备受历代医家推崇的轻宣外燥剂。沙参麦冬汤与桑杏汤都可宣肺润燥，同治燥邪伤肺之证。二者皆以身热不甚，咳嗽，口渴，咽干，鼻燥为主症。但二者又有所不同，其中，沙参麦冬汤中沙参、麦冬用量较桑杏汤多，其功重在养阴润肺，吴鞠通称此为"甘寒救其津液"法。可见，沙参麦冬汤治疗的病证较桑杏汤证又深一层。二方都可治疗肺燥阴伤之证；临床皆以身热不甚，咳嗽，口渴，咽干，鼻燥为主症；都含有桑叶，沙参。

《温病条辨》曰："秋感燥气，有脉数大，伤手太阴气分者，桑杏汤主之。"本条点出了秋季多感燥邪，燥邪袭人，肺先受之，导致肺失清肃，同时燥伤肺阴。疾病初起多伤肺卫。"燥伤肺胃阴分，或热或咳者，沙参麦冬汤主之。"本条直接点出燥邪伤及阴分，较桑杏汤证又重一层，故以"甘寒救其津液"。

沙参麦冬汤主治脉症多为身热不甚，咳嗽不甚，口干鼻燥，咽干口渴，舌干少苔，脉细数。而桑杏汤的主治脉症多为身热不甚，口渴咽干鼻燥，干咳无痰，或痰少而黏，舌红，苔白而干，脉浮数而大。可看出，沙参麦冬汤舌脉阴伤程度较桑杏汤重，而桑杏汤多以燥热症状兼以轻微阴伤症状为主。

【案例】

程某，男，3 岁，2016 年 2 月 3 日初诊。患儿于一月前无明显诱因出现发热、流涕，2 日后伴见咳嗽，曾被诊断为"支气管肺炎"，予头孢、阿奇霉素、小儿氨酚那敏、止咳糖浆等治疗，具体用量不详。现患儿咳嗽，喉间痰鸣，低热，鼻塞，流清涕，夜卧不安，五心烦热，盗汗，大便干，小便略黄。舌质红，苔黄厚腻，脉数。实验室检查：血常规、C 反应蛋白未见异常。

本案证属阴虚肺热，拟养阴清热，润肺止咳为治法。方用沙参麦冬汤加减：麦冬 10g，玄参 10g，芦根 10g，桔梗 10g，炙麻黄 3g，炒杏仁 5g，紫苏子 10g，石膏 20g，莱菔子 10g，炙枇杷叶 10g，丹参 10g，川芎 10g，瓜蒌 10g，炒葶苈子 5g，大枣 10g，五味子 10g。水煎服，日 1 剂。服 7 剂后，服药后患儿咳嗽，喉间痰鸣，低热症状减轻，舌苔黄腻亦化，诸症均减。

后改服金振口服液早晚各服一支，及黄芪颗粒早晚各一袋，服用一周，以巩固其疗效。一个月后随访观察，咳嗽未再复发，状态良好。

【体会】

桑杏汤治疗燥邪伤肺之气分轻症，故燥邪伤阴症状较轻。而沙参麦冬汤治疗阴伤较重，主以养阴润肺、清热止咳。故应辨明患者疾病的轻重程度，以防误诊。同时两者虽都为治疗燥邪伤肺之剂，但在临床应用上，沙参麦冬汤又不拘泥于燥邪伤肺，证属阴虚肺热者也可用。

补中益气汤

补中益气汤源自金元四大家之一李东垣的《内外伤辨惑论》，由黄芪、甘草、人参、升麻、柴胡、橘皮、当归、白术组方。全方有补中益气，升阳举陷的作用。补中益气汤主治脾不升清证，症见头晕目眩，视物昏瞀，耳鸣耳聋，少气懒言，语声低微，面色萎黄，纳差便溏，舌淡脉弱；气虚发热证：脱肛，久泻久痢，崩漏等，伴气短乏力，纳差便溏，舌淡，脉虚软。正如李杲《内外伤辨惑论》所云："胃中清气在下，必加柴胡、升麻以引之，引黄芪、人参、甘草甘温之气味上升，二味苦平，味之薄者，阴中之阳，引清气上升也。"

发作性睡病是一种白天的睡眠发作综合征，可伴有猝倒症、睡眠瘫痪症和催眠期幻觉，属于中医的多寐、嗜睡范畴。睡眠主要与卫气相关，卫气之出入运动及阴阳的升降出入决定了人体的寤寐，卫气通过阳跷脉、阴跷脉而昼行于阳，夜行于阴。卫气入于阴则寐，行于阳则寤，即阳入于阴则寐，阳出于阴则寤。无论何种原因造成的阴阳运动失常，阳不能出于阴均能造成多寐。如《灵枢·寒热病》云："阳气盛则瞋目，阴气盛而瞑目。"《灵枢·大惑》曰："卫气留于阴，不得行于阳，留于阴则阴气盛，阴气盛则阴跷满，不得入于阳则阳气虚，故目闭也。"又曰："夫卫气者留于阴也久，其气不清，则欲瞑，故多卧矣。"说明了阴盛阳虚为嗜睡的主要病机，因阳主动，阴主静，阴盛则多寐。多寐的病因病机主要有：①先天不足，脾肾亏虚；②情志失调，肝气郁滞；③脾气亏虚，湿邪内生；④痰邪内生，蒙蔽神窍；⑤瘀阻脑窍；⑥风邪内生，夹痰夹瘀，上扰神明。

本病的病位在脑，与心、肝、脾、肾等脏腑相关，尤与肝脾关系密切。由此可见，先天不足，七情失调，或其他原因造成脏腑失调气机逆乱，痰湿、瘀血阻滞，风邪内生，最终导致阴阳失调，神明失养或神蒙窍闭。阴阳失调，阴阳无法各司其道，日间阳沉潜于阴，阳不出阴，无力振奋精神，表现为白日嗜睡；夜间阳浮于外，阳不入阴，无法镇静精神，表现为夜寐不安、夜间多梦。阴阳失调，气化失常，机体水液代谢紊乱致使津聚为痰，痰蒙神窍以致嗜睡多寐；痰郁化热，心神被扰，或风邪内生，夹瘀夹痰，扰乱神明，则见幻觉，夜间梦中不安多动。本病属本虚标实证，本虚以脾虚为主，日久可致脾肾阳虚，标实包括气滞、痰湿、湿热、血瘀及内生风邪等。

【案例】

齐某，男，19岁，2015年4月2日初诊。主诉：多睡四年。现病史：患者于四年前无明显诱因始发多睡，曾被诊断为发作性睡病。口服专注达、莫达菲尼三个月，效果一般。现症见：白天嗜睡，夜间（凌晨2～3点）易醒，醒后难以入睡，多梦，发作性猝倒，神疲乏力，烦躁易怒，注意力不集中，食欲亢进，汗多，口臭口苦，尿频。查体：神清合作，形体肥胖，心肺听诊无异常。舌体胖大有齿痕，苔白厚腻，脉数。

辨为脾虚湿困证，治以补益中气，举陷升清。方用补中益气汤加减：黄芪20g，西洋参10g，茯苓20g，山药20g，丹参10g，柏子仁20g，枸杞子20g，知母10g，焦白术20g，郁金10g，合欢10g，五味子6g，夜交藤10g，生龙骨、生牡蛎各30g，菟丝子10g。水冲服，日1剂。服6剂后，患者自觉神疲乏力减轻，尿频次数减少，噩梦减少。继服两周，未再猝倒，三个月后随访，患者状态良好。

【体会】

调和阴阳，醒神通窍为本病的基本治疗原则。白天应益气升阳，使阳气得以伸展，则阳能出于阴，振奋精神；夜间应滋阴安神，使阳入于阴，镇静精神。阴阳分治，阴阳各司其职，则阴平阳秘，寤寐正常。临床治疗时，应根据具体情况辨证施治。小儿属稚阴稚阳之体，有"脾常不足"的特点。脾为后天之本，脾失健运则水谷运化不力，清阳之气不得荣养心神及头窍。所以，脾虚则湿易盛，湿盛则嗜睡，应健脾化湿，醒脾开窍。

金匮肾气丸

金匮肾气丸源于汉代医家张仲景的《金匮要略》，其原名为"崔氏八味丸""八味肾气丸""肾气丸"。金匮肾气丸为补益剂，具有补肾助阳之功效，主要用于肾阳不足证。《金匮要略》曰："虚劳腰痛，少腹拘急，小便不利者，八味肾气丸主之。"

IgA肾病是常见的复发性肾小球疾病，其发病机制与免疫功能紊乱下降有关，一般多在上呼吸道或肠道感染后发病或加重。临床表现为血尿、蛋白尿、水肿、腰酸、乏力疲倦等。根据临床表现及本病的发展规律，可归属中医学的"血尿""水肿""腰痛"等范畴。

先天禀赋不足，素体肺脾肾虚损是本病发病的易感因素。卫外不固，易感外邪导致肺气失宣，宣降失职，表邪入里，脾气受损，运化失司，伤及于肾，肾络闭阻，血不循经，肾失封藏，精气外溢均可导致本病。肾气丸主要通过阴中求阳，鼓舞肾气，少火生气，从而治疗腰痛脚软，身半以下常有冷感，少腹拘急，小便不利，或小便反多，入夜尤甚，舌淡而胖，脉虚弱，尺部沉细或沉弱而迟，以及痰饮，水肿等肾阳不足证。

【案例】

高某，男，12岁，2015年8月31日初诊。患儿于十个月前因受风寒而出现尿赤，于当地医院急检尿常规，提示红细胞满视野，住院治疗期间行肾脏活检确诊为 IgA 肾病，常规抗生素治疗。现症见：手足欠温，小便频数，腰酸腿软，乏力，面色㿠白，舌淡胖有齿痕，脉缓。实验室检查：尿频常规提示：隐血（+++），镜检红细胞：25～30/HP，尿蛋白（+）。

本病证属肾阳不足证，拟温肾助阳化气之法。方用金匮肾气丸加减：熟地黄10g，山茱萸10g，茯苓10g，泽泻10g，牡丹皮10g，桂枝10g，炮附子3g，小蓟10g，血余炭10g，黄芪10g，山药10g。开水冲服，日1剂。

服用7剂后，患儿四肢渐渐转温，腰腿酸软缓解，乏力、小便频数也有改善，尿常规提示，隐血（+），镜检红细胞5～6/HP，尿蛋白（-）。继服7剂后，患儿足温面润，余证基本消失，舌淡苔薄白，尿常规未见明显异常。

后改服肾气丸，早晚各服一丸，以巩固疗效。

【体会】

本医案主要是肾精不足，肾阳虚弱，气化失常所致。肾精不足，失于滋养而腰膝酸软、乏力、脉缓，命门火衰失于温煦，则四肢欠温，阳气虚失于化水而小便频数、面色㿠白、舌淡胖有齿痕。方中熟地黄、附子、桂枝谓之"三补"，配以茯苓、泽泻、牡丹皮"三泻"，配伍其余药物，非峻补元阳。正如柯琴所谓："意不在补火，而在微微生火，即生肾气也。"

玉屏风散

玉屏风散出自《医方类聚》，由防风、黄芪、白术三味药组成，主要通过益气护卫、固表止汗，治疗感染后肾炎后期易感、多汗的表虚证。

现代医学认为，感染后肾炎发病前有咽炎或化脓性扁桃体炎等前驱感染，临床主要表现为蛋白尿、血尿，可伴有水肿。感染后肾炎来势凶险，病程较长。而中医根据其症状归属于"水肿""尿血""虚劳"等病。肾炎发病早期，风寒或风热之邪从口鼻或皮毛而受，首犯于肺，肺失宣降，通调失司，风水相搏，流溢肌肤，症见恶风发热、咳嗽、咽痛、口渴、浮肿尿少，舌质红、苔薄黄或黄厚、脉浮数。

小儿为纯阳之体，阳常有余，阴常不足，邪气郁而不解，易从阳化火化热，循经入里伤及肾与膀胱，热结膀胱，灼伤血络，血随尿出，故尿中带血。病程日久，卫气不固，而开合失司，营阴不得内守，外泄而自汗。玉屏风散主要通过益气固表止汗，而用于感染后肾炎后期。玉屏风散主要通过补益卫气，固表止汗而治疗卫气不固，汗出恶风，易感，面色㿠白，舌淡苔薄白，脉浮。

【案例】

曹某，男，9岁，2015年6月11日初诊。患者于一年前因呼吸道感染而入院治疗始发现血尿，曾被确诊为"感染后肾炎"，住院期间常规抗感染治疗。出院后患者无血尿，但期间反复感冒，自汗，手脚心凉，流涕，鼻塞，面色苍白无华，咽部红肿，口干，舌淡苔薄白，

王雪峰小儿病学术思想及经验辑要

脉浮。

本病证属表虚证，拟益气固表止汗之法。方用玉屏风散加减：防风 15g，黄芪 20g，白术 20g，金银花 10g，连翘 10g，桑叶 10g，菊花 10g，浮小麦 10g。开水冲服，日 1 剂。

服 4 剂后，患者自汗症状明显改善，手足渐暖，外感症状缓解。上方减连翘，加山药 10g，五味子 10g。服用 7 剂后，汗止，无不适症状。

后改服补中益气丸早晚各服一丸，以巩固疗效。一个月后随访，患者无再发外感，身体状态良好。

【体会】

此病案主要由于卫气失职。《灵枢·本脏》曰："卫气者所以温分肉，充肌肤，肥腠理，司开合者也。"所以，卫气不固失于温煦而四肢冷，失于调节而汗出，失于防御而易外感。玉屏风散中黄芪不但补脾肺之气，更善实卫气而固表止汗；白术益气健脾；浮小麦固表止汗，助黄芪补气固表之力；防风走表而祛风；连翘、桑叶、菊花清解外邪。诸药共奏固表止汗之效。

清 营 汤

清营汤是由清代著名温病学家吴鞠通在《温病条辨》中创立的，源于叶天士《临证指南医案》，是在其治疗"暑久入营，夜寐不安，不饥微痞，阴虚体质"的基础上创立的。《温病条辨》上焦、中焦、解儿难篇中多次运用此方。近现代医家多把清营汤作为治疗营分证的代表方剂，认为其是叶天士"到营犹可透热转气"的具体应用。

过敏性紫癜性肾炎临床表现主要为过敏性皮疹、血尿、蛋白尿、偶见水肿等。中医关于其病因病机，多数人认为可能是由外感六淫邪气或污浊污秽之物所引起的风湿热毒之邪，入营动血，灼伤脉络，迫血妄行，溢于脉外，渗于肌表则为紫癜，灼伤肾络则出现尿血，久病多瘀，瘀血化水则为水肿。《血证论》中说："凡物有根者，逢时必发，失血何根，瘀血即其根也，故凡复发者，其中多伏瘀血。""瘀血化水，亦发为水肿，是血病而兼水也。"病变脏腑多与肝、脾、肾相关，总的病机多为湿、热、瘀、虚。故以清营汤清营分之热，养营分之阴，活血凉血散瘀。清营汤是清营透热、凉血散瘀的主方，主要用于邪热入于营分，身热夜甚，神烦少寐，斑疹隐隐，舌绛口干，尿色深黄，脉细数等证。

【案例】

张某，男，12岁，2015年11月9日初诊。因患者于六个月前无明显诱因出现皮疹，于当地医院化验尿常规可见镜下血尿、蛋白尿。就诊于医院，诊断为"过敏性紫癜性肾炎"，予以泼尼松冲击治疗。出院后继续口服泼尼松。现见患儿身热，入夜尤甚，唇干齿燥，尿色赤而不畅。查体：体表仍可见斑疹，舌质绛、苔黄，脉数，体温37.8℃。

本案证属热毒炽盛，热入营分证，拟清营解毒，凉血透疹之法。方用清营汤加减：水牛角30g，生地黄15g，玄参10g，淡竹叶10g，麦冬10g，牡丹皮10g，黄连3g，金银花10g，连翘5g，甘草5g。开水冲服1剂。服用3剂后，患者热退身凉，口干口渴明显改善，尿色淡黄，偶有乏力。查体：无新鲜斑疹，且陈旧斑疹面积变小，舌质红，苔微黄。

予原方基础上加黄芪，西洋参。继服4天后热除，红疹已退。再予前方3剂，症状全无。一个月后电话随访，紫癜未新发，全身无不适。

【体会】

本案热邪入于营分，热伏营阴可见身热，入夜尤甚，扰于心营而心烦易躁，热伤营阴而口干唇裂，热破血行而尿赤。方中重用水牛角以清解营分之热毒，配以牡丹皮、玄参以凉血止血，热盛伤阴故配以生地黄、淡竹叶、麦冬以滋阴，在清营解毒的基础上配以清气分热的金银花、连翘，使邪从营转气而解。诸药配合共奏清营解毒，透热养阴之效。

实脾散

实脾散出自宋代严用和撰作《严氏济生方》，又名实脾饮，由厚朴、白术、木瓜、木香、草果、大腹皮、炮附子、茯苓、干姜、甘草组成。该方针对脾阳虚衰、土不制水、泛溢肌肤之证而设。《素问》曰"诸湿肿满皆属于脾"，即多种因湿而引起的浮肿、腹部满胀，大都与脾有关。张秉成指出"治水当以实脾为首务也""治阴水先实脾"。实脾散虽用治水肿病，但用利水药很少，而主要从温阳、健脾、行气着手，意在实土以制水，行气以利水，从而体现了治病求本的原则。

中医学中无肾病综合征之病名，临床主要表现为水肿、蛋白尿。本病在张仲景《金匮要略》中属于水气病的范畴，在现代中医内科学中属于"水肿"病证的范畴。脾、肾气虚为发病之本。肾为先天之本，主水，主藏精，调节人体水液代谢功能。肾气虚以致开阖失度，则水液泛溢肌肤为水肿。肾精亏虚不能封藏，则精微物质外泄，而见蛋白尿。脾为后天之本，脾主升清，主运化水湿。若脾虚则运化失职，水湿泛溢肌肤则为水肿。脾气不足不能升清降浊，则清浊不分，精微下泄则为蛋白尿。实脾散主要通过温补脾肾之阳气，而行气利水，治疗脾肾阳虚，阳不化水，水湿内停所导致的阳虚水肿证。症状主要表现为水肿，以下肢为甚，手足欠温，腹部胀满不适，大便溏泻，舌淡苔白腻，脉沉。

【案例】

刘某，女，4岁，2015年4月23日初诊。患者20天前无明显原因出现眼睑水肿，迅速遍及全身。与当地医院行急检尿常规示：尿蛋白（++），被确诊为肾病综合征。住院期间激素治疗，疗效欠佳。手脚心凉，腹胀不欲饮食，大便溏泻，日行2～3次。查体：面色苍白，双足背仍有浮肿，舌淡苔腻。

本病证属脾肾阳虚证，以温阳健脾，行气利水治之。方用实脾散加减：厚朴10g，白术10g，木瓜10g，木香10g，草果10g，大腹皮10g，炮附子 6g，茯苓 10g，干姜 10g，甘草 6g。开水冲服，日服 1 剂。服 7 剂后患者四肢渐渐转温，仍感发凉，足背浮肿消退，饮食可，大便佳。继服 7 剂后症状全无。

后改服肾炎康复片，2 片 / 次，日三次口服，以巩固疗效。两个月后随访观察期，浮肿再未复发，身体状况良好。

【体会】

本案主要病机为脾肾阳虚，阳虚水湿泛溢而出现足背浮肿，腹胀不欲饮食，舌淡苔腻。肾阳虚失于温煦而面色苍白，手脚心凉，脾阳虚失于运化而大便溏泻。方中附子温肾阳，干姜温脾阳，二药合用助阳化气行水。茯苓、白术健脾渗湿，利水消肿。木瓜、厚朴、木香、草果、大腹皮除湿和中，行气利水。方证相应，而收良效。

小蓟饮子

小蓟饮子最早见于《玉机微义》，最晚见于今人整理之后的《重订严氏济生方》，首载于宋代严用和所撰之《严氏济生方》。小蓟饮子是其中较为著名的一首方剂，由《小儿药证直诀》之导赤散中加小蓟、滑石、炒蒲黄、藕节、当归、山栀而成，变成凉血止血、利尿通淋之剂，用以治疗下焦结热之血淋、尿血。尿血在中医学中归属"血证"范畴，又称为溺血、溲血、小便血或小便出血。

现代医学将血尿分为镜下血尿和肉眼血尿，镜下血尿指尿色正常，显微镜检查，离心后尿沉渣每高倍视野有平均 3 个以上红细胞。肉眼血尿指尿色外观呈洗肉水样或血色。可见于现代医学的多种肾系、泌尿系及全身性疾病中。而对于尿血的中医病因病机，多数医家认为与肾、膀胱关系较为密切，病位主要在下焦；或有心小肠、肝胆、肺大肠等脏腑之火热，湿热下行于肾与膀胱导致脉络损伤，迫血妄行，溢于脉外，随小便而出形成尿血。此外，气血亏虚、气滞血瘀、脾气虚弱、肾气不固等均可致尿血。故以小蓟饮子凉血止血，利水通淋。止血而不留瘀，利水而不伤正。用于下焦瘀热，伤及血络，迫血妄行所致的尿中带血，或尿血，小便频数，涩痛，舌红，脉数等证。

【案例】

迟某，女，15岁，2016年3月7日初诊。患儿2个月前因受风寒出现血尿，尿常规提示红细胞满视野，伴有尿频涩痛，与当地医院行常规抗感染治疗，效果不佳。现在可见尿色赤，尿频，乏力，盗汗，多梦。查体：一般情况尚可，面色萎黄无华，舌质暗淡，脉数。

本案证属阴虚血热，拟清热养阴，凉血止血之法。方用小蓟饮子加减：小蓟10g，藕节10g，蒲黄10g，滑石10g，麦冬10g，血余炭10g，三七粉2g，当归10g，淡竹叶10g，栀子10g，黄芪10g，炙甘草6g。开水冲服，日1剂口服。服用7剂后尿色清，盗汗、多梦皆有改善，继服4剂后，上述症状全无。

改服补中益气丸以补益中气，巩固疗效。2个月后随访观察，未出现尿血，身体状态良好。

【体会】

本案下焦湿热灼伤血络而出现血尿，热聚膀胱，气化失职，故见小便频数，涩痛，热邪日久耗气伤阴，故见乏力，盗汗，多梦，面色萎黄。方中小蓟善清热凉血止血，又可利尿通淋，辅以蒲黄、藕节、血余炭、三七粉凉血止血，并能消瘀。滑石、淡竹叶清利下焦之湿热。栀子清三焦之火，导热从下而出。当归、黄芪、麦冬滋阴补益气血。诸药合用共奏凉血止血，养阴清热，利尿通淋之效。

麻杏石甘汤

麻杏石甘汤是东汉张仲景《伤寒论》中的方子，是辛凉解表剂中的经典方剂。麻杏石甘汤的组成正如其名字，由麻黄、杏仁、石膏、甘草组成。方中麻黄、杏仁宣肺止咳平喘，尤以麻黄平喘之力强，故常用于有喘息症状的患者；石膏清热之力强，同时还可除烦止渴；甘草益气祛痰，调和诸药。麻杏石甘汤能辛凉疏表、清肺平喘，治疗外感风邪，邪热蕴肺证。临床上麻杏石甘汤也可用于治疗哮喘发作期的痰热阻肺证。

《伤寒论》中有"发汗后，不可更行桂枝汤，汗出而喘，无大热者，可与麻黄杏仁甘草石膏汤"相关论述。即太阳病发汗后病不解，反而导致邪热壅迫于肺，气逆不得宣降，而见喘息，肺热蒸腾，逼迫津液外泄，故见汗出，汗出较多，即使里热盛，而体表可不灼热，"无大热"并不否定热之存在。故本证属太阳病汗后，热不解，邪热壅肺作喘的变证。麻杏石甘汤是治疗肺热壅盛证的主方，其主治脉症多为身热不解，有汗或无汗，咳逆气急，甚或鼻扇，口渴，舌苔薄白或黄，脉浮滑而数。

【案例】

张某，女，5.5岁，2015年10月15日初诊。患儿于三年前无明显诱因出现反复咳喘，曾就诊于某市儿童医院，确诊为支气管哮喘，遂住院治疗，雾化布地奈德，每日3次，连续十日，后用药连续三年，效果明显。近来患儿运动后咳喘，有痰咳不出。现症见：患儿鼻干，口渴，急躁易怒，食欲欠佳，二便正常。查体：神清合作，呼吸困难，听诊两肺处未闻及干湿啰音，舌质红，苔白腻，脉数。生化检查血常规示WBC10.10×10⁹/L，中性粒细胞百分比24.9%，淋巴细胞百分比66%。

患儿为哮喘发作期，证属痰热阻肺证，应以清肺涤痰，止咳平喘为治法。方用麻杏石甘汤加减：炙麻黄3g，炒杏仁5g，前胡10g，石膏30g，薄荷10g，茯苓10g，黄芩10g，焦白术10g，焦三仙各10g，麦冬10g，枇杷叶10g，五味子10g，生龙骨、生牡蛎各12g。水煎服，日1剂。服3剂后，患儿咳喘明显减轻，舌质暗红，苔白腻，其他诸症均减轻。

后在原方基础上减炙麻黄、石膏，加枸杞子10g，郁金10g，紫苏子10g，葶苈子10g。继服一周。服药后患儿之前症状一一减轻。一个月后随访观察，患儿哮喘未复发，状态良好。

王雪峰小儿病学术思想及经验辑要

【体会】

哮喘发作期的痰热阻肺证，多由外感风热或风寒化热，引动伏痰，痰热相结阻于气道而发作。而麻杏石甘汤中麻黄、杏仁可以宣肺止咳平喘，石膏清热除烦，甘草调和诸药，又可祛痰止咳，再加用其他清热化痰之药，恰可治疗上述之证。但在临床上，应注意麻黄和石膏的用量，根据患者的实际情况，辨证施治。

杏苏散

杏苏散是清代吴鞠通的《温病条辨》中的外感凉燥证代表方，是备受历代医家推崇的治燥剂。杏苏散主治凉燥证，重用苏叶与杏仁，苏叶辛温不燥，解肌发表，开宣肺气，使凉燥从表而解；杏仁苦温而润，宣肺止咳化痰。杏苏散中诸药共同发表宣燥，使表解痰消，肺气调和。杏苏散乃苦辛甘温之法，正如《素问·至真要大论》曰"燥淫与内，治以苦温，佐以甘辛"。杏苏散在临床应用中较为广泛，尤其是在干燥的北方。《温病条辨》曰："燥伤本脏，头微痛，恶寒，咳嗽稀痰，鼻塞，嗌塞，脉弦，无汗，杏苏散主之。"本条指出杏苏散主证的病因主要为感染凉燥之邪，卫表受邪，内舍于肺，肺失宣降，津液凝结不布。杏苏散主治外感凉燥证，主治脉症多为咳嗽，咳痰，痰稀，头痛，恶寒，无汗，鼻塞，舌淡红，苔薄白，脉浮紧。

【案例】

周某，男，6岁，2016年1月12日初诊。患者2日前无明显诱因出现咳嗽，发热，体温波动在37.3～37.9℃范围内，未系统治疗。现患儿咳嗽，发热，痰稀，头痛，乏力，鼻塞，流清涕，头痛，乏力，全身不适，纳差，寐欠佳。实验室检查示：支原体抗体阳性（1：80），血常规示 WBC7.7×10^9/L，中性粒细胞百分比48.2%，淋巴细胞百分比35.9%。胸部正侧位片示：双肺纹理稍增强。患儿一般情况尚可，体温

37.7℃。舌质淡红，苔白，脉数。

本案证属风寒咳嗽，拟疏风散寒，宣肺止咳为治法。方用杏苏散加减：苏叶 10g，炒杏仁 5g，茯苓 10g，石膏 20g，桑白皮 10g，前胡 10g，芦根 10g，桔梗 10g，焦三仙各 30g，生姜 6g，炙甘草 3g，水煎服，日 1 剂。服 7 剂后，患者咳嗽，头痛等症状减轻。上方继服 7 剂后，患儿以上诸症均减轻，体温接近正常。

后改服金振口服液早晚各服一支，以巩固其疗效。一个月后随访观察，咳嗽、发热未再复发，状态良好。

【体会】

杏苏散是治疗凉燥的代表方，且前人有"燥为次寒"之说。故在临床应用时，应辨明疾病的寒热，且外感凉燥证与风寒袭肺证又不同，凉燥治疗宜微发汗，以免伤津化热。若见杏苏散主证又兼里热者，应酌量加黄芩、石膏等清热药兼清里热。

第十二章 对药精选

桔梗与木蝴蝶

桔梗味苦、辛，性平，归肺经。功能开宣肺气、祛痰利咽，兼能利肺气以排壅肺之脓痰。

木蝴蝶味甘、苦，性凉，归肺、肝、胃经。功能清肺利咽、疏肝和胃。《滇南本草》："入肺经，定喘，消痰；入脾胃经，破蛊积，通行十二经气血，除血蛊、气蛊之毒。又能补虚、宽中、进食。"

桔梗与木蝴蝶相配，能发挥良好的利咽化痰之功效，且二药气味清淡，用于治疗小儿风热乳蛾、犬吠咳、声音嘶哑等均有佳效。

桔梗与紫苏子

桔梗味苦、辛，性平，归肺经。功能开宣肺气、祛痰利咽，兼能利肺气以排壅肺之脓痰。

紫苏子味辛，性温，归肺、大肠经。功能降气化痰、止咳平喘、润肠通便。《本草汇》载："苏子，散气甚捷，最能清利上下诸气，定喘痰有功，并能通二便，除风寒湿痹。"《本草纲目》载："苏子与叶同功，发散风气宜用叶，清利上下则宜用子也。"

紫苏子善于下降理气，桔梗长于升提上行，两药合用，一升一降，有利于肺气之宣发与肃降，具有开胸顺气、止咳平喘之功效，适用于小儿咳嗽频作、久咳、哮喘及咳痰不爽之顽证。

紫菀与款冬花

紫菀味辛、苦，性温，归肺经。其辛温而不热，质润而不燥，长于润肺下气，化痰浊而止咳。《本草正义》载："凡风寒外束，肺气壅塞，咳呛不爽，喘促哮吼，及气火燔灼，郁为肺痈，咳吐脓血，痰臭腥秽诸证，无不治之。"

款冬花味辛、微苦，性温，归肺经。功在润肺止咳、化痰下气。《长沙药解》曰："味辛、气温，入手太阴肺经。降冲逆而止嗽喘，开痹塞而利咽喉。"

紫菀辛散苦泄，祛痰作用明显，偏于化痰止咳；款冬花辛温，止咳作用较强，偏于宣肺止咳。二药相须合用，既可化痰，又能润肺、消痰下气，止咳之效倍增，咳嗽无论寒热虚实、病程长短均可用之。《本经疏证》："《千金》《外台》凡治咳逆久嗽，并用紫菀、款冬者，十方而九。"紫菀配款冬花为治咳喘之效剂，屡用屡效。

桑叶与菊花

桑叶味苦、甘，性寒，入肺、肝经。其质轻气寒，轻清发散，能升能降，为疏散风热、清肺润燥、清肝明目之要药。《本草分经》："苦甘而凉，滋燥凉血，止血去风，清泄少阳之气热。"

菊花味辛、甘、苦，性微寒，入肝、肺经。其质轻气凉，轻清走上，善疏风清热、清肝明目。《本草纲目》："风热，目疼欲脱，泪出，养目去盲，作枕明目。"

本药对出自清代吴鞠通《温病条辨》之桑菊饮。桑叶清疏之力较强，菊花清疏之力略弱，故二药协同为用，疏风清热、清肝明目、润肺止咳效力增强，适于治疗小儿风热感冒，风热咳嗽，或温病初起，温邪犯肺所致发热、头痛、咳嗽等症。加用此对药，并重用菊花，此法既能清泄肝热，又可因药性平和而不伤正气。

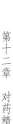

鲜芦根与鲜茅根

鲜芦根味甘，性寒，入肺、胃经。清热泻火，生津止渴，除烦利尿。《玉楸药解》："清降肺胃，消荡郁烦，生津止渴，除呕下食，治噎哕懊恼。"

鲜茅根味甘，性寒，入肺、胃、膀胱经。为凉血止血，清热利尿之品，《本草正义》又言其"清泄肺胃，尤有专长"。

两药相伍，清里透表，气血两清，能清热而无伤阴之弊，兼止胃热呕逆。可用于儿童外感发热，药简力宏，清热生津护阴，祛邪不伤正气，顾护小儿稚阴稚阳之体。

白前与前胡

白前味辛、苦，性微温，归肺经。主降气、消痰、止咳，《本草正义》云"白前，专主肺家，为治咳嗽降气之要药"。

前胡味苦、辛，性微寒，归肺经。主降气化痰、疏散风热。《本草纲目》："清肺热，化痰热，散风邪。"

白前祛痰止咳之力强，前胡兼能疏散风热。两药相须为用，降中有宣，使肺部气机通畅，化痰止咳效果显著。

紫苏子与紫苏梗

紫苏子味辛，性温，入肺、大肠经。善于降气消痰，止咳平喘，润肠通便。《本经逢原》指出"诸香皆燥，惟苏子独润，为虚劳咳嗽之专药，性能下气，故胸膈不利者宜之"。

紫苏梗味辛，性温，入肺、脾经。功能宽中理气，止痛安胎。《滇南本草》："发汗，解伤风头痛，消痰，定吼喘。"

紫苏子肃肺降气、化痰平喘。脾为生痰之源，配以紫苏梗健脾宽中理气。两药相伍，一降一散，既清化痰之源，又理储痰之器，可增强下气平喘、利气宽膈、化痰止咳之效。

桃仁与苦杏仁

桃仁味苦、甘，性平，归心、肝、大肠经。上能降肺气、疏利开通而止咳平喘，下能降气润肠而通利大便，还有活血祛瘀之功。正如《药品化义》载："桃仁，味苦能泻血热，体润能滋肠燥。"

苦杏仁味苦，性微温，有小毒，归肺、大肠经。降气止咳化痰、润肠通便。《本草便读》曰："凡仁皆降，故功专降气，气降则痰消嗽止。能润大肠，故大肠气闭者可用之。"

李东垣曰："苦杏仁下喘，治气也；桃仁疗狂，治血也。"苦杏仁治上，走气分，降肺气之上逆；桃仁治下，入血分，活血络之凝瘀。二者配伍，气行血动，瘀血乃除，且两者同属仁类，有滑润之性，可引邪下行，给邪以出路。凡气机郁闭且大便不通者，无论寒热皆可投用此药对。

沙参与麦冬

沙参味甘、微苦，性微寒，入肺、胃经。养阴清肺，益胃生津。《本草从新》曰："专补肺阴，清肺火，治久咳肺痿。"

麦冬性味同沙参，入肺、胃、心经。既能养肺胃之阴而生津润燥，又能清心火而除烦热。《名医别录》曰："虚劳客热，口干燥渴，止呕吐，愈痿蹶，强阴益精，消谷调中，保神，定肺气，安五脏，气人肥健。"

沙参、麦冬药对出自《温病条辨》，是吴鞠通为治疗温病后期燥伤肺胃阴分而创立。肺为娇脏，喜润而恶燥，久咳易耗肺津伤肺阴，肺炎恢复期未见大便溏泻、舌苔腻等表现，均可加沙参、麦冬，以润肺养阴。

桔梗与苦杏仁

桔梗味苦、辛，性平，归肺经。辛能开宣肺气，有舟楫之能，苦可降泄肺气，顺应肺性，复其清肃之功。《神农本草经》："味辛，微温，主胸胁痛如刀刺，腹满，肠鸣幽幽，惊恐悸气。"《名医别录》："味苦，有小毒。主利五脏肠胃，补血气，除寒热风痹，温中，消谷，治喉咽痛，下蛊毒。"

苦杏仁味苦，性微温，归肺、大肠经。宣泄苦降，外能宣通肺卫之表，内能透泄肺气之郁，又可润肠通便。《神农本草经》："味甘，温。主治咳逆上气，雷鸣，喉痹，下气，产乳，金创，寒心，奔豚。"《名医别录》："味苦，冷利，有毒。主治惊痫，心下烦热，风气去来，时行头痛，解肌，消心下急，杀狗毒。"

二者合用，开上泄下，可使肺气流畅，郁闭得解，内外通达。临床中用于气机郁滞所致的嗳气、痞满、腹胀等症状。

黄芩与百部

黄芩味苦，性寒，归肺、胆、脾、大肠、小肠经，以清肺热见长。《医学启源》言："黄芩，治肺中湿热，疗上热目中肿赤，瘀血壅盛，必用之药。"《药品化义》述："盖枯芩体轻主浮，专泻肺胃上焦之火，主治胸中逆气，膈上热痰，咳嗽喘急，目赤齿痛，吐衄失血，发斑发黄，痘疹疮毒，以其大能凉膈也。"《景岳全书》曰："枯者清上焦之火，消痰利气，定喘嗽，止失血，退往来寒热、风热湿热头痛，解瘟疫，清咽，疗肺痿肺痈，乳痈发背。"

百部味甘、苦，性微温，归肺经。有润肺下气止咳作用，无论新久咳嗽、寒热咳嗽，均可应用。《名医别录》："主咳嗽上气。"《本草纲目》："百部气温而不寒，寒嗽宜之。"

百部润而不燥，偏于阴虚咳嗽。与黄芩配伍，一温一寒，相互制约，一甘润，一苦燥，既可达治咳喘之目的，又可防火热及久咳伤阴，互补互用。加减应用，可用于各型咳喘而偏于热性者。

桑白皮与瓜蒌皮

桑白皮味甘，性寒，归肺经。泻肺平喘，利水消肿。《滇南本草》

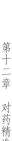

言桑白皮"止肺热咳嗽"。《药品化义》有："桑皮，散热，主治喘满咳嗽，热痰唾血，皆由实邪郁遏，肺窍不得通畅，借此渗之散之，以利肺气，诸证自愈。故云泻肺之有余，非桑皮不可。"

瓜蒌皮味甘，性寒，归肺、胃经。清热化痰，利气宽胸。《医学衷中参西录》言瓜蒌皮"清肺，敛肺，宁嗽，定喘"。

桑白皮清肺中痰热，泻肺中水气，瓜蒌皮清热化痰，行气散结。二药合用，行肺中水气，减少痰液贮藏，开痰液消除之路，为气与津液理论体现；气开水散，痰热随解。

葶苈子与白芥子

葶苈子味辛、苦，性大寒，归肺、膀胱经。有"泻肺之王"之称，能泻肺中水气，消肺中痰涎水饮，达祛痰平喘、利水泄热之功效。《药性论》言："葶苈子为肺家气分药，大泻肺之力尤强。"李时珍曰："肺中水气賁郁满急者，非此不能除。"《开宝本草》言其"疗肺壅上气咳嗽，定喘促，除胸中痰饮"。

白芥子味辛，性温，归脾经。温肺豁痰，利气散结，通络止痛。《本草纲目》载："利气豁痰，除寒暖中，散肿止痛。治喘嗽反胃，痹木脚气，筋骨腰节诸痛。"《名医别录》："发汗，主胸膈痰冷上气，面口黄赤。又醋研敷射工毒。"

二药配伍，常治咳喘气急、咳嗽痰多、咳痰不利者，而以慢性咳喘多见，能快速减轻症状。

射干与牛蒡子

射干味苦，性寒，肺经专药，善于通降。苦能破结，寒则清热，入肺经则善清降，使冲逆之气通降下行，行肺肃降之性。功能清热解毒，利咽消肿，止咳化痰。《神农本草经》概括射干的功效为"主咳逆上气，喉痹咽痛"。

牛蒡子味辛、苦，性寒，归肺、胃经。能疏散风热、祛痰止咳、解

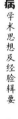

王雪峰小儿病学术思想及经验辑要

毒透疹、利咽消肿。《本草经疏》："恶实，为散风除热解毒之要药。辛能散结，苦能泄热，热结散则脏气清明，故明目而补中。风之所伤，卫气必壅，壅则发热，辛凉解散则表气和，风无所留矣。"

二药多用于外感热邪之咳喘，或虽无外感，但咳喘以热邪为主者，伴咽喉肿痛不利为用药指征。

芦根与浙贝母

芦根甘，寒，归肺、胃经。功能清热泻火，生津止渴，除烦利尿。《本草图经》说："芦根清泻肺热，兼能利尿，可导热毒从小便出，故可治肺热咳嗽，痰稠及肺痈咳吐脓血。"

浙贝母味苦，性寒，归肺、心经。能清热化痰、降气止咳、散结消痈。叶闇斋云："象贝苦寒，解毒利痰，开宣肺气，凡肺家挟风火有痰者宜此。"

芦根味甘滋润，生津而抑火，可防热邪伤阴，亦可防津伤而痰稠不易咳出，为肺热咳喘标本兼治之药；浙贝母苦寒坚阴，泄热而固津，其降气散结功效可使上逆之肺气肃降，浓稠之痰开散，从而达化痰止咳之效。二者均能清肺中热邪，尤适用于肺热咳喘。二药合用共达清热、生津、肃肺、化痰、止咳作用。

苦杏仁与紫苏子

苦杏仁味苦，性微温，有小毒，归肺、大肠经。功能降气止咳平喘，润肠通便。《神农本草经》言："主治咳逆上气，雷鸣，喉痹，下气，产乳，金创，寒心，奔豚。"

紫苏子味辛，性温，归肺、大肠经。有降气化痰，止咳平喘，润肠通便之功效。唐代《食疗本草》中记载："紫苏子，除寒热，治冷气。"

取二药合用，因二药均辛温，入肺经，功效相似，《本草衍义》言杏仁"治肺燥喘热，大肠秘"；紫苏子"治肺气喘急"。杏仁、紫苏子均可使肺气下降，以平上逆之咳喘。肺与大肠相表里，肺气上逆不降，往往也表现大肠传导失常、腑气不通、腹胀便秘等，同时反过来影响肺的宣降。杏仁、紫苏子均为植物果实，富含油脂而有润肠通便之功，可通腑气而助肺气下降，达降气平喘之效。二药配伍治疗各种性质的咳喘，实为肺的生理、病机、脏腑关系与药物特点的有机结合。

陈皮与半夏

陈皮味苦、辛，性温，归肺、脾经。理气健脾，燥湿化痰。《神农本草经》："主胸中瘕热逆气，利水谷，久服去臭，下气，通神。"

半夏味辛、性温，有毒，归脾、胃、肺经。和胃降逆止呕，燥湿化痰，消痞散结。《药性论》："消痰涎，开胃健脾，止呕吐，去胸中痰满，下肺气，主咳结。新生者摩涂痈肿不消，能除瘤瘿。气虚而有痰气，加而用之。"

二药合用，相互促进，使脾运复常则湿痰去，气机通畅则痞满除，胃气和降则呕恶止。化痰湿之力强，善治湿痰，凡外感风寒或中焦湿痰上犯导致肺气不利而出现的咳嗽痰多，胸闷等症，用为要药。

薄荷与桔梗

薄荷味辛，性凉，入肺、肝经。清热利咽，祛风透疹，解郁散气。《本草纲目》："薄荷，辛能发散，凉能清利，专于消风散热。故头痛、头风、眼目、咽喉、口齿诸病、小儿惊热及瘰疬、疮疥为要药。"

桔梗味辛、苦，性平，入肺经。本品辛开苦泄，宣肺利咽。《神农本草经》："味辛，微温，主胸胁痛如刀刺，腹满，肠鸣幽幽，惊恐悸气。"《名医别录》："味苦，有小毒。主利五脏肠胃，补血气，除寒热风痹，温中。消谷，治喉咽痛，下蛊毒。"

二药冲泡代茶饮，谓之"利咽茗"，缓缓图治。用于治疗咳嗽支气管炎患者，尤其是伴有咽喉不利，《黄帝内经》云："五脏六腑皆令人咳，非独肺也。"临证当审证求因，辨别治之。

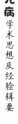

王雪峰小儿病学术思想及经验辑要

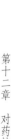

蝉蜕与木蝴蝶

蝉蜕味甘，性寒，归肺、肝经。甘寒清热，质轻上浮，宣散透发，长于疏散肺经风热，透疹利咽，明目退翳，息风止痉。《本草纲目》："治头风眩运，皮肤风热，痘疹作痒，破伤风及疗肿毒疮，大人失音，小儿噤风天吊，惊哭夜啼，阴肿。"

木蝴蝶苦、甘，性凉，归肺、肝、胃经。长于润肺化痰、清热利咽、疏肝和胃。《纲目拾遗》："治心气痛，肝气痛，下部湿热。又项秋子云，凡痈毒不收口，以此贴之。"

两药合用，取其清透宣散，润肺利咽之效。蝉蜕、木蝴蝶配伍，蝉蜕可清肝火，木蝴蝶则可和胃疏肝，同时兼具利咽开音之效。

苍耳子与辛夷花

苍耳子味辛、苦，性温，有毒，入肺经。具有疏风通窍、祛风湿、止痛之功，上行脑颠，散风除湿，宣肺通窍。《神农本草经》记载："主风头寒痛，风湿周痹，四肢拘挛痛，恶肉死肌。"《本草纲目》记载："苍耳子，炒香侵酒服，祛风补益。"

辛夷味辛，性温，入肺、胃经。本品辛温香散，芳香走窜，体轻气浮，轻清上行，专走头目，宣散风热，宣通鼻窍，为治鼻渊之圣药。《本草新编》："辛夷，通窍而上走于脑舍，（治）鼻塞鼻渊之症，无他用，存之以备用可耳。且辛散之物多用，则真气有伤，可暂用而不可久用也。"《神农本草经》："辛夷，味辛，温。主五脏身体寒热，风头脑痛，面皯。久服，下气，轻身，明目，增年耐老。"

苍耳子、辛夷伍用出自《证治准绳》苍耳子散，用于治疗鼻渊。二药味辛性温，皆入肺经，均有散风通窍之功，相须为用，并走于上，散风宣肺而通鼻窍之力倍增。肺为娇脏，喜清肃，外合皮毛，开窍于鼻。外邪自皮毛、口鼻而入，肺气失宣，外窍不利，故小儿感冒后出现鼻塞、流涕等症者，无论寒热，皆适宜用此药对。

牛蒡子与桔梗

牛蒡子味辛、苦，性寒，入肺、胃经。性寒辛散，苦寒泄热，能疏散风热、透疹解毒、利咽消肿。《药性论》："除诸风，去丹毒，主明目，利腰脚，又散诸结节、筋骨烦热毒。"

桔梗味辛、苦，性平，入肺经。其辛开苦泄，但辛而不燥，苦而不峻，既能开宣肺气、泻火散寒，以利咽喉，又能宣通气血、祛痰排脓，载诸药上行。《本草纲目》："主口舌生疮，赤目肿痛。"

二药均有疏散风热、宣肺利咽、祛痰止咳之功。二药伍用，直达上焦，清解风热蕴毒之力益彰。

紫苏子与紫苏叶

紫苏子味辛，性温，入肺、大肠经。质润不燥，既是降气平喘、化痰止咳之要药，又可润肠通便，使降肃之痰随大便而出，则邪有出路。

紫苏叶味辛，性温，入肺、脾经。其辛温行散，叶轻入肺，既能发汗散寒以解表邪，又宣肺理脾，行气宽中。《本草纲目》载："苏子与叶同功，发散风气宜用叶，清利上下则宜用子也。"

二药相伍，发汗解表中有行气宽中之力，具有很好的发汗退热和行气醒脾之效，尤其适合小儿感冒、咳嗽，伴呕吐、腹胀纳差等中焦气滞者。

蒲公英与金银花

蒲公英味甘、苦，性寒，入肝、胃经。清热解毒，消肿散结，利湿通淋。《本草衍义补遗》："化热毒，消恶肿结核，解食毒，散滞气。"

金银花味甘，性寒，归肺、心、胃经。清热解毒，疏散风热。《生草药性备要》："能消痈疽疔毒，止痢疾，洗痔疮，去皮肤血热。"《本草备要》："养血止渴。治疥癣。"

两药配伍，消痈散结，通乳解毒，脓成或未成均可胜任。用以治疗粉刺痘疹，乳痈，流火丹毒，现代药理研究表明两者均用抗菌活性，对于金黄色葡萄球菌、链球菌均有较好的抑制作用。

川芎与白芷

川芎味辛，性温，归肝、胆、心包经。具有活血行气，祛风止痛的功效。《神农本草经》记载川芎有"主中风入脑头痛，寒痹，筋挛缓急，金创，妇人血闭无子"。《本草衍义》云："芎，头面风不可缺也，然须以他药佐之。"

白芷味辛，性温，归胃、大肠、肺经。有祛风散寒，通窍止痛，消肿排脓，燥湿止带的功效。东垣云："白芷，疗风通用，其气芳香，能通九窍，表汗不可缺也。"

川芎为血中气药，能"行气通脉"，白芷则可"通达头目、肠胃、肌肤以至毛窍"。两药合用可以治疗鼻窦炎引起的头痛，鼻塞、流脓涕，烦躁，失眠等症状。

麻黄与石膏

麻黄味辛、微苦，性温，归肺、膀胱二经。其具有发汗解表、宣肺平喘、利水消肿之功。《神农本草经》记载麻黄："味苦，温，主中风、伤寒头痛，温疟。发表出汗，去邪热气，止咳逆上气，除寒热，破症坚积聚。"

石膏味甘、辛，性大寒，归肺、胃二经。生用有清热泻火、除烦止渴之效。《名医别录》称石膏："除时气头痛身热、三焦大热、皮肤热、肠胃中膈热，解肌发汗，止消渴烦逆，腹胀暴气喘息，咽热。"

麻黄宣散解肌腠，石膏寒凉除大热，二药相合，一热一寒，相互作用，以清泄肺经实热，以平咳促喘息、鼻翼扇动的肺热壅盛之证。

麻黄与苦杏仁

麻黄味辛、微苦，性温，入肺、膀胱经，是一味发汗解表、止咳平喘的要药。《本草正义》谓："麻黄轻清上浮，专疏肺郁，宣泄气机，是为治感第一要药，虽曰解表，实为开肺；虽曰散寒，实为泄邪。风寒得之固外散，即温热亦无不赖以宣通。"

苦杏仁味苦，性微温，有小毒，归肺、大肠经。有降气止咳平喘、润肠通便之功效，为止咳喘的要药。《本草蒙筌》记载："（杏仁）除胸中气逆喘促，止咳嗽，坠痰。"

麻黄与杏仁搭配，一宣一降，符合肺的生理气机，且一刚一柔，互制其偏，其平喘止咳之力益彰，故前人素有"麻黄常以杏仁为臂助"之说。

麻黄与桂枝

麻黄味辛、微苦，性温，入肺、膀胱经，是发汗解表、止咳平喘的要药。《本草正义》谓："虽曰解表，实为开肺；虽曰散寒，实为泄邪。风寒得之固外散，即温热亦无不赖以宣通。"

桂枝味辛、甘，性温，归肺、心、膀胱经。有发汗解表、散寒止痛、通阳化气、平冲降逆之功。《本草汇言》："桂枝，散风寒，逐表邪，发邪汗，止咳嗽，去肢节间风痛之药也。气味虽不离乎辛热，但体属枝条，仅可发散皮毛肌腠之间，游行臂膝肢节之处。"

桂枝调和营卫可助麻黄开泄腠理，使解表之效更著。

石膏与知母

石膏味辛、甘，性大寒，入肺、胃经。其质重气浮，既清泄肺热平喘，又清热泻火，清泄气分实热，以解肌肤邪热。《神农本草经》："主中风寒热，心下逆气，惊喘，口干舌焦，不能息，腹中坚痛，产乳，

王雪峰小儿病
学术思想及经验辑要

金疮。"

知母味苦、甘，性寒，入肺、胃、肾经。其质润，苦寒不燥，沉中有浮，降中有升，上清肺热，中清胃火，下泻相火。《神农本草经》："主消渴热中，除邪气，肢体浮肿，下水，补不足，益气。"

二药伍用，相互促进，清泄肺、胃实热之力增强。其中知母退热力缓但作用持久，石膏退热虽速但作用短暂，二者参合，互制其短而展其长，故为退热佳品。如以清热降火为主，可取石膏体重潜镇，剂量加倍。

前胡与百部

前胡味苦、辛，性微寒，入肺经。辛散苦降。既宣肺散风清热，又降气化痰。《本草纲目》："清肺热，化痰热，散风邪。"

百部味甘、苦，性微温，入肺经。甘润苦降，温而不燥，善润肺止咳。《药性论》："治肺家热，上气，咳嗽，主润益肺。"《滇南本草》又载："润肺，治肺热咳嗽；消痰定喘，止虚痨咳嗽，杀虫。"

二药伍用，一润一宣，宣润相合，润肺不碍祛痰，祛痰且有润肺之功，从而具有较强的祛痰止咳作用。小儿咳嗽，无论寒热、新旧均可使用此药对。

瓜蒌与浙贝母

瓜蒌味甘、微苦，性寒，入肺、胃、大肠经。功能清热涤痰、宽胸散结、润肠通便。

浙贝母味苦，性寒，入心、肺经。开泄力胜，长于宣肺化痰止咳。《本草求真》："象贝，治风火痰嗽为佳。若虚寒咳嗽，以川贝为宜。"

二药配对，相辅为用，皆具开散之性，故药效增倍，荡热涤痰、开胸散结、化痰止咳甚效。

桑白皮与苦杏仁

桑白皮味甘，性寒，入肺经。善走肺中气分，能清泻肺火、利水消肿。《药性论》："治肺气喘满，水气浮肿，主伤绝，利水道，消水气，虚劳客热，头痛，内补不足。"

苦杏仁味苦，性微温，有小毒，入肺、大肠经。其苦甘温而利，苦可下气，润能通便，温可宣滞，既宣散风寒，又下气平喘。《本草求真》记载："杏仁，既有发散风寒之能，复有下气除喘之力。"

此药对一寒一温，寒温平调，能清泻肺热，降气平喘，故可止咳喘。

金银花与连翘

金银花味甘，性寒，归肺、心、胃经。清热解毒，疏散风热。《生草药性备要》："能消痈疽疔毒，止痢疾，洗疳疮，去皮肤血热。"《本草备要》："养血止渴。治疥癣。"

连翘味苦，性微寒。入心、肺、小肠经。具有清热解毒，散结消肿，疏散风热的功效。《神农本草经》："主寒热，鼠瘘，瘰疬，痈肿恶疮，瘿瘤，结热。"

金银花与连翘伍用，同是寒凉之性，清热解毒之效事半功倍。二药配伍，轻清升浮宣散，清热解毒之力倍增。凡温热病卫、气、营、血四个阶段及热毒疮疡均可配伍应用。

天冬与麦冬

天冬味甘、苦，性寒。入肺、肾经。具有滋阴润燥，清肺生津的功能。《神农本草经》："主诸暴风湿偏痹，强骨髓，杀三虫，去伏尸。久服轻身，益气延年。"

麦冬味甘、微苦，性微寒。归肺、胃、心三经。具有滋阴润肺，益胃生津，清心除烦的功效。《本经逢原》："风热暴咳，咸非所宜。麻疹咳嗽，不可误用。"

天冬与麦冬二者相伍，滋肾的同时又可润肺，又可治内热消渴及津枯肠燥便秘之证。

桔梗与枳壳

桔梗味辛、苦，性平，入肺经。其辛开苦泄，但辛而不燥，苦而不峻，既能开宣肺气、泻火散寒，以利咽喉，又能宣通气血、祛痰排脓，载诸药上行。《本草纲目》："主口舌生疮，赤目肿痛。"

枳壳味苦、辛、酸，性微寒，归脾、胃经。具有理气宽中，行滞消胀的功效。《本草纲目》："治里急后重。"

二者具有异向作用趋势的中药，配伍应用，一升一降，合用可开宣肺气。

莲子与谷芽

莲子味甘、涩，性平，归脾、肾、心经。有益肾固精、补脾止泻、止带、养心安神之功。《神农本草经》："主补中，养神，益气力，除百疾。久服轻身，耐老，不饥，延年。"

谷芽味甘，性温，归脾、胃经。能消食和中、健脾开胃。《本草纲目》："快脾开胃，下气和中，消食化积。"

谷芽偏养胃阴，可缓莲子收涩之力。二药相合，可增强健脾消滞之功，适用于脾虚型小儿厌食、泄泻、疳积、遗尿。

石榴皮与芡实

石榴皮味酸、涩，性温，归大肠经。有涩肠止泻、杀虫、止血之功。《玉楸药解》："石榴皮酸涩收敛，治下利遗精、脱肛便血、崩中带下之病，点眼止泪，涂疮拔毒。"

芡实味甘、涩，性平，归脾、肾经。有益肾固精、健脾止泻、除湿止带之功。《雷公炮制药性解》："主安五脏，补脾胃，益精气，止遗泄，暖腰膝，去湿痹，明耳目，治健忘。"

石榴皮配芡实，健脾收涩之力增强，有很好的止泻作用。

瓜蒌仁与火麻仁

瓜蒌仁味甘，性寒，归肺、胃、大肠经。具有清热化痰、润肠通便之功。《雷公炮制药性解》："主润肺下气，止痰嗽瘵，乳痈乳闭，并宜炒用。"

火麻仁味甘，性平，归脾、胃、大肠经。能润燥滑肠通便。《药品化义》："麻仁，能润肠，体润能去燥，专利大肠气结便闭。凡老年血液枯燥，产后气血不顺，病后元气未复，或禀弱不能运行皆治。"

瓜蒌仁性寒，治肠热以通便；火麻仁性平质润，治肠燥以通大便，二者相合，共奏清热润肠之功，从而达到治疗便秘的目的。

白芍与甘草

白芍味苦、酸，性微寒，归肝、脾经。酸收柔敛，功效为补肝血柔肝阴，缓急止痛。《名医别录》记载："主通顺血脉，缓中，散恶血，逐贼血，去水气，利膀胱、大小肠，消痈肿，时行寒热，中恶，腹痛，腰痛。"

甘草味甘，性平，归心、肺、脾、胃经。能补中益气、缓急止痛、祛痰止咳、调和诸药。《药性论》中记录甘草之功效："主腹中冷痛，治惊痫，除腹胀满；补益五脏；制诸药毒；养肾气内伤，令人阴（不）痿；主妇人血沥腰痛；虚而多热；加而用之。"

二药合伍，酸甘化阴，善补血柔肝缓急迫。二药入肝脾，柔肝以健脾，缓急以调中，用于治疗肝脾不调所致的消化性溃疡、急慢性胃炎、膈肌痉挛等。《伤寒论》中名为芍药甘草汤。

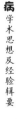

鸡内金与麦芽

鸡内金味甘，性平，归脾、胃、小肠、膀胱经。其具有涩精止遗、通淋化石、健胃消食之功效，用于米、面、肉食等各种积滞。《本草经集注》记载："微寒，主治泄痢，小便利，遗溺，除热，止烦。"《滇南本草》："宽中健脾，消食磨胃。治小儿乳食结滞，肚大筋青，痞积疳积。"

麦芽味甘，性平，归脾、胃经。功能消食健胃、疏肝解郁、消胀回乳，助胃气上行而健运，善于消米面薯芋之积滞。《滇南本草》："宽中，下气，止呕吐，消宿食，止吞酸吐酸，止泻，消胃宽膈，并治妇人奶乳不收，乳汁不止。"《药性论》记载其："消食和中，破冷气，去心腹胀满。"

二药合伍启脾之力，倍增以生发胃气，调理肝气，开胃口，增食欲，治疗因脾胃虚弱所致的食欲不振、热性病后期和各种癌肿放疗化疗后的胃阴受损，胃气大伤见不饥少纳或毫无食欲者。

佩兰与石菖蒲

佩兰味辛，性平，归脾、胃、肺经。能解暑辟浊、宣散郁结、和中化湿、醒脾开胃。《本草经疏》记载："开胃除恶，清肺消痰，散郁结之圣药也。"

石菖蒲味辛、苦，性温，归心、胃经。益神健脑、开窍除痰、化湿开胃。《本草从新》记载石菖蒲："辛苦而温，芳香而散，开心孔，利九窍，明耳目，发声音，去湿除风，逐痰消积，开胃宽中，疗噤口毒痢。"

二药合伍相互促进，芳香化浊，活泼气机，净化舌苔，启脾开胃，增进食欲的功效增强，治疗因湿阻中焦，脾胃运化失职以致胸腹闷胀、恶心呕吐、食欲不振、口中甜腻、舌苔厚腻等。

竹茹与半夏

竹茹味甘，性微寒，归肺、胃、心、胆经。功用清热化痰，除烦止呕。《名医别录》："主呕哕，温气寒热，吐血，崩中，溢筋。"

半夏味辛，性温，有毒，归脾、胃、肺经。辛开散结、燥湿化痰、降逆止呕。为温化寒痰之要药。《名医别录》："消心腹胸膈痰热满结，咳嗽上气，心下急痛坚痞，时气呕逆，消痈肿，堕胎，疗萎黄，悦泽面目。生令人吐，熟令人下。"

两药合用，半夏温燥，配以竹茹甘寒，以制其燥烈之性，并配合加强化痰散结之功，使胃气得降，清气以升，气机条达。多用于反流性食管炎、慢性胃炎之湿热内阻、胃气上逆之症。

陈皮与砂仁

陈皮味苦、辛，性温，入肺、脾二经。有较好的理气健脾、燥湿化痰作用，如《本草拾遗》记载"（陈皮）去气，调中"，《名医别录》也说："主脾不能消谷，气冲胸中，吐逆霍乱，止泄。"

砂仁味辛，性温，归脾、胃、肾经。具有化湿开胃、温中止泻、理气安胎之功，能缓解胃肠胀气、减轻脘腹疼痛，调中醒脾，以健脾开胃、增进食欲，如《本草纲目》指出："补肺醒脾，养胃益肾，理元气，通滞气，散寒次胀痞，噎膈呕吐，止女子崩中，除咽喉口齿浮热，化铜铁骨鲠。"

两者合用，二药具行气导滞、开胃醒脾之功，是治疗纳呆、纳差的常用对药。

乌梅与木瓜

乌梅味酸、涩，性平，入肝、脾、肺、大肠经。为清凉酸涩之品，既敛肺涩肠，和胃生津，又止咳、止泻、止渴。《本草经疏》："梅实，即今之乌梅也，最酸。"

木瓜味酸，性温，入肝、脾经。功能疏筋活络、和胃化湿。《本草新编》："木瓜，味酸，气温，无毒。入手太阴、足厥阴之经。气脱能固，气滞能和。"

乌梅、木瓜伍用，出自《临证指南医案》。乌梅味酸，清凉生津，益胃止渴；木瓜酸温，和肝脾、升胃津、助消化。二药伍用，其功益彰，疏肝和胃，理脾化湿，养胃阴、生胃津、开胃口、增食欲之力益强。

苍术与白术

苍术味辛、苦，性温，入脾、胃、肝经。辛温升散，苦温燥湿，既发汗以解风寒之邪；又芳香化浊、燥湿运脾。《本草纲目》："大风痹，筋骨软弱，散风除湿解郁。汁酿酒，治一切风湿筋骨痛。"

白术味甘、苦，性温，入脾、胃经。甘温补中，苦温燥湿，既补脾益气、燥湿利水，又固表止汗。《神农本草经》："主风寒湿痹，死肌，痉，疸，止汗，除热消食。"

白术甘温性缓，以补脾为主，补多于散，善于补脾益气；苍术气味雄厚，苦温辛烈，燥湿力胜，以运脾为要，散多于补，偏于平胃燥湿。《玉楸药解》曰："白术守而不走，苍术走而不守，故白术善补，苍术善行。"一散一补，一胃一脾，则中焦得健，脾胃纳运如常，水湿得以运化，不能聚而为患。

海螵蛸与瓦楞子

海螵蛸又名乌贼骨，味咸、涩，性温，入脾、肾经。功能够收敛固涩、制酸止痛、涩精止带。《神农本草经》："主女子漏下赤白经汁，血闭，阴蚀肿痛，寒热癥瘕，无子。"《名医别录》："惊气入腹，腹痛环脐，阴中寒肿（一作丈夫阴中肿痛），又止疮多脓汁不燥。"

瓦楞子味咸，性平，入肺、胃、肝经。其擅走血分，能化瘀消痰、软坚散结，并能止痛制酸。《丹溪心法》："能消血块，次消痰。"《药性切用》："甘咸性平，消老痰、血块。"

煅瓦楞、海螵蛸二药为伍，有良好的制酸止痛作用。药理研究示两药所含碳酸钙可以中和胃酸，抑制胃酸过多症，另外海螵蛸具有收敛止血作用。常用于胃脘疼痛、嘈杂、泛酸患者，屡试屡验，所谓中西结合，治病求本，两药相须，制酸止痛，修复黏膜损伤之效倍增。

黄芪与枳壳

黄芪味甘，性微温，归脾、肺经。能健脾升阳，益气补中，利水消肿，生津养血，托毒排脓，敛疮生肌等。《本草经集注》："主治痈疽，久败疮，排脓止痛，大风癞疾，五痔鼠瘘，补虚，小儿百病。"《名医别录》载："主治妇人子藏风邪气，逐五脏间恶血，补丈夫虚损，五劳羸瘦，止渴，腹痛泄利，益气，利阴气。生白水者冷，补。其茎、叶治渴及筋挛，痈肿，疽疮。"

枳壳味苦、辛、酸，性微寒，归脾、胃经。理气宽中，行滞消胀。《本草经解》："主风痒麻痹，通利关节，劳气咳嗽，背膊闷倦，散留结胸膈痰滞，逐水消胀满，大肠风，安胃止风痛。"

二药一补一泻，一守一走，一缓一急，合用则消补兼施，补而不滞气，攻而不伤正，相辅相成，共奏健脾开结、消除痞满之功，正所谓"大气一转，其气乃散"。

枳实与厚朴

枳实味苦、辛、酸，性微寒，归脾、胃经。有破气消积、化痰除痞之功效。《本经逢原》载："枳实性沉，兼能入肝、脾血分，而消食积痰气瘀血，有冲墙倒壁之喻；枳壳性浮，兼通肺、胃气分，而治喘咳，霍乱水肿，有乘风破浪之势。"

厚朴味苦、辛，性温，归脾、胃、肺、大肠经。有燥湿消痰、行气除满之功效。《本草汇言》中载："厚朴，宽中化滞，平胃气之药也，凡

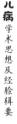

王雪峰小儿病学术思想及经验辑要

气滞于中，郁而不散，食积于胃，羁而不行，或湿郁积而不去，湿痰聚而不清，用厚朴之温可以燥湿，辛可以清痰，苦可以下气也。"

枳实破气化痰消痞，性偏寒，厚朴去湿消胀除满，性偏温，两者相和，一寒一温，而不至寒温过甚，可用于胃肠气滞型气秘之证。现代研究表明枳实中的黄酮甙可对抗乙酰胆碱、组织胺引起的痉挛性收缩，从而使胃肠平滑肌张力和运动功能增强。厚朴中的厚朴酚可以提升血管平滑肌的兴奋性，并且具有镇痛消炎，且抗菌性能稳定的特点

山药与薏苡仁

山药味甘，性平，归脾、肺、肾经。补气健脾，补肺养阴，补肾固精，生津止渴。《本草纲目》记载："益肾气，健脾胃，止泄痢，化痰涎，润皮毛。"《本草经集注》载其："主治伤中，补虚羸，除寒热邪气、补中，益气力，长肌肉，强阴，久服耳目聪明。"

薏苡仁味甘、淡，性凉，归脾、胃、肺经。健脾止泻，利水渗湿，散结排脓，利下焦之湿热。《神农本草经》将其列为上品，谓其"主筋急拘挛，不可屈伸，风湿痹，下气"。

两药合用，加强健脾之功。

陈皮与竹茹

陈皮味苦、辛，性温，归肺、脾经。理气健脾，燥湿化痰。《本草纲目》载有："同补药则补，同泻药则泻，同升药则升，同降药则降。"

竹茹味甘，性微寒，归肺、胃、心、胆经。可清热化痰，除烦止呕。《药品化义》："竹茹，轻可去实，凉能去热，苦能降下，专清热痰，为宁神开郁佳品。主治胃热噎膈，胃虚干呕，热呃咳逆，痰热恶心，酒伤呕吐，痰涎酸水，惊悸怔忡，心烦躁乱，睡卧不宁，此皆胆胃热痰之症，悉能奏效。"

两药健脾化痰，降逆之效著。始载于张仲景《金匮要略·呕吐哕下利病脉证并治》："哕逆者，橘皮竹茹汤主之。"

茯苓与白术

茯苓味甘、淡，性平，归心、肺、脾、肾经。利水渗湿，健脾，宁心安神。《本草衍义》载："茯苓、茯神，行水之功多，益心脾不可阙也。"

白术味甘、苦，性温。归脾、胃经。补气健脾，燥湿利水，止汗，安胎。《神农本草经》记载："术，味苦，温，主风寒湿痹，死肌，痉，疸，止汗，除热消食。"《本草通玄》有云："白术，补脾胃之药，更无出其右者。土旺则能健运，故不能食者，食停滞者，有痞积者，皆用之也。土旺则能胜湿，故患痰饮者，肿满者，湿痹者，皆赖之也。"

两药合用，益气健脾渗湿。《本草发挥》云："脾恶湿，甘先入脾。茯苓、白术之甘，以益脾逐水。"

苍术与佩兰

苍术味辛、苦，性温，归脾、胃、肝经。燥湿健脾，祛风散寒，明目。《本草纲目》载："大风痹，筋骨软弱，散风除湿解郁。汁酿酒，治一切风湿筋骨痛。"《药品化义》言其："统治三部之湿，若湿在上焦，易生湿痰，以此燥湿行痰；湿在中焦，滞气作泻，以此宽中健脾；湿在下焦，足膝痿软，以此同黄柏治痿，能令足膝有力。取其辛散气雄，用之散邪发汗，极其畅快。"

佩兰味辛，性平。归脾、胃、肺经。清暑发表，芳香化湿，同时可以醒脾开胃。《神农本草经》中载："主利水道，杀蛊毒，辟不祥。"

佩兰配苍术，更助化中焦之湿。

藿香与佩兰

藿香味辛，性微温，归脾、胃、肺经。其有化湿、和中止呕、发表解暑之功效。《本草图经》言其"治脾胃吐逆，为最要之药"。《本草正

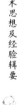

义》曰："藿香芳香而不嫌其猛烈，温煦而不偏于燥热，能祛除阴霾湿邪，而助脾胃正气。为湿困脾阳，怠倦无力，饮食不甘，舌苔浊垢者最捷之药。亦辟秽恶，解时行疫气。"

佩兰，味辛，性平，归脾、胃、肺经。有化湿醒脾、发表解暑之功效。《神农本草经》中载："主利水道，杀蛊毒，辟不祥。"《本草经疏》记载："开胃除恶，清肺消痰，散郁结之圣药也。"

二者配伍，为芳香醒脾之首选用药，常用于湿邪困脾，倦怠乏力，舌苔浊垢者。二者均具有促进胃液分泌，助消化的作用。

木蝴蝶与郁金

木蝴蝶味苦、甘，性凉，归肺、肝、胃经。有清肺利咽、疏肝和胃之功效。《滇南本草》："入肺经，定喘，消痰；入脾胃经，破蛊积，通行十二经气血，除血蛊、气蛊之毒。又能补虚、宽中、进食。"

郁金味辛、苦，性寒，归肝、胆、心、肺经。有活血止痛、行气解郁、清心凉血、利胆退黄之功效。《本草纲目》："治血气心腹痛，产后败血冲心欲死，失心癫狂，蛊毒。"《本经逢原》："郁金辛香不烈，先升后降，入心及包络。治吐血、衄血、唾血、血腥，破恶血，血淋，尿血，妇人经脉逆行，产后败血冲心，及宿血心痛，并宜郁金末加姜汁、童便同服，其血自清。"

木蝴蝶可降肝肺之气，郁金先升后降，行气解郁，两者相合，共奏降逆、升清、化浊之效，共同调节气机，疏肝气、降肺气、和胃气，二者相须为用，互扬其长。

紫苏梗与佛手

紫苏梗性味辛，性温，归肺、脾经。能宽胸利膈，调畅气机，止痛，安胎。偏于流通而无辛燥之弊。《滇南本草》："发汗，解伤风头痛，消痰，定吼喘。"

佛手味苦、辛、酸，性温，归肝、脾、胃、肺经。能疏肝解郁，理

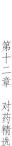

气和胃，止痛化痰。味清香而不烈，温而不峻。《滇南本草》："补肝暖胃，止呕吐，消胃寒痰，治胃气疼痛，止面寒疼，和中行气。"

二药相须配伍，不温不燥、调畅气机、理气、宽胸、止痛、行气消胀除满之力倍增，用于气滞胀满疼痛。

佛手与香橼

佛手味辛、苦，性温，归肝、脾、肺、胃经，疏肝解郁，理气和中。正如《本草便读》谓："理气快膈，惟肝脾气滞者宜之。"尤善理肝胃气滞，且有燥湿化痰之功效，对于肝郁兼有脾虚湿盛者尤为适宜。

香橼，味辛、酸，性温，归肝、脾、肺、胃经。善于疏肝解郁，宽中理气，燥湿化痰。《本草再新》论其："平肝舒郁，理肺气，通经利水，治腰脚气。"《本草便读》云："下气消痰，宽中快膈。"

二者相须为用，疏肝理气，宽中畅膈，对于肝气郁滞导致的胃脘胀满疼痛，呕逆嗳气，疗效显著。

山楂与六神曲

山楂味酸、甘，性微温，归脾经、胃经、肝经。有消食化滞、活血化瘀、化浊降脂之效。《本草经疏》指出："山楂能入脾胃消积滞，散宿血，故治水痢及产妇腹中块痛也。大抵其功长于化饮食，健脾胃，行结气，消瘀血。"

六神曲味甘、辛，性温，归脾、胃经。有消食和胃之功。《本草正》言其"味甘气平，炒黄入药，善助中焦土脏，健脾暖胃，消食下气，化滞调中，逐痰积，破癥瘕，运化水谷，除霍乱胀满呕吐"。

两者相配，消食化滞，通络止泻，则腑气自通，浊气得降，脾的升清功能渐复，水谷精微得以运化。

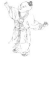

黄芪与黄精

黄芪味甘，性微温，入脾、肺经。功能健脾升阳，益气补中，利水消肿，生津养血，托毒排脓，敛疮生肌，是升阳补气之圣药。《本草蒙筌》："味甘，气微温。气薄味厚，可升可降，阴中阳也。"

黄精味甘，性平，入肺、脾、肾经。具有补气健脾、滋肾养阴、润肺之功。《日华子本草》："补五劳七伤，助筋骨，止饥，耐寒暑，益脾胃，润心肺。"

二药均可健脾益气，唯黄芪偏于补脾阳，黄精偏于补脾阴。二药伍用，一阳一阴，阴阳相合，相互促进，相互转化，共收健脾胃、补精气之功。在使用甘温之性的黄芪补益脾气时，常加上甘平的黄精，以制约黄芪过于甘温之性。甘温虽可补脾气，然中焦以平为安，必当阴阳平和，寒温适中，才能为脾胃所喜。黄芪、黄精相配，则阴阳兼顾，脾阴、脾阳双补。补益可防气火过亢，补润结合，补而不滞，滋而不腻。

白术与薏苡仁

白术味苦、甘，性温，归脾、胃经。补气健脾，燥湿利水，止汗，安胎。正如《本草通玄》有云："白术，补脾胃之药，更无出其右者。土旺则能健运，故不能食者，食停滞者，有痞积者，皆用之也。土旺则能胜湿，故患痰饮者，肿满者，湿痹者，皆赖之也。"

薏苡仁，味甘、淡，性微寒，归脾、胃、肺经。利水渗湿，健脾止泻，除痹，排脓，解毒散结。《本草纲目》中论述到："薏苡仁，阳明药也，能健脾、益胃，虚则补其母，故肺痿肺痈用之。筋骨之病，以治阳明为本，故拘挛筋急，风痹者用之。土能胜水除湿，故泄痢水肿用之。"

二者配伍常用于脾虚湿盛之食少泄泻，水肿腹胀等。

沙参与石斛

沙参味甘、微苦，性微寒，归肺、胃经。养阴清肺，益胃生津。《本草经解》论其"主血结惊气，除寒热，补中，益肺气"。

石斛味甘，性微寒，归胃、肾经。养阴清热，益胃生津。正如《本草纲目拾遗》述其："清胃除虚热，生津，已劳损，以之代茶，开胃健脾。"又《本经续疏》谓石斛"久服厚肠胃，轻身、延年"。

二者配伍，益胃生津之力显著增强，适宜胃阴不足，胃脘嘈杂不舒、恶心纳差、口干舌燥、大便干结等症状。且现代药理研究，证明石斛能促进胃液分泌，增强代谢消化。沙参具有抗氧化，调节免疫力，抗肿瘤的作用。

火麻仁与郁李仁

火麻仁味甘，性平，归脾、胃、大肠经。润肠通便。《本草害利》："火麻仁，甘平，入脾胃，润五脏，通大肠，滑利下行，走而不守，宣风利关节，催生疗难产。"

郁李仁味辛、苦、甘，性平，归脾、大肠、小肠经。润燥滑肠，下气利水。郁李仁用于津枯肠燥、食积气滞、腹胀便秘、水肿、脚气、小便不利。《本草再新》："行水下气，破血消肿，通关节，治眼长翳。"

"腑气不通，阴液不生"，指的是大便通顺，腑气调畅，胃之阴液才可以继续化生，常用火麻仁、郁李仁润肠通便，二者均含有脂肪油，遇到碱性肠液时产生脂肪酸，刺激肠壁，使其蠕动增强。

槟榔与大黄

槟榔味苦、辛，性温，归胃、大肠经。具有杀虫，消积，行气，利水，截疟的功效。《本草纲目》："治泻痢后重，心腹诸痛，大小便气秘，痰气喘急。疗诸疟，御瘴疠。"

王雪峰小儿病学术思想及经验辑要

-260-

大黄味苦，性寒，入胃、大肠、肝经。使热毒下泄，破积滞，行瘀血，退黄疸。大黄用于实热便秘、积滞腹痛、泻痢不爽、湿热黄疸。《神农本草经》："下瘀血，血闭，寒热，破癥瘕积聚，留饮宿食，荡涤肠胃，推陈致新，通利水谷，调中化食，安和五脏。"

大黄常单包以代茶饮，泻下通腑，槟榔行气利水通便，二者均能增进肠蠕动，抑制水分吸收，促进排便，使腑气畅通，胃阴乃生。

陈皮与鸡内金

陈皮味辛、苦，性温，归脾、肺经。功能理气健脾，燥湿和胃。《神农本草经》指出："主胸中瘕热，逆气，利水谷，久服去臭，下气通神。"

鸡内金味甘，性平，归脾、胃、小肠、膀胱经。具有生发胃气、健脾消食之功效，消食化积力较强，并健运脾胃。《滇南本草》中说："宽中健脾，消食磨胃。治小儿乳食结滞，肚大筋青，痞积疳积。"

二者配伍，健运脾胃，消食导滞，对于饮食积滞引起的胃痛疗效甚佳。

鸡内金与焦三仙

焦山楂酸、甘，微温；焦麦芽味甘，性平；焦神曲味甘、辛，性平，三药皆入脾、胃二经，三者合用，互增消食化滞，健脾开胃之功，称为"焦三仙"。

鸡内金味甘，性平，入脾、胃、小肠、膀胱经。功能健脾益胃，消食化积，用于米、面、肉食等各种积滞。

炒鸡内金消食健脾之效用，可制约焦三仙破气消导伤正之弊。二者相须为用，启脾助胃，增食欲之力倍增，使胃气生，脾气健，肝气疏，纳运功能正常。

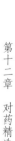

黄连与半夏

黄连味苦，性寒，归心、脾、胃、肝、胆、大肠经。具有清热燥湿，泻火解毒的功能。《名医别录》："主治五脏冷热，久下泄澼、脓血，止消渴，大惊，除水，利骨，调胃厚肠，益胆，疗口疮。"

半夏味辛，性温，归脾、胃、肺经。辛开散结、燥湿化痰、降逆止呕。此为温化寒痰之要药。《名医别录》："消心腹胸膈痰热满结，咳嗽上气，心下急痛坚痞，时气呕逆，消痈肿，堕胎，疗萎黄，悦泽面目。生令人吐，熟令人下。"

二药合用，苦辛配伍，有辛开苦降、调畅气机的作用。

干姜与五味子

干姜味辛，性热，归脾、胃、肾、心、肺经。具有温中散寒，回阳通脉，温肺化饮的功能。《本草纲目》："干姜，能引血药入血分、气药入气分。又能去恶养新，有阳生阴长之意，故血虚者用之。凡人吐血、衄血、下血，有阴无阳者，亦宜用之，乃热因热用，从治之法也。"

五味子味酸、甘，性温，入肺、心、肾经。能益气生津，补肾养心，又可敛肺气归肾，固涩收敛。《神农本草经》始记载："主益气，咳逆上气，劳伤羸瘦，补不足，强阴，益男子精。"

二药辛酸伍用，辛散酸收，可达到敛正气、散邪气的作用，可治疗正气虚邪未尽之病情。

黄芪与党参

黄芪味甘，性微温，入脾、肺经。功能健脾升阳，益气补中，利水消肿，生津养血，托毒排脓，敛疮生肌，是升阳补气之圣药。《本草蒙筌》："味甘，气微温。气薄味厚，可升可降，阴中阳也。"

党参味甘，性平，归脾、肺经。具有补脾益肺，养血生津的功效。

王雪峰小儿病学术思想及经验辑要

《本草从新》："补中益气，和脾胃，除烦渴。"

黄芪、党参皆归于肺脾，二者伍用共奏补气健脾之功。

半夏与生姜

半夏味辛，性温，归脾、胃、肺经。辛开散结、燥湿化痰、降逆止呕。为温化寒痰之要药。《名医别录》："消心腹胸膈痰热满结，咳嗽上气，心下急痛坚痞，时气呕逆，消痈肿，堕胎，疗萎黄，悦泽面目。生令人吐，熟令人下。"

生姜味辛，性微温，归肺、脾、胃经。具有解表散寒，温中止呕，温肺止咳，解毒的功效。《金匮要略》："半夏、生姜汁均善止呕，合用益佳；并有开胃和中之功。用于胃气不和，呕哕不安。"

半夏具有小毒，生姜可减弱半夏之毒，减少其副作用。

附子与大黄

附子味辛、甘，性大热，归心、肾、脾经。具有回阳救逆，补火助阳，散寒止痛的功效。《本草纲目》："治三阴经证，及阴毒伤寒，阴阳易病。"

大黄味苦，性寒，入胃、大肠、肝经。具有泻下攻积，清热泻火，凉血解毒，止血，逐瘀通经，利湿退黄的功效。《神农本草经》："下瘀血，血闭，寒热，破癥瘕积聚，留饮宿食，荡涤肠胃，推陈致新，通利水谷，调中化食，安和五脏。"

大黄虽是通下之首药，但其性寒而苦，与证不合，然与温性附子相伍，可去其寒性，存其通下之用，避免了药与证难符的局面。如寒实内结证，非温不能解其寒，非下不能去其积。

石菖蒲与远志

石菖蒲味辛、苦，性温，归心、胃经。功能祛痰开窍、安神定志、

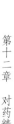

醒脾开胃。《神农本草经》："主风寒湿痹，咳逆上气，开心孔，补五脏，通九窍，明耳目，出音声。"《药性论》："治风湿顽痹，耳鸣，头风，泪下，杀诸虫，治恶疮疥瘙。"

远志味苦、辛，性温，归心、肾、肺经。功能安神益智、交通心肾、祛痰开窍、消散痈肿。《神农本草经》言其"主咳逆伤中，补不足，除邪气，利九窍，益智慧，耳目聪明，不忘，强志倍力"。

石菖蒲辛散温通，利气通窍，辟浊化湿，理气化痰，醒脑健脑。远志通于肾交于心，石菖蒲开窍启闭宁神。二药配伍用，可以通心窍、交心肾，益肾健脑聪智，开窍启闭宁神之力增强。

酸枣仁与远志

酸枣仁味酸、甘，性平，入心、肝、胆经。具有养肝宁心、安神敛汗、生津之功效。《本草纲目》中云："甘而润，故熟用疗胆虚不得眠，烦渴虚汗之证；生用疗胆热好眠。皆足厥阴、少阳药也。"《神农本草经》记载："主心腹寒热，邪结气聚，四肢酸疼，湿痹。"

远志味苦、辛，性温，入心、肾、肺经。功能宁心安神、交通心肾、祛痰开窍、消散痈肿。《神农本草经》记载："主咳逆伤中，补不足，除邪气，利九窍，益智慧，耳目聪明，不忘，强志倍力。"

二药合用，既滋养阴血，又交通心肾，宁心安神作用增强。二者合用治疗血虚失养，痰浊不化之失眠，肝血不足，心肾不交之失眠，惊悸胆怯，健忘。

五味子与合欢皮

五味子味酸、甘，性温，入肺、心、肾经。功能收敛固涩，益气生津，补肾宁心。具有保肝、抗氧化、抗疲劳、镇静催眠等作用。《本草经疏》载五味子能疗"劳伤羸瘦，补不足，强阴，益男子精"。

合欢皮味甘，性平，入心、肝、肺经。功能解郁安神，活血消肿。《神农本草经》载合欢皮"主安五脏，利心志，令人欢乐无忧"。

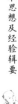

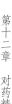

二药合用具有安神宁心之功。治疗更年期综合征、甲状腺功能异常等各种原因引起的以失眠、心烦等为主的病证。

合欢皮与合欢花

合欢皮味甘，性平，归心、肝、肺经。具有安神解郁、活血消肿的功效。《神农本草经》载合欢皮"主安五脏，利心志，令人欢乐无忧"。《日华子本草》云："煎膏，消痈肿并续筋骨。"

合欢花味甘，性平，归心、肝经，功效与合欢皮相似，但尤长于安神解郁。《本草便读》曰："能养血。"

二者合用对于虚烦不眠，抑郁不欢，健忘多梦者可收佳效。

合欢皮与夜交藤

合欢皮味甘，性平，入心、肝、肺经。安神解郁，活血消肿。《神农本草经》言其"主安五脏，利心志，令人欢乐无忧"。

夜交藤味甘，性平，归心、肝经。能养血安神、祛风通络。《本草再新》谓其"补中气，行经络，通血脉，治劳伤"之功。

二药相伍，能令心气缓，五脏安和，神气自畅，寐自安。失眠不寐属阴阳不调，夜卧阳不入阴所致，心主血，夜卧血当归于肝，故不寐与心肝两脏关系密切，合欢皮与夜交藤同归心肝二经，合用则木火同治，补肝养心，夜卧血归于肝，心神得宁，宁心安神之功倍增，对于失眠者效果明显。

柴胡与白芍

柴胡味苦，性微寒，入肝、胆经。功能疏肝开郁，和解退热，升举阳气。柴胡长于疏肝，条达肝气，宣畅气血。《神农本草经》："主治心腹去肠胃中结气，饮食积聚，寒热邪气，推陈致新。"《本草经解》指出"其主心腹肠胃中结气者，心腹肠胃，五脏六腑也，脏腑共十二经，凡十一脏皆取决于胆，柴胡轻清，升达胆气，胆气条达，则十一脏从之宣化，故心腹肠胃中，凡有结气，皆能散之也。"

白芍味苦、酸，性微寒，归肝、脾经。补血柔肝，缓急止痛。《医学衷中参西录》记载补充："为其味酸，故能入肝以生肝血；为其味苦，故能入胆而益胆汁；为其味酸而兼苦，且又性凉，又善泻肝胆之热，以除痢疾后重，疗目疾肿疼。"

柴胡与白芍配伍，出自《太平惠民和剂局方》之逍遥散。二者同入肝经，柴胡辛散，主入气分；白芍酸收，主入血分。柴胡疏泄肝气，和肝之用；白芍养肝血，补肝之体。两药伍用，相互依赖，相互促进，互制其短而展其长，故以白芍药之酸敛制柴胡之辛散，用柴胡之辛散又佐白芍药之酸敛，以引药直达少阳之经，清胆疏肝，和解表里，升阳敛阴，解郁止痛。

龙骨与牡蛎

龙骨味甘、涩，性微温，归心、肝、肾经。平肝潜阳，收敛固涩，尤善镇静安神。《药性论》："逐邪气，安心神，止冷痢及下脓血，女子崩中带下，止梦泄精，梦交，治尿血，虚而多梦纷纭加而用之。"《神农本草经》记载："主心腹鬼疰，精物老魅；咳逆；泄痢脓血；女子漏下；癥瘕坚结；小儿热气；惊痫。"

牡蛎味咸，性寒，归肝、肾经。平肝潜阳，收敛固涩，长于软坚散结。《药性论》："主治女子崩中。止盗汗，除风热，止痛。治温疟。"《本草备要》载有："牡蛎咸以软坚化痰，消瘰结核，老血瘕疝；涩以受脱，治遗精崩带，止嗽敛汗，固大、小肠；微寒以清热补水，治虚劳烦热，温疟赤痢，利湿止汗。为肝、肾血分之药。"

龙骨、牡蛎均为质重沉降之品，具有敛阴潜阳、镇惊安神、收敛固涩之功。二药配对，相须为用，镇潜固涩，养阴摄阳，阴精得敛可固，阳得潜而不浮越，从而痰火不上泛，虚火不上冲，虚阳不上扰，阴阳调和。主治阴虚阳亢，以致心神不安、烦躁、心悸怔忡、失眠健忘、头晕目眩及耳鸣等症。《神农本草经》谓"龙骨消癥瘕，而又有牡蛎之咸能软坚者以辅之，所以有捷效也"。

茯苓与茯神

茯苓味甘、淡，性平，归心、肺、脾、肾经。利水渗湿，健脾，宁心安神。《本草纲目》："茯苓气味淡而渗，其性上行，生津液，开腠理，滋水源而下降，利小便，故张洁古谓其属阳，浮而升，言其性也；东垣谓其为阳中之阴，降而下，言其功也。"

茯神味甘、淡，性平，归心、脾经。功效宁心、安神、利水。治心虚惊悸，健忘，失眠，惊痫，小便不利。《药性论》："主惊痫，安神定志，补劳乏；主心下急痛坚满，小肠不利。"

茯苓、茯神本于一体，性味功效略同。然而茯苓入脾肾之用多，茯神入心之用多。茯苓以通心气于肾，使湿热从小便出为主，茯神入心以养心安神为要。二药合用，相须配对，尚有引经之功，除可增强健脾益气、利水消肿之功外，还能入心经以通心气、安心神。善治不寐，表现为心气不足，浮越于外，而不能下交于肾者。二药同用见于妙香散。

石菖蒲与郁金

石菖蒲味辛、苦，性温，归心经、胃经。辛温芳香，既能芳香醒脾化湿，又能祛痰开窍，为宣气通窍之佳品。《神农本草经》："主风寒湿痹，咳逆上气，开心孔，补五脏，通九窍，明耳目，出声音。"《药性论》："治风湿顽痹，耳鸣，头风，泪下，杀诸虫，治恶疮疥瘙。"

郁金味辛、苦，性寒，归肝、胆、心、肺经。能活血祛瘀，行气解郁，清心凉血，利胆退黄。入气分以行气解郁，达血分以祛瘀止痛。《本草纲目》："治血气心腹痛，产后败血冲心欲死，失心癫狂，蛊毒。"《本经逢原》："郁金辛香不烈，先升后降，入心及包络。治吐血、衄血、唾血、血腥，破恶血，血淋，尿血，妇人经脉逆行，产后败血冲心，及宿血心痛，并宜郁金末加姜汁、童便同服，其血自清。"

郁金以解郁活血为主，石菖蒲以祛痰开窍为要，并可佐制郁金之苦寒。二药配伍，一气一血，一温一寒，相互促进，祛痰开窍，解郁安神，相得益彰，二药合用，共奏开窍解郁，痰瘀并祛之效。用于痰热蒙蔽清窍之神志昏迷，惊痫，癫狂；气滞血瘀之胸痹心痛，脘腹胀满。

瓜蒌与薤白

瓜蒌味甘、苦，性寒，入肺、胃、大肠经。功专润肺化痰、宽胸散结、润肠通便。《医学衷中参西录》："清肺，敛肺，宁嗽，定喘。"《饮片新参》："宽胸痹，化热痰，生津润肺。"

薤白味辛、苦，性温，归心、肺、胃、大肠经。其辛散苦降，温通散结，能宣通胸中之阳，以散阴寒之结，开胸痹、通行三焦，行气导滞。《医学衷中参西录》云"其开胸降胃之力较大"，《本草正义》云"疏通中满，却有奇功"。

以二药为主，用于痰湿阻滞、气机不通之胃脘结满、疼痛等脾胃病，如急慢性各型胃肠炎、溃疡病等。

茯神与酸枣仁

茯神味甘、淡，性平，归心、脾经。宁心、安神、利水。《本草经解》："茯神主辟不祥，疗风眩风虚，五劳，口干，止惊悸、多恚怒，善忘，开心益智，安魂魄，养精神。"

酸枣仁味甘、酸，性平，归肝、胆、心经。养心肝阴血而安神敛汗生津。《本草纲目》载有："甘而润，故熟用疗胆虚不得眠，烦渴虚汗之证；生用疗胆热好眠。"

二药合用，相互促进，宁心养阴安神之功增强。二味治失眠，尤其是虚烦不得眠疗效甚好。

天麻与钩藤

天麻味甘，性平，归肝经。有息风止痉、平抑肝阳、祛风通络之功

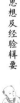

王雪峰小儿病学术思想及经验辑要

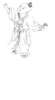

效。《本草通玄》云："天麻甘平，为肝家气分之药。"《本草汇言》："主头风，头痛，头晕虚旋，癫痫强痉，四肢挛急，语言不顺，一切中风，风痰。"

钩藤味甘，性凉，归肝、心包经。其具有清热平肝、息风定惊之功效。《药性论》记载："能主小儿惊啼，瘛瘲热壅。"《新修本草》记载："微寒，无毒。主小儿寒热，十二惊痫。惟疗小儿，不入余方。"

《素问》云"诸风掉眩，皆属于肝"，天麻为肝经气分之药，钩藤长于息风退热，两者相须为用，共奏平抑肝阳、息风退热之效，常用方剂有天麻钩藤饮。

丹参与川芎

丹参味苦，性微寒，归心、肝经。其具有活血调经、祛瘀止痛、凉血消痈、除烦安神之功效。《名医别录》中记载丹参："养血，去心腹痼疾结气，腰脊强，脚痹；除风邪留热，久服利人。"

川芎味辛，性温，归肝、胆、心包经。其具有活血行气、祛风止痛之功效。《神农本草经》记载川芎有"主中风入脑头痛，寒痹，筋挛缓急，金创，妇人血闭无子"。《本草衍义》云："芎，头面风不可缺也，然须以他药佐之。"

丹参长于养血活血，川芎长于活血化瘀。现代研究表明，两者合用可抑制心肌缩力，减少心脏做功，进而减少耗氧，是其抗心肌缺血的作用机制之一。

紫苏叶与香附

紫苏叶味辛，性温，归肺、脾经。解表散寒，行气和胃。辛温发散，芳香和中，以叶入药，宣散之力增强。唐代《食疗本草》中记载："紫苏，除寒热，治冷气。"《本草纲目》载："苏子与叶同功，发散风气宜用叶，清利上下则宜用子也。"

香附味辛、微苦、微甘，性平，归肝、脾、三焦经。功能走能守，不寒不热，不燥不散，专入肝经，长于条达肝气而疏郁结。《滇南本草》中记载："调血中之气也，则有推行之意。开郁气而调诸气，宽中消食，止呕吐，和中养胃，进食。气血调而阴阳固守，忧郁开而疾病不生，开郁调气要药，女人之至宝也。"

紫苏叶、香附配伍，苏叶走气分以散滞，香附入血分以化瘀，一气一血，气血双调，取香苏散之义，苏叶得香附之助，调畅气机之力益彰，香附借苏叶之升散，上行外达解郁之效甚妙，二药相合，疏肝气，利气滞，解郁结，畅情志。

酸枣仁与柏子仁

酸枣仁味甘、酸，性平，入心、肝、胆经。养肝宁心，安神敛汗，生津之效。《本草崇原》："枣肉味酸，肝之果也。得东方木味，能达肝气上行，食之主能醒睡。酸枣仁形圆色赤，禀火土之气化。火归中土，则神气内藏，食之主能寤寐。"

柏子仁味甘，性平，入心、肾、大肠经。气香能通心脾，既能养心血而宁心安神，又能润燥通便。《本草纲目》记载："柏子仁具养心气，润肾燥，安魂定魄，益智宁神；烧沥，泽头发，治疥癣。"

二药相伍，相得益彰。可治疗血虚心失所养，心阳外越所致的失眠，惊悸、心悸等，同时二者连用可敛肝养心，益志宁神。

酸枣仁与五味子

酸枣仁味甘、酸，性平，入心、肝、胆经。内可安神志，补营血，外可敛阴止虚汗，为宁心安神、固敛虚汗之要药。《本草纲目》记载："熟用疗胆虚不得眠，烦渴虚汗之证；生用疗胆热好眠。"

五味子味酸、甘，性温，入肺、心、肾经。功能益气生津，补肾养心，又可敛肺气归肾，而止咳平喘。《神农本草经》始记载："主益气，咳逆上气，劳伤羸瘦，补不足，强阴，益男子精。"

二者相配伍，内收外敛，除烦安神作用较强。治疗阴血不足所引起的心神不宁、惊悸失眠、烦躁多汗等。

酸枣仁与川芎

酸枣仁味甘、酸，性平，入心、肝、胆经。养肝血，安心神。《本草崇原》记载："枣肉味酸，肝之果也。得东方木味，能达肝气上行，食之主能醒睡。酸枣仁形圆色赤，禀火土之气化。火归中土，则神气内藏，食之主能寤寐。"

川芎味辛，性温，入肝、胆、心包经。功能条畅气血，疏达肝气，祛风止痛。《本草汇言》曰："芎藭，上行头目，下调经水，中开郁结，血中气药。"

二者相伍，养血安神，一辛散，一酸收，相反相成，更能发挥养血安神的功效。治疗肝血不足之不寐证。

酸枣仁与山栀

酸枣仁味甘、酸，性平，入心、肝、胆经。养心安神，清心除烦，敛汗益阴。《医学要诀》中有记载："多睡宜生，少睡宜熟。"

山栀味苦，性寒，入心、肺、三焦经。生用泻火除烦，清热利湿，凉血解毒，炒焦止血，加姜汁炒则止烦呕。现代药理研究表明，山栀具有镇静作用。《滇南本草》言其："泻肺火，止肺热咳嗽，止衄血，消痰。"

酸枣仁配山栀，清热泻火，清心除烦，凉血解毒。二者配伍，一补一泻，相互为用，适于心火亢盛所致的烦躁不宁、失眠、多梦等。

酸枣仁与茯苓

酸枣仁味酸、甘，性平，入心、肝、胆经。具有养血补肝、宁心安神之用。《本草汇言》："敛气安神，荣筋养髓，和胃运脾。"

茯苓味甘、淡，性平，归心、肺、脾、肾经。利水渗湿，益气健脾，宁心安神。《本草纲目》："茯苓气味淡而渗，其性上行，生津液，开腠理，滋水源而下降，利小便，故张洁古谓其属阳，浮而升，言其性也；东垣谓其为阳中之阴，降而下，言其功也。"

二药合用，补中兼清，补中寓行，补脾养血调肝，标本兼顾。

酸枣仁与合欢花

酸枣仁味甘、酸，性平，归肝、胆、心经。其有宁心安神、养肝、敛汗之功效。《本草汇言》载："敛气安神，荣筋养髓，和胃运脾。"

合欢花性味甘，性平，入心、肝经。具有解郁安神之功效。《分类草药性》："能清心明目。"

两药合用，疏肝理气、和胃安神，通过镇静安神宁心达安胃气之目的，神宁则气平不逆，呃逆自止。

钩藤与僵蚕

钩藤味甘，性凉，归肝、心包经。具有解痉定惊，平肝清热的功效。《本草汇言》云："钩藤，祛风化痰，定惊痫，安客忤，攻痘瘄之药也。"

僵蚕味咸、辛，性平，归肝、肺、胃经。既能息风止痉、祛风止痛，又能散结化痰。《寒温条辨》中首推僵蚕为"时行温病之要药"。

二药伍用既能清宣肺气、疏散风热，又能镇静解痉、化痰散结，功效有相似之处又各有专攻，临证中可相须相使为用，皆能疏风清热、利咽解毒，治疗感冒、咽喉炎、扁桃体炎等属风热上攻所致的发热、头痛、目赤、咽痛音哑等证；二药祛风止痉作用强，既可祛外风，又能息内风，内外合治，适用于风邪袭肺或肝风内动、上扰犯肺引起的痉挛性咳嗽、咽干咽痒、遇风咳重等症，对于过敏性鼻炎、支气管哮喘、咳嗽变异性哮喘等疾病疗效肯定。

王雪峰小儿病学术思想及经验辑要

栀子与黄芩

栀子味苦，性寒，善清三焦火热，泻火除烦，清热利湿，凉血解毒。栀子炒焦入血分，清血分郁热又能止血。《本草经疏》："栀子，清少阴之热，则五内邪气自去，胃中热气亦除。""疗目赤热痛，及胸、心、大小肠大热，心中烦闷者，总除心、肺二经之火热也。此药味苦气寒，泻一切有余之火。"

黄芩味苦，性寒，偏于清泻上、中二焦之火热，清热燥湿，泻火解毒。《本草纲目》："治风热湿热头疼，奔豚热痛，火咳，肺痿喉腥，诸失血。"

二药相须为用，降泄同施，气血并治。二者配伍治疗心肝火旺之心烦不寐。

桂枝与甘草

桂枝味辛、甘，性温。归肺、心、膀胱经。发汗解表、散寒止痛、通阳化气。《新修本草》："桂，味甘、辛，大热，有毒。利肝肺气，心腹寒热。"

甘草味甘，性平，归心、肺、脾、胃经。补中益气，缓急止痛，祛痰止咳，调和诸药。《药性论》中载："主腹中冷痛，治惊痫，除腹胀满；补益五脏；制诸药毒；养肾气内伤，令人阴（不）痿；主妇人血沥腰痛；虚而多热；加而用之。"

二者配伍，辛甘化阳，补益心阳。本方出自《伤寒论》的桂枝甘草汤，是温心阳之基础方，药味专捷，又取"顿服"，意在急复心阳。

白芍与桂枝

桂枝味辛、甘，性温。归肺、心、膀胱经。发汗解表、散寒止痛、通阳化气。《新修本草》："桂，味甘、辛，大热，有毒。利肝肺气，心腹寒热。"

白芍味苦、酸，性微寒，归肝、脾经。补血柔肝和血，缓急止痛。《医学衷中参西录》记载补充："为其味酸，故能入肝以生肝血；为其味苦，故能入胆而益胆汁；为其味酸而兼苦，且又性凉，又善泻肝胆之热，以除痢疾后重，疗目疾肿疼。"

桂枝可引导芍药归入太阳经。芍药养血柔肝，缓中止痛，与桂枝相配解表散寒、调和营卫。

柴胡与黄芩

柴胡味苦，性微寒，入肝、胆经。功能疏肝开郁，和解退热，升举阳气。长于疏肝，条达肝气，宣畅气血。《神农本草经》："主治心腹肠胃中结气，饮食积聚，寒热邪气，推陈致新。"《本草经解》指出："其主心腹肠胃中结气者，心腹肠胃，五脏六腑也，脏腑共十二经，凡十一脏皆取决于胆，柴胡轻清，升达胆气，胆气条达，则十一脏从之宣化，故心腹肠胃中，凡有结气，皆能散之也。"

黄芩味苦，性寒，归肺、胆、脾、大肠、小肠经。偏于清上、中二焦之火热，清热燥湿，泻火解毒。《本草纲目》："治风热湿热头疼，奔豚热痛，火咳肺痿喉腥，诸失血。"

柴胡有疏肝解郁升散之功，黄芩有除热泻火清降之效，二者伍用可解半表半里之邪，治疗肝郁胆热之少阳病，合奏异曲同工之效。

生地黄与牡丹皮

生地黄味甘，性寒，归心、肝、肾经。功能清热凉血，养阴生津。生地黄既入营血分，能清热凉血而消斑，又入肾经，能滋肾阴而降火。《本草便读》记载："生地未经蒸晒，即今之所谓鲜生地，色黄，味甘，性寒，专入脾胃，散血清热。"

牡丹皮味苦、辛，性微寒，归心、肝、肾经。功能清热凉血，活血化瘀。《本草纲目》曰："牡丹皮治手、足少阴、厥阴四经血分伏

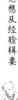

火。""和血，生血，凉血。治血中伏火，除烦热。"牡丹皮为清透阴分伏热之要药。

叶天士云："热邪不燥胃津，必耗肾液。"温热邪气久羁于营血，易波及下焦，生地黄可滋补肾阴，又可及时补充津液，防止热邪炽盛，津液耗伤；牡丹皮活血化瘀，其凉血不留瘀、活血不妄行，尤其适合血热瘀滞者，可防瘀滞之弊。二者合用，可加强清营凉血之功，无论热入营血的实热证还是阴虚发热的虚热证，皆可配伍使用。此外，现代药理学研究表明，生地黄与牡丹皮均能降低白细胞总数，提高 IFN-γ、sIL-2R 水平，降低 IL-4 水平，具有抗Ⅳ型超敏反应的作用。

土茯苓与萆薢

土茯苓味甘、淡，性平，入肝、胃二经。能解毒除湿、通利关节。具有利尿、抗炎、镇痛等作用。《本草正义》载："土茯苓，利湿去热，能入络，搜剔湿热之蕴毒。"

萆薢味苦，性平，入肾、胃二经。能利湿祛浊、祛风除痹。《药品化义》载："萆薢性味淡薄，长于渗湿，带苦亦能降下，主治风寒湿痹，男子白浊，茎中作痛，女人白带，病由胃中浊气下流所致，以此入胃驱湿，其症自愈。又治疮痒恶厉，湿郁肌腠，营卫不得宣行，致筋脉拘挛，手足不便，以此渗脾湿，能令血脉调和也。"

二药配伍能利湿通络，祛浊除痹。可用于高尿酸血症、急慢性痛风性关节炎、痛风肾的治疗。

女贞子与墨旱莲

女贞子味甘、苦，性凉，归肝、肾经。补肝肾之阴，乌须明目。《神农本草经》将女贞子列为上品，记载"主补中，安五脏，养精神，除百疾"。

墨旱莲味甘、酸，性寒，归肝、肾经。补肝肾阴，凉血止血，益肝肾之阴，补而不腻不燥。《本草经疏》记载："鳢肠善凉血。须发白者，

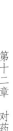

血热也，齿不固者，肾虚有热也；凉血益血，则须发变黑，而齿亦因之而固矣。"

二药相伍为用可增强补肝肾阴、清热凉血止血之力。

杜仲与川续断

杜仲味甘，性温，归肝、肾经。可补益肝肾、强筋壮骨、调理冲任、固经安胎。《神农本草经》记载杜仲："主腰脊痛，补中，益精气，坚筋骨，强志，除阴下痒湿，小便余沥。"

川续断味苦、辛，性微温，归肝、肾经。可补肝肾、强筋骨、续折伤、止崩漏，为疏利气血筋骨第一药，"补而不滞，行而不泄"。《日华子本草》记载："助气，调血脉，补五劳七伤，破癥结瘀血，消肿毒，肠风，痔瘘，乳痈，瘰疬，扑损，妇人产前后一切病，面黄虚肿，缩小便，止泄精，尿血，胎漏，子宫冷。"

两者均归肝肾经，有较强的补肾作用。

白及与茜草

白及味苦、甘、涩，性微寒，归肺、肝、胃经。有收敛止血、消肿生肌之功效。《本草纲目》记载："白及，性涩而收，得秋金之令，故能入肺止血，生肌治疮也。"

茜草味苦，性寒，归肝经。能凉血止血，化瘀通经，苦寒泻降。《本草纲目》记载："通经脉，治骨节风痛。活血行血。"

两药相合起到止血而不留瘀，活血而不伤正之效。

生地黄与栀子

生地黄味甘、苦，性寒，归心、肝、肾经。甘寒质润，苦寒清热，为清热凉血、养阴生津要药。《本草经》中记载："主折跌绝筋，伤中，逐血痹，填骨髓，长肌肉。作汤除寒热积聚，除痹。生者尤良。"

栀子味苦，性寒，归心、肺、胃、三焦经。泻火除烦、清热利尿、凉血解毒。《本草新编》记载："专泻肝中之火，其余泻火，必借他药引经而后泻之也。止心胁疼痛，泻上焦火邪，祛湿中之热，消五痹黄病，止霍乱转筋赤痢。"

二药相配能清热凉血，清泻三焦火热而不伤阴。

菟丝子与山萸肉

菟丝子味辛、甘，性平，入肝、脾、肾经。可补益肝肾、固精缩尿、安胎、明目、止泻。《名医别录》中曰："主养肌，强阴，坚筋骨，主治茎中寒，精自出，溺有余沥，口苦，燥消，寒血为积。"

山萸肉味涩、酸，性微温，归肝、肾经。温而不热，酸而收敛正气，既能补肝肾阴，条畅肝性；又能涩肾精，温补肾阳，为平补阴阳之良品。与温阳之品合用更助肾阳，与滋阴之品合用益阴更甚。《神农本草经》对山萸肉的记载为："主心下邪气寒热，温中，逐寒湿痹，去三虫。"

菟丝子温补肾阳，山萸肉滋补肝肾阴。菟丝子、山萸肉按4：1比例相合，能够调和阴阳，功效并非中和，实则阴中求阳、阴阳同补，调节肾脏的生理功能，一阴一阳，一补一敛，相互为用，温肾暖脾，用于脾肾虚寒、脾虚不固之证，相反相成而又相辅相成，其力更彰。《周慎斋遗书》指出"补者不必正治，但补肾令脾土自温，谓之补"，明确提出由肾治脾的思路。

熟地黄与山萸肉

熟地黄味甘，性微温，归肝、肾经。有补血养阴、填精益髓之功效。《药品化义》言："熟地，借酒蒸熟，味苦化甘，性凉变温，专人肝脏补血。因肝苦急，用甘缓之，兼主温胆，能益心血，更补肾水。凡内伤不足，苦志劳神，忧患伤血，纵欲耗精，调经胎产，皆宜用此。安五脏，和血脉，润肌肤，养心神，宁魂魄，滋补真阴，封填骨髓，为圣

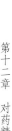

药也。"

山萸肉味酸、涩，性微温，归肝、肾经。有补益肝肾、收敛固涩之功效。《神农本草经》中对山萸肉的记载为："主心下邪气寒热，温中，逐寒湿痹，去三虫。"

熟地黄性情和缓，守而不走；山萸肉，温而不燥，补而不峻，女子以肾为先天，以血为本，二者相合，相须为用，则益肾填精之力倍增，可用于治疗肾精亏虚不孕症。

萹蓄与瞿麦

萹蓄味苦，性微寒，归膀胱经。利尿通淋，杀虫，止痒。《神农本草经》："主浸淫疥瘙，疽痔，杀三虫。"陶弘景云："煮汁与小儿饮，疗蛔虫有验。"《滇南本草》："利小便。治五淋白浊，热淋，瘀精涩闭关窍，并治妇人气郁，胃中湿热，或白带之症。"

瞿麦味苦，性寒，入心、小肠经。专走下焦，善于导热下行，有利尿通淋、活血通经之效。《神农本草经》："主关格诸癃结，小便不通，出刺，决痈肿，明目去翳，破胎堕子，下闭血。"

萹蓄配瞿麦则热邪去、涩痛止，清热通淋之功愈彰，对于急性肾炎伴有或不伴有尿路感染，若症见小便不利、淋漓涩痛者，皆可配伍应用，疗效颇佳。

大蓟与小蓟

大蓟味甘、苦，性凉，入心、肝经。能凉血止血、祛瘀消肿解毒。《日华子本草》曰："治肠痈，腹藏瘀血，血运扑损。"

小蓟味甘、苦，性凉，入心、肝经。功能凉血止血、祛瘀消肿解毒。《本草拾遗》曰："破宿血，止新血，暴下血，血痢，金疮出血，呕吐等。"

二者功效相似却各有所长，大蓟祛瘀消痈之力较强，小蓟善治尿血而消痈之力稍弱。二药配伍，恰可互补其短，共用所长，既能凉血止血

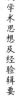

王雪峰小儿病学术思想及经验辑要

以止血尿，又能祛瘀消痈。

芡实与金樱子

芡实味甘、涩，性平，入脾、肾经。能益肾固精、补脾止泻、祛湿止带。《本草求真》："芡实如何补脾，以其味甘之故；芡实如何固肾，以其味涩之故。惟其味甘补脾，故能利湿，而泄泻腹痛可治；惟其味涩固肾，故能闭气，而使遗、带、小便不禁皆愈。"

金樱子味酸、甘、涩，性平，入肾、膀胱、大肠经。功效为固精缩尿、涩肠止泻、固崩止带。《滇南本草》："治日久下痢，血崩带下，涩精遗泄。"

芡实善于补肾固精止带，金樱子酸涩收敛，善于固涩精气、止小便遗泻。二药合用治疗肾虚而致的男子遗精、白浊及女子带下诸症。

人参与黄芪

人参味甘、微苦，性微温。归脾、肺、心、肾经。大补元气，补脾益肺，复脉固脱，生津养血，安神益智。《本草蒙筌》言人参："定喘嗽，通畅血脉，泻阴火，滋补元阳。"

黄芪味甘，性温，归脾、肺两经。能健脾升阳，益气补中，利水消肿，生津养血，补气固表，对肺、脾、肾均有补益作用，被誉为"补气之圣药"。《本草汇言》谓其"补肺健脾，实卫敛汗，驱风运毒之药也"。

人参配黄芪，参内芪外，人参补气而兼能养阴，守而不走，黄芪补气而兼能扶阳，走而不守，二者相配，补气之力更加强劲，有利于此病的防治与恢复。

附子与干姜

附子味辛、甘，性大热，归心、肾、脾经。具有回阳救逆，补火助阳，散寒止痛的功效。《本草纲目》："治三阴经证，及阴毒伤寒，阴阳易病。"

干姜味辛，性热，归脾、胃、肾、心、肺经。具有温中散寒，回阳通脉，温肺化饮的功能。《本草纲目》："干姜，能引血药入血分、气药入气分。又能去恶养新，有阳生阴长之意，故血虚者用之。凡人吐血、衄血、下血，有阴无阳者，亦宜用之，乃热因热用，从治之法也。"

附子与干姜相伍，皆有辛热之性，温经散寒之功倍增。

白鲜皮与地肤子

白鲜皮味苦，性寒，入脾、胃、膀胱经。能祛风解毒、清热燥湿。具有抗菌、解热、抗炎、抗癌等作用。《本草纲目》载："白鲜皮，气寒善行，味苦性燥，为诸黄风痹要药。"

地肤子味辛、苦，性寒，入肾、膀胱经。能清热利湿、祛风止痒。《滇南本草》载："利膀胱小便积热，洗皮肤之风，疗妇人诸经客热，清利胎热，妇人湿热带下用之良。"

二药合用具有清热解毒、祛风止痒之功。用于各种皮肤病如痤疮、皮炎、湿疹、荨麻疹等的治疗。

黄芪与当归

黄芪味甘，性微温，归脾、肺经。功能补气固表，补中升阳，利水消肿，托毒排脓，敛疮收肌。功擅健脾益气，为治疗气虚水肿之要药。《本草新编》记载黄芪："夫黄芪乃补气之圣药，如何补血独效。盖气无形，血则有形。有形不能速生，必得无形之气以生之。"《本草经集注》言："主治痈疽，久败疮，排脓止痛，大风癞疾，五痔，鼠瘘，补虚，小儿百病。"

当归味甘、辛，性温，归肝、心、脾经。甘补辛散，苦泄温通，质润而腻，养血之中兼有活血之功，兼具调经止痛，润肠通便。《名医别录》对当归的记载"温中止痛，除客血内塞，中风痉，汗不出，湿痹，中恶客气，虚冷；补五脏，生肌肉"。

两药配对，肺脾得补，中土健旺，气血生化有源，培补正气，益气活血。二药相伍，即当归补血汤。李杲谓之："益元气而补三焦。"既可培补正气，又可使水患得制，有助于消除肾病中常见的水肿症状。

荷叶与泽泻

荷叶味苦，性平，入肝、脾、胃经。具有清暑利湿、升发清阳、凉血止血之功。《证治要诀》云："荷叶服之，令人瘦劣，单服可以消阳水浮肿之气。"《医林纂要》云："荷叶，功略同于藕及莲心，而多入肝分，平热去湿，以行清气，以青入肝也。然苦涩之味，实以泻心肝而清金固水，故能去瘀、保精、除妄热、平气血也。"

泽泻味甘、淡，性寒，入肾、膀胱经。可利水渗湿泄热，化浊降脂。《本草纲目》云："泽泻，气平，味甘而淡，淡能渗泄，气味俱薄，所以利水而泄下。脾胃有湿热，则头重目昏耳鸣，泽泻渗去其湿，则热亦随去，而土气得令，清气上行，天气明爽，故泽泻有养五脏、益气力、治头眩、聪明耳目之功。"

两者一升一降，一苦一甘，可渗泄一身之湿邪，现代药理研究也证实两者均能抑制高胆固醇血症和动脉粥样硬化样斑块形成。因此，用于治疗湿热偏盛的高脂血症疗效较好。

蔓荆子与藁本

蔓荆子味苦、辛，性微寒，归肝、胃、膀胱经。体质轻浮，能清利头目，解表疏风，通窍止痛，且入血分和肝，凉血散风。《神农本草经》将其列为上品，谓："主筋骨间寒热，湿痹拘挛，明目坚齿，利九窍，去白虫。"

藁本味辛，性温，归膀胱经。性味俱升，散风祛寒，善达颠顶，除湿止痛。《新修本草》中记载："主妇人疝瘕，阴中寒肿痛，腹中急，除头风痛，长肌，疗风邪曳，金疮，可作沐药面脂。实主风流四肢。"

二药合用，祛风止痛效果增强，治疗高血压头痛屡获良效。